Johannes Pantel

Geistig fit in jedem Alter

Gedächtnisstörungen und Demenz aktiv vorbeugen

Unter Mitarbeit von Valentina Tesky

Mit Illustrationen von Eva Wagendristel
Mit einem Geleitwort von Andreas Kruse

Weltbild

Über den Autor

Johannes Pantel ist Professor für Psychiatrie und Psychotherapeut sowie Geriater am Klinikum der Universität Frankfurt am Main. Forschungsschwerpunkte sind Früherkennung und Vorbeugung der Demenz sowie Gedächtnisstörungen im Alter. Die in diesem Buch vorgestellte AKTIVA-Methode wurde von ihm und Dipl. Psych. Valentina Tesky entwickelt und wissenschaftlich geprüft.

Genehmigte Lizenzausgabe für Verlagsgruppe Weltbild GmbH,
Steinerne Furt, 86167 Augsburg

Umschlaggestaltung: X-Design, München
Umschlagmotiv: shutterstock
Layout: Nancy Püschel
Gesamtherstellung: CPI – Clausen & Bosse, Leck
Printed in the EU
978-3-8289-5093-1

2014 2013 2012
Die letzte Jahreszahl gibt die aktuelle Lizenzausgabe an.

Einkaufen im Internet:
www.weltbild.de

INHALTSVERZEICHNIS

Zum Geleit *Von Prof. Dr. Andreas Kruse* 8

Vorwort 12

1 **Bedrohung der geistigen Fitness im Alter: Wissenswertes über Demenz** 23

- Was bedeutet Demenz? 26
- Symptome der Demenz 30
- Exkurs zum Thema Gedächtnis 33
- Andere wichtige Symptome der Demenz 43

2 **Gehirnkrankheiten verursachen Demenz: Von Eiweißen und Mikroorganismen** 51

- Was bedeutet eigentlich Neurodegeneration? 55
- Die Ursache von Demenz und ihre verschiedenen Formen 58

3 **Ein erster Schritt zur Selbstprüfung: Ermitteln Sie Ihre Schutz- und Risikofaktoren** 70

- Lernen Sie Ihr persönliches Risikoprofil kennen! 75
- Der CAIDE Demenz-Risiko-Score 80

4 **Risiko- und Schutzfaktoren für geistige Fitness im Alter** 88

- Die Geschichte vom Dachstuhl 90
- Wie hängen Schutz- und Risikofaktoren miteinander zusammen? 93

- Ammenmärchen oder des Pudels Kern: Wie werden Risiko- und Schutzfaktoren wissenschaftlich ermittelt? 98
- Wie wirken Risiko- und Schutzfaktoren? 101
- Die Rolle der Gene oder: Ist Demenz eigentlich erblich? 106
- Die Rolle geistiger und sozialer Aktivität: »Use it or lose it!« 109
- Die Rolle körperlicher Aktivität: Es muss nicht gleich ein Marathon sein … 117
- Nicht nur Liebe geht durch den Magen: Die Rolle der Ernährung 122
- Vom blauen Dunst und Rebensaft: Die Rolle der Genussgifte 126
- Die Rolle körperlicher Erkrankungen und ihrer richtigen Behandlung 130
- Gibt es die Pille für die geistige Fitness? 133
- Ist Stress schädlich für das Gehirn? 138

5 **Wie viel Vergesslichkeit im Alter ist eigentlich normal?** 141

- Besonnen reagieren ist die Hauptsache! 142
- Der Prozess des Älterwerdens und Veränderungen im Alter 147
- Veränderungen auf der Ebene der Nervenzellen (neuronale Ebene) 148
- Altersbedingte Veränderungen im kognitiven Bereich 152
- In welchen Bereichen treten normale Altersveränderungen des Gedächtnisses gehäuft auf? 157
- Wie sieht es aus mit der Intelligenz im Alter? 163

- Was Hänschen nicht lernt, lernt Hans z. B. durch Weiterbildung: Lernen im Alter 167
- Das SOK-Modell: Wie man beginnende Schwächen kompensieren kann 169
- Was ist eigentlich eine »Leichte kognitive Beeinträchtigung«? 171

6 **Aktiv der Demenz vorbeugen – Was jeder heute schon tun kann!** 180

- »Fitmacher« für das Gehirn 181
- Dem Gehirn Beine machen: Walken, Kegeln, Dauerlauf – Die Möglichkeiten sind vielfältig! 199
- Geistige Fitness kann schmecken: Tipps für den Speiseplan 214
- Die Möglichkeiten medizinischer Demenzvorbeugung: Was ist gesichertes Wissen? 236
- Vitamine und andere Pillen – Hilft Schlucken vor dem geistigen Abbau? 237
- Veränderungen leicht gemacht 240
- Was tun bei »Leichter kognitiver Beeinträchtigung«? 266

7 **Ein Wort zum Schluss** 271

Die AKTIVA-Methode im Überblick 278

Anhang 282

- Weiterführende Literatur und Internetadressen 282
- Der DemTect 285

ZUM GELEIT

Andreas Kruse[1]

Und dieses Einst, wovon wir träumen,
es ist noch nirgends als in unserm Geist –
wir sind dies Einst, uns selbst vorausgereist
im Geist, und winken uns von seinen Säumen,
wie wer sich selber winkt.[2]

IN diesem Epigramm von Christian Morgenstern kommt ein Motiv zum Ausdruck, welches auch als charakteristisch für unsere Gesellschaft, für unsere Kultur angesehen werden kann: Wir stehen vor der Herausforderung, eine veränderte Sicht des Alters zu entwickeln, die auch auf die seelisch-geistigen Kräfte in dieser Lebensphase Bezug nimmt und darstellt, in welcher Weise unsere Gesellschaft von der Nutzung dieser Kräfte profitiert. Bislang stehen eher die negativen Bilder des Alters im Vordergrund des öffentlichen Diskurses: Alter wird primär mit Verlust an Kreativität, Neugierde, Offenheit und Produktivität gleichgesetzt. Dieses einseitige Bild des Alters engt – indem es offene oder verborgene Altersgrenzen fördert – nicht nur die Zukunftsperspektiven älterer Menschen ein, es trägt auch dazu bei, dass die potenziellen Kräfte des

1 Prof. Dr. Andreas Kruse, Direktor des Instituts für Gerontologie der Universität Heidelberg.

2 Christian Morgenstern (1986). Stufen. München: Piper, S. 252.

Alters gesellschaftlich nicht wirklich genutzt werden: Und dies kann sich gerade eine alternde Gesellschaft nicht leisten.

Zu dieser veränderten Sicht des Alters gehört ein differenzierteres Menschenbild, ein umfassenderes Verständnis der Person. Damit ist gemeint, dass die Verletzlichkeit und Endlichkeit des Lebens größere Akzeptanz in unserer Gesellschaft finden, das heißt, dass wir zu kulturell überzeugenden Formen des Umgangs mit Grenzen unseres Lebens gelangen. Denn dies lässt sich ebenfalls beobachten: Das Bemühen, unter dem Leitbild des *forever young* möglichst lange das individuelle Altern zu vermeiden oder zu verdecken, dominiert mehr und mehr unseren kulturellen Umgang mit Alter, und gerade damit ist eine weitere Form mangelnder Differenzierung von Altersbildern verbunden – nämlich die Postulierung eines *Immer weiter*, das Ideal endlos fortgesetzter Kompetenz.

Das Alter in seiner *Vollständigkeit* zu erkennen und anzusprechen, Möglichkeiten gezielter *Beeinflussung* von Alternsprozessen zu erkennen und umzusetzen (zu nennen sind hier das Erschließen von Engagementbereichen, die Schaffung altersfreundlicher Umwelten, Initiativen in den Bereichen Bildung, Prävention und Rehabilitation) ist deswegen eine gesellschaftliche Aufgabe, deren Lösung empirisch fundierte Visionen eines gesellschaftlich wie individuell »guten Lebens« im Alter erfordert. Doch sind wir in unserer Gesellschaft in der Entwicklung solcher Visionen noch viel zu zaghaft, zeigen wir uns gegenüber dem Alter in viel zu starkem Maße *reserviert*.

Die Entwicklung und Verwirklichung solcher Visionen wird durch wissenschaftliche Arbeiten gefördert, in denen Entwicklungsmöglichkeiten wie Entwicklungsgrenzen im

Alter aufgezeigt werden und die zugleich auf das Potenzial älterer Menschen zum *verantwortlichen Umgang* mit diesen Möglichkeiten und Grenzen deuten – wobei dieser verantwortliche Umgang auch ein bedeutsames Merkmal der *Selbstsorge* bildet.

Dieses Buch konzentriert sich hauptsächlich auf *zwei* mögliche Lebenssituationen im Alter: auf die Situation des älteren Menschen bei erhaltener kognitiver Kompetenz und auf dessen Situation bei leichten kognitiven Störungen (die auch als mögliche Vorläufer einer Demenz zu verstehen sind). Dafür werden Interventionskonzepte genannt, durch die zur möglichst *weiten* und möglichst *langen* Erhaltung der Kompetenz beigetragen werden kann. Diese Aufgabe ist eine individuelle, soziale und gesellschaftliche zugleich. Sie fordert vom Individuum *Bereitschaft zur Selbstsorge* (indem sich dieses für sich selbst, also für seine Selbstständigkeit und Selbstverantwortung einsetzt).

Das vorliegende Buch setzt vor allem an der *Selbstsorge* des Menschen an: Denn es zeigt auf, wie durch die differenzierte Selbstwahrnehmung und die differenzierte Aktivierung ein Beitrag zur Erhaltung von Kompetenz und Lebensqualität in den beiden oben genannten möglichen Lebenssituationen älterer Menschen geleistet werden kann. Und es vermag hier sowohl wissenschaftlich als auch anwendungsbezogen-praktisch sehr zu überzeugen. Doch weitet es dabei immer auch die Perspektive: Wie kann die soziale Umwelt Selbstwahrnehmung und differenzierte Aktivität – somit die Selbstsorge des Menschen – unterstützen und stärken? Und inwieweit können Kranken- oder Pflegekassen ihre bestehenden Hilfen zur Förderung der Selbstsorge des Individuums wie auch der Ressourcen seiner sozialen Umwelt (Familie, Nachbarschaft) in fachlich und ethisch überzeugender Weise ausbauen?

Ein sehr überzeugendes, originelles, wertvolles Buch!

Dessen C*antus firmus* lässt sich am besten mit den Worten aus dem Talmud und aus den Fabeln des Aesop umschreiben:

Wenn ich nicht für mich bin, wer ist dann für mich?
Wenn ich nur für mich bin, was bin ich dann?
Wenn nicht jetzt – wann sonst?
(Talmud)

Alterius non sit qui suus esse potest
Einem anderen gehöre nicht, wer sich selbst gehören kann
(Aesop)

Andreas Kruse

VORWORT

HABEN Sie schon einmal quälende Minuten lang nach Ihrem Wohnungsschlüssel gesucht, obwohl Sie ihn erst vor wenigen Augenblicken in der Hand hielten? Kennen Sie das Gefühl, angestrengt vor dem schier unübersichtlichen Regal eines Supermarktes zu stehen und nicht mehr zu wissen, welches Lebensmittel Sie noch dringend einkaufen wollten, als Sie das Haus verließen? Hat es Sie schon in peinliche Situationen gebracht, den Geburtstag Ihrer Tochter, Ihren Hochzeitstag oder einen sonstigen wichtigen Termin schlichtweg vergessen zu haben? Haben Sie sich gar schon gefragt, ob Ihre Vergesslichkeit noch normal oder bereits der Beginn einer schleichenden, aber unaufhaltsamen Hirnerkrankung ist?

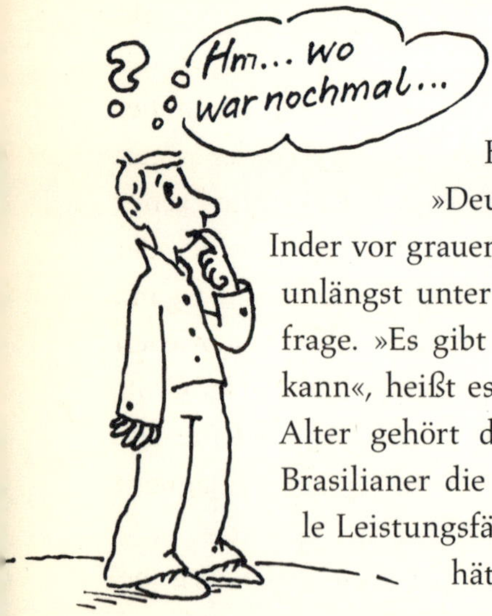

»Deutsche habe Angst vor Alzheimer – Inder vor grauen Haaren!«, titelte die Bildzeitung unlängst unter Berufung auf eine aktuelle Umfrage. »Es gibt vieles, wovor man sich fürchten kann«, heißt es dort weiter, »die Angst vor dem Alter gehört dazu.« Während sich jedoch die Brasilianer die größten Sorgen um ihre sexuelle Leistungsfähigkeit im Alter machen würden, hätten die Deutschen Angst vor dem

Alleinsein und vor körperlichen Schmerzen. Aber vor allem fürchteten sie sich vor dem geistigen Verfall mit zunehmendem Gedächtnisverlust – der Alzheimer-Krankheit. Auch seriöse wissenschaftliche Fachzeitschriften berichten regelmäßig über die Ergebnisse von Umfragen, wonach bei gesunden Erwachsenen – ausgehend vom mittleren Lebensalter – die Sorge um die geistige Gesundheit im höheren Alter ganz oben auf der gesundheitsbezogenen Angstliste steht. Ist diese Sorge aber berechtigt?

Gewiss, das Thema Demenz ist in den letzten Jahren zunehmend auch in den Medien und Talkshows präsent. Regelmäßig zum »Welt-Alzheimertag« am 21. September berichten alle großen Fernsehsender über diese Erkrankung und ihre möglichen Folgen. Zunehmend werden Fälle von Prominenten, Politikern, Filmschauspielern, Sportlern oder anderen Medienstars bekannt, die an einer Demenzerkrankung leiden oder bereits daran verstorben sind. Die ehemals mächtigen Regierungschefs der USA und Großbritanniens, Ronald Reagan und Margaret Thatcher, gehören ebenso dazu wie der Exbundestrainer und Fußballweltmeister Helmut Schön, der Musiker Helmut Zacharias oder die Filmschauspieler Klausjürgen Wussow und Harald Juhnke. Fast jeder von uns kennt eine durch die Demenzerkrankung betroffene Familie oder hat zu dieser persönlichen Kontakt. Auch die Zahl der ganz unmittelbar in ihrer eigenen Familie betroffenen Menschen nimmt zu – sei es, dass der Ehepartner, die Eltern oder Großeltern bereits besorgniserregende Gedächtnisprobleme entwickelt haben, oder aber, dass bereits eine Demenzdiagnose von ärztlicher Seite gestellt wurde.

Auch ein Blick auf die objektiven Zahlen lässt die Sorge berechtigt erscheinen: Bereits heute leben mindestens 1,2 Millionen Demenzkranke in Deutschland und es wird geschätzt, dass sich diese Zahl in den nächsten 20 Jahren verdoppelt. Die Demenzen stehen nach Angaben der Weltgesundheitsorganisation WHO bereits heute auf Platz 6 der weltweit häufigsten Todesursachen in den Industrieländern und haben damit andere häufige »Killerkrankheiten« wie etwa den Darmkrebs überholt. Da das Alter einer der wichtigsten Risikofaktoren der Demenzerkrankungen ist, steigt das individuelle Risiko, eine Demenz zu entwickeln, jenseits des 90. Lebensjahrs rein statistisch auf über 40 %.

Die Sorge um die geistige Fitness im Alter erscheint also nicht ganz unbegründet und kann gewiss nicht lediglich als eine etwas übertriebene Massenpanik abgetan werden. Bedenkt man, dass eine gute geistige Beweglichkeit und eine gesunde mentale Verfassung in unserer modernen Gesellschaft zumeist eine wichtige Voraussetzung für Unabhängigkeit und eine aktive und selbstbestimmte Teilnahme am sozialen Leben ist, so wird auch verständlich, dass viele Menschen bei dauerhaftem Verlust ihrer geistigen Fähigkeiten einen Verlust an Lebensqualität befürchten, den sie nicht in Kauf nehmen wollen. Auch der Gedanke an eine drohende Pflegebedürftigkeit und dauerhafte Abhängigkeit von Dritten erscheint für viele inakzeptabel und Angst einflößend.

Kann man sich aber vor Demenz schützen? Kann man die geistige Fitness im Alter aktiv erhalten? Ist es nicht eine Frage der Erbanlagen oder schlichtweg des Schicksals, ob Menschen ihr Alter noch in geistiger Gesundheit erleben dürfen? Oder positiv formuliert: Gibt es Möglichkeiten der Vorbeugung? Können wir das Nachlassen geistiger Fähigkeiten im Alter beeinflussen oder aufhalten? Gibt es gar eine Anleitung oder ein Übungsprogramm zum Erhalt der mentalen Fähigkeiten im Alter?

Wenn Sie selbst zu den Personen gehören, die sich diese Fragen schon gestellt haben, werden Sie möglicherweise schon Ihren Hausarzt oder einen Apotheker zurate gezogen haben. Vielleicht haben Sie aber auch im Internet recherchiert oder einen öffentlichen Vortrag zum Thema Demenz besucht? Schnell werden Sie festgestellt haben, dass die angebotenen Informationen zwar vielfältig, aber auch sehr unübersichtlich und zum Teil widersprüchlich sind. Rasch wird es auch schwierig, seriöse und wissenschaftlich belegte von unseriösen Informationen und Halbwahrheiten zu trennen. Dies trifft vor allem dann zu, wenn mit der Information die Absicht verbunden ist, ein bestimmtes Produkt zu verkaufen, sei dies nun eine Vitamintablette, eine pflanzliche Wirksubstanz in Kapselform oder ein Computerprogramm zum »Gehirnjogging«. Gängige Ratgeber und seriöse Bücher oder Broschüren zum Thema »Demenz« richten sich in der Regel ganz überwiegend an bereits Betroffene oder deren Angehörige. Man erfährt vieles über bereits fortgeschrittene Stadien der Demenzerkrankungen, über Probleme in der Pflege und Betreuung sowie über bereits verfügbare Therapiemöglichkeiten. Nach der Lektüre hat man einiges über die Schrecken der Erkrankungen, aber auch über gängige Behandlungsmöglichkeiten, über Umgangsformen mit Verhaltensstörungen bei Demenz und über rechtliche Rahmenbedingungen in der Pflegeversicherung erfahren. Dagegen kommen Informationen zu den Ursachen, zu beeinflussbaren Risikofaktoren und insbesondere auch über Möglichkeiten der Vorbeugung von

Demenzerkrankungen häufig zu kurz und letztlich bleiben viele der oben formulierten Fragen unbeantwortet.

Diese Lücke möchte der vorliegende Ratgeber schließen, und wenn Sie sich Antworten auf diese Fragen erhoffen, lohnt es sich für Sie vermutlich, weiterzulesen. Das vorliegende Buch möchte jedoch nicht lediglich Wissen vermitteln. Zwar kann sachliche und aufrichtige Information dazu dienen, Unsicherheit und Angst zu reduzieren, und wenn allein dieses durch die Lektüre dieses Buches erreicht wird, hat sich die Niederschrift schon gelohnt. Denn Furcht ist nie ein guter Ratgeber, vielmehr lähmt sie und treibt Menschen nicht selten in die Defensive, d.h. in die Passivität. Gutes und zuverlässiges Wissen allein jedoch verringert noch keine Risiken, dabei ist aber die Reduktion von Risiken der Königsweg für jede wirksame Krankheitsvorbeugung.

Zur wirksamen Vorbeugung ist aktives Handeln gefragt! Dies wird selten in Form einer radikalen Umstellung des bisherigen Lebensstils gelingen, aber auch manch kleiner Schritt kann bei regelmäßiger Beherzigung viel Positives bewirken und vielleicht über Monate oder gar Jahre die Lebensqualität und geistige Gesundheit im Alter verbessern. »Es ist besser, ein Licht anzuzünden, als die Dunkelheit zu verfluchen«, hat der berühmte chinesische Philosoph Konfuzius einmal formuliert und dieser Satz könnte auch am Beginn Ihres ganz persönlichen Fitnessprogramms für geistige Gesundheit im Alter stehen!

Während das Bewusstsein um Risikofaktoren, aber auch das Wissen über Vorbeugemaßnahmen z.B. von Herz-Kreislauf-Erkrankungen im mittleren und höheren Lebensalter in der Bevölkerung relativ ausgeprägt bzw. groß ist, ist fundiertes Wissen über Demenzerkrankungen trotz der zunehmenden Medienpräsenz des Themas relativ gering. Noch viel geringer sind Kenntnisse über wirksame Maßnahmen, um die geistige Leistungsfähigkeit im Alter zu erhalten, d.h. über aktive Vorbeugemaßnahmen, um dem befürchteten Nachlassen der geistigen Kräfte im Alter etwas entgegenzusetzen. Dabei scheinen sich insbesondere zwei Vorurteile sehr hartnäckig zu halten: Das erste besagt, dass ein Nachlassen der geistigen Fähigkeiten im Alter bis hin zur Demenz und ein damit einhergehender Verlust der Gedächtnisfunktionen ein »normaler«, quasi schicksalhafter Vorgang sei. Im Alter werde man eben etwas »wunderlich«, »verwirrt« und entwickele zunehmend wieder kindliche Eigenschaften – wie es so heißt –, wozu auch eine gewisse Unvernunft und Unselbstständigkeit gehören. Das zweite Vorurteil erkennt zwar möglicherweise an, dass es sich bei der Entwicklung einer Demenz eben nicht um einen normalen Entwicklungsvorgang, sondern um einen krankhaften Prozess handelt, postuliert jedoch, dass eine aktive Vorbeugung allenfalls im Sinne einer lebenslangen Bemühung sinnvoll durchgeführt werden und Wirksamkeit entfalten könne. Demnach habe es keinen Sinn mehr, erst im höheren Alter seine geistigen Kräfte zu trainieren, seine Ernährung umzustellen oder eine regelmäßige körperliche Aktivität zu beginnen, zumindest dann nicht, wenn man die Entwicklung einer Demenz verzögern oder verhindern wolle. In den letzten Jahren verdichten sich jedoch die wissenschaftlichen Fakten dafür, dass beide Aussagen in der dargestellten Form nicht zutreffen und dass es durchaus sehr lohnenswert sein kann, sogar noch im höheren Alter – also jenseits des 70. Lebensjahrs oder 80. Lebensjahrs mit einer aktiven Demenzprävention zu beginnen. Hierzu möchte dieses Buch Mut machen!

Die Darstellungen und auch praktischen Anleitungen in diesem Buch beruhen auf Erfahrungen, die am Universitätsklinikum Frankfurt a.M. über mehrere Jahre mit Seminaren und Gruppenprogrammen gemacht wurden, in denen die Vorbeugung vor, aber auch der Umgang mit Gedächtnisstörungen im Alter im Mittelpunkt standen. Eines dieser Programme mit dem Namen »AKTIVA – Aktive Kognitive Stimulation – Vorbeugung im Alter« richtet sich gezielt an gesunde Menschen, die aktiv zur Erhaltung ihrer geistigen Fitness im Alter beitragen wollen. Die Inhalte und Erfahrungen von AKTIVA sind in diesen Band eingegangen und stehen damit erstmals einem interessierten Leserkreis für die Gestaltung des individuellen Aktionsprogrammes zur Verfügung. Diese Programme werden regelmäßig wissenschaftlich evaluiert und auch bei der Darstellung in diesem Buch wurde darauf geachtet, möglichst nur wissenschaftlich abgesicherte Fakten aufzunehmen. Die AKTIVA-Methode bietet Ihnen Folgendes[3]:

- Sie werden fundiert und auf dem neuesten Stand des Wissens über das Thema Gedächtnisstörungen und Demenz (einschließlich der häufigsten Form – der Alzheimer-Krankheit) informiert. Sie erfahren etwas über Ursachen, Symptome und klinische Verlaufsformen. Hierbei wird ein besonderer Schwerpunkt auf Warnsignale, Frühsymptome und aktive Früherkennung gelegt.

3 Eine Übersicht über die AKTIVA-Methode finden Sie auf den Seiten 278–281.

- Sie erhalten umfassende Informationen über die bereits heute bekannten und wissenschaftlich belegten Schutz- und Risikofaktoren für den Erhalt Ihrer geistigen Fitness. Hierbei werden besonders die beeinflussbaren bzw. vermeidbaren Risikofaktoren zur Sprache kommen, denn diese bieten gute Ansatzpunkte für aktives Handeln.
- Die AKTIVA-Methode erschließt Ihnen die Möglichkeit, Ihr persönliches Risikoprofil zu ermitteln, und weist Wege auf, dieses gezielt zu beeinflussen.
- AKTIVA gibt Ihnen ganz konkrete Anregungen und Anleitungen, um Ihr neu erworbenes Wissen auch in tägliches Handeln umzusetzen. Schaffen Sie sich Ihr eigenes ganz individuelles Programm für eine aktive Demenzvorbeugung!

Denksportübungen aller Art werden Sie in diesem Buch nicht finden, auch wenn diese natürlich Teil Ihres persönlichen AKTIVA-Plans sein können. Dagegen erhalten Sie Hinweise, die Ihnen bei der Auswahl des geeigneten Übungsmaterials (z. B. auch Computerprogramme) helfen können.

Die eingangs erwähnten Sorgen um die geistige Leistungsfähigkeit bzw. deren Nachlassen beschäftigt zunehmend bereits jüngere Menschen, die sich noch in der Lebensmitte befinden, d. h. das 60. Lebensjahr noch nicht erreicht haben. Dies wird jeder, der diagnostisch oder beratend in einer der immer zahlreicher werdenden Beratungsstellen, Gedächtnisambulanzen oder »Memory-Kliniken« tätig ist, bestätigen können. Das vorliegende Buch möchte daher u. a. diesem Leserkreis gezielte Informationen und Handlungsanleitungen geben. Weiterhin richtet sich der Ratgeber natürlich an aktive Seniorinnen und Senioren, d. h. an Menschen, die das 60. oder gar das 70. Lebensjahr schon überschritten haben, aber noch mitten im Leben stehen. Denn Vorbeugung *für* das Alter und Vorbeugung *im* Alter schließen sich natürlich nicht aus, sondern gehen im Idealfall ineinander über. Aber auch Personen, bei denen bereits überdauernde leichtgradige Gedächtnisstörungen bestehen (sogenannte »Leichte kognitive Beeinträchtigung«), finden in diesem Ratgeber nützliche und fundierte Informationen.

Ach, übrigens – bevor ich es vergesse: AKTIVA kann auch Spaß machen!

»Gebrauchsanleitung« zum Lesen dieses Buches

Während der Lektüre werden Sie regelmäßig immer wieder auf bestimmte Symbole stoßen. Die Bedeutung dieser Symbole soll im Folgenden kurz erläutert werden:

DAS WICHTIGSTE IN KÜRZE!
Dieses Symbol kennzeichnet kurze Textabschnitte, in denen die wichtigsten Aussagen des vorangegangenen Abschnitts oder Kapitels noch einmal kurz oder prägnant zusammengefasst werden. Sie können diese kurzen Passagen sozusagen als »Ultrakurzfassung« des Buches nutzen. Sie geben Ihnen aber auch die Möglichkeit der Wiederholung und Auffrischung von bereits Gelesenem, wenn Sie das Buch einmal ein paar Tage aus der Hand gelegt haben.

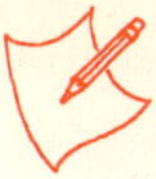

JETZT SIND SIE DRAN!

Dieses Symbol kennzeichnet Textabschnitte, in denen Sie selbst aufgefordert werden, Fragebögen zu Ihrer Person bzw. Gesundheit oder über bestimmte Gewohnheiten auszufüllen. Dieses sind also die »aktiven« Stellen im Buch, die Ihnen konkrete Möglichkeiten geben, Ihr eigenes Verhalten bewusster einzuschätzen und ggf. auch zu verändern. Diese Passagen dienen zumeist der persönlichen Bestandsaufnahme und der Einschätzung Ihrer gegenwärtigen Situation. Sie können diese Bögen entweder direkt in diesem Buch ausfüllen oder – wenn Sie das Buch noch mal verleihen wollen – die entsprechenden Seiten kopieren und die Kopien als Vorlage benutzen. Die entsprechenden Seiten haben einen roten Randbalken, damit sie schneller zu finden sind. Wenn Sie Zugang zum Internet haben, können Sie die Erhebungsbögen auch auf der Homepage des Beltz-Verlages unter der Internetadresse www.beltz.de herunterladen und einfach ausdrucken.

UNTER DER LUPE!

Dieses Symbol kennzeichnet Textpassagen, in denen bestimmte Behauptungen oder auch Darstellungen in den Medien zum Thema »Erhalt der geistigen Fitness« unter Heranziehung des aktuellen Forschungsstandes kritisch hinterfragt werden. Hier erfahren Sie z. B., ob das Schlucken von Vitaminpillen wirklich Ihrer Gesundheit dient oder ob Sie mit bestimmten Computerprogrammen Ihre geistigen Kapazitäten erweitern können.

ZUM HINTERGRUND UND HINTERGRÜNDIGES

Dieses Symbol weist auf kurze Textpassagen hin, in denen weitere Hintergrundinformationen zu dem gerade behandelten Thema gegeben werden. Zumeist sind es Hinweise auf die Ergebnisse von bedeutenden aktuellen Forschungsprojekten zum Thema. So können Sie besser nachvollziehen, wie die Forscher zu Ihren Erkenntnissen gelangt sind. Manchmal handelt es sich auch nur um kleine Anekdoten oder Geschichten, die etwas zum besseren oder tieferen Verständnis der dargestellten Zusammenhänge beitragen können.

EIN PERSÖNLICHER TIPP!

Dieses Symbol kennzeichnet kurze Textabschnitte, in denen der Autor dieses Buches nicht als Experte auftritt, sondern einige persönliche Einschätzungen und Erfahrungen zum Thema preisgibt. Aber Achtung! Diese Anmerkungen können durchaus subjektiv sein und sind nicht notwendigerweise wissenschaftlich abgesichert.

• 1 •

BEDROHUNG DER GEISTIGEN FITNESS IM ALTER: WISSENSWERTES ÜBER DEMENZ

IM Jahre 1906 beschrieb der damals 42-jährige Nervenarzt Alois Alzheimer auf einer wissenschaftlichen Versammlung in Tübingen den ungewöhnlichen Fall einer Patientin, die er fünf Jahre zuvor in der Frankfurter »Klinik für Irre und Epileptische« untersucht und seitdem über mehrere Jahre ärztlich betreut hatte. Es handelte sich um die 51-jährige Frankfurterin Auguste Deter. Ihr verzweifelter Ehemann hatte sie in die Klinik gebracht, da er mit ihrem zunehmend befremdlichen Verhalten nicht mehr zurechtkam.

Dr. Alzheimer stellte rasch fest, dass die Patientin unter einer fortschreitenden Gedächtnisschwäche litt. Insbesondere kurz zurückliegende Ereignisse konnte sie sich nicht mehr merken. Ihre Fähigkeit, neue Informationen zu lernen und im Alltag richtig einzusetzen, schien verloren gegangen zu sein. Auf Fragen nach dem aktuellen Datum oder nach ihrem gegenwärtigen Aufenthaltsort war sie sehr verunsichert und gab häufig falsche oder ausweichende Antworten. Fragen nach ihren persönlichen Verhältnissen konnte sie teilweise beantworten – es zeigten sich aber auch hier bereits erste Unsicherheiten. Der Ehemann berichtete den Ärzten peinlich berührt, dass seine Frau ihm in der letzten Zeit eine sexuelle Affäre mit der Nachbarin unterstellt habe. Gleichzeitig beschwor er jedoch seine Unschuld und zeigte sich verständlicherweise irritiert und gekränkt.

In der Klinik legte Auguste Deter für Außenstehende unverständliche Verhaltensweisen an den Tag: So schleppte sie beispielsweise Bettzeug oder persönliche Gegenstände hin und her, versteckte diese und es erschien, als ob sie sich durch vermeintliche Diebe bedroht fühle. Ihr Verhalten und ihre Äußerungen ließen darauf schließen, dass sie sich von den Ärzten, aber auch von Mitpatienten bedroht fühlte, sogar um ihr Leben fürchtete. Auch durch gutes Zureden ließ sie sich nicht vom Gegenteil überzeugen und begann dann laut zu schreien, als sei sie in äußerster Not. Andere Verhaltensweisen ließen vermuten, dass sie einfache Alltagssituationen vollkommen falsch bewertete: Bei der Visite begrüßte sie den Arzt, als handele es sich um einen Besucher in ihrer eigenen Wohnung, und entschuldigte sich, dass sie mit ihrer Arbeit noch nicht fertig sei. In anderen Situationen wies sie den Arzt voller Empörung von sich, als fühle sie sich durch ihn sexuell belästigt. Phasen scheinbarer Ruhe wechselten sich ab mit Phasen rastloser, aber sinnloser Aktivität, in denen sie nicht selten von Angstzuständen geplagt erschien. Sie schien Rufe und Stimmen von Kindern zu hören, obwohl gar keine Kinder im Raum waren. Um ihre geistigen Fähigkeiten zu überprüfen, ließ Doktor Alzheimer sie schreiben und lesen, musste jedoch feststellen, dass sie hierzu kaum noch in der Lage war.

Alois Alzheimer vermutete eine chronische – vermutlich noch unbekannte – Hirnerkrankung als Ursache der psychischen Störung seiner Patientin. Über mehrere Jahre beobachtete er sie und ließ sich regelmäßige Berichte geben, selbst als er schon seine Wirkungsstätte von Frankfurt nach München verlegt hatte. Letztlich aber musste er hilflos zusehen, wie sich der Zustand von Auguste Deter unaufhaltsam verschlechterte. Schließlich war sie kaum mehr in der Lage, Kontakt mit anderen Menschen aufzunehmen. Sie verbrachte zunehmend mehr Zeit im Bett und ernährte sich auch nicht mehr ausreichend. Im Jahre 1906 verstarb Auguste infolge einer Blutvergiftung, nachdem sich die chronischen Druckgeschwüre entzündet hatten.

Als erfahrener Nervenarzt hatte Alois Alzheimer rasch erkannt, dass seine Patientin Auguste Deter unter allen Symptomen eines Demenzsyndroms litt. Das Demenzsyndrom war in der medizinischen Fachwelt damals schon lange bekannt. Sehr ungewöhnlich war jedoch das junge Alter von Alzheimers Patientin.

Unter Anwendung damals hochmoderner Färbetechniken gelang es Alzheimer, im Gehirn von Auguste Deter ungewöhnliche, mikroskopisch kleine Eiweißablagerungen nachzuweisen, die er als Ursache des Demenzsyndroms bei Auguste vermutete.

Heute wissen wir, dass diese Eiweißablagerungen tatsächlich in einem engen ursächlichen Zusammenhang mit der Schädigung des Gehirns bei der Alzheimer-Krankheit stehen (vgl. Kapitel 2). Noch vor wenigen Jahrzehnten glaubte man, dass diese krankhaften Eiweißablagerungen insbesondere bei den frühen – also vor dem 65. Lebensjahr – auftretenden Demenzfällen eine Rolle spielen würden. Diese früh auftretenden Demenzen werden auch als *präsenile Demenzen* bezeichnet. Da zunehmend deutlich wurde, dass die Alzheimer-Krankheit auch bei der überwiegenden Zahl der jenseits des 65. Lebensjahres auftretenden Demenzfälle ursächlich ist, wurde diese Hypothese inzwischen aufgegeben. Hierüber und auch über andere Ursachen von Demenzsyndromen erfahren Sie mehr im folgenden Kapitel.

DAS WICHTIGSTE IN KÜRZE!
Die Alzheimer-Krankheit ist eine Form der Demenz, die erstmals von Alois Alzheimer vor gut 100 Jahren beschrieben wurde. Zumeist trifft sie ältere Menschen, sie kann aber bereits im mittleren Lebensalter zum Ausbruch kommen.

Was bedeutet Demenz?

Der Wortbedeutung nach beschreibt Demenz eine Krankheit, die mit einem zunehmenden Verlust geistiger bzw. mentaler Fähigkeiten einhergeht. Das Wort leitet sich aus dem Lateinischen ab und könnte sinngemäß mit »ohne Geist« bzw. »Verlust des Verstandes« übersetzt werden. Dies ist zunächst einmal nur eine ganz grob beschreibende und unspezifische Bezeichnung, die gar nichts über die Ursache dieses Verlustes verrät. Noch Ende des 19. Jahrhunderts wurde der Begriff Demenz tatsächlich eher unspezifisch für jede Art des überdauernden (und zumeist fortschreitenden) Verlustes psychischer Fähigkeiten im Rahmen einer chronischen Hirnerkrankung verwendet. Irrtümlicherweise wurden damals auch seelische Erkrankungen dazugezählt, die eine wesentlich bessere Prognose haben und heute keineswegs mehr zu den Demenzerkrankungen gerechnet werden (z. B. schizophrene Psychosen oder besonders schwere Depressionen).

HINTERGRÜNDIGES

Mancher von Ihnen wird sich bei diesem Begriff vielleicht an die gruseligen »Dementoren« in der Fantasiewelt des Zauberschülers Harry Potter erinnern. Bei den Dementoren handelt sich um bösartige, magische Wesen, die in der Lage sind, ihren Opfern glückliche Empfindungen und Erinnerungen zu entziehen. Diese werden depressiv, verlieren ihre Kräfte und allen Lebensmut. In dieser Horrorvision vollzieht sich der Entzug mentaler Fähigkeiten insbesondere im Bereich des emotionalen Erlebens der Menschen. Zum Glück sind auch die Auswirkungen einer Dementorenattacke durch Ergreifen entsprechender Schutzmaßnahmen wieder rückbildungsfähig.

Blickt man zurück in die Geschichte der Medizin, so wurde der Begriff Demenz zunehmend weniger für Störungen des emotionalen Erlebens als vielmehr für schwere Beeinträchtigungen oder gar eine Aufhebung der Denk- und Urteilsfähigkeit verwendet. Hier wird also der Verlust sogenannter kognitiver Funktionen bei der Demenz betont. Als »kognitive Funktionen« werden all diejenigen Fähigkeiten des Gehirns zusammengefasst, die uns eine angemessene Aufnahme, Speicherung und Weiterverarbeitung von Informationen ermöglichen.

Heute wissen wir, dass das höhere Lebensalter tatsächlich der wichtigste Risikofaktor für die meisten Formen der Demenz ist. Das bedeutet jedoch nicht, dass ein höheres Alter die Ursache für die Demenzerkrankungen darstellt oder dass das

Altern schicksalhaft und unausweichlich mit der Entwicklung einer Demenz einhergeht. Alter ist zwar ein wichtiger, aber bei Weitem nicht der einzige Risikofaktor für die Entwicklung einer Demenz. Dieses Buch will Sie dazu ermutigen, das Altern »bei den Hörnern« zu packen und diese Entwicklung aktiv zu Ihren Gunsten zu beeinflussen.

Die beobachtete Häufung von Demenzerkrankungen im Alter hat vermutlich etwas damit zu tun, dass sich das Gehirn als eines unserer aktivsten Körperorgane im Alter zunehmend schlechter gegen schädigende Einflüsse aller Art zur Wehr setzen kann. Stellen Sie sich das Gehirn als eine geniale, ausgeklügelte, ununterbrochen aktive Rechenmaschine vor, die aus über 10 Milliarden mikroskopisch kleinen Funktionselementen (den Nervenzellen oder Neuronen) zusammengesetzt ist. Jedes Einzelne von diesen steht mit zigtausend anderen dieser Elemente in stetiger aktiver Verbindung. Rein biologisch vollbringt das Gehirn eine unglaubliche Stoffwechselleistung. Das ist allein daran abzulesen, dass das Gehirn einen Teil seiner biochemischen Grundsubstanz (insbesondere die körpereigenen Eiweiße bzw. Proteine) innerhalb weniger Wochen fast vollständig ersetzt. Ein Fünftel unserer Herzleistung muss dazu aufgebracht werden, ununterbrochen Blut durch das Gehirn zu pumpen, um es ständig mit Sauerstoff und Nährstoffen zu ver-

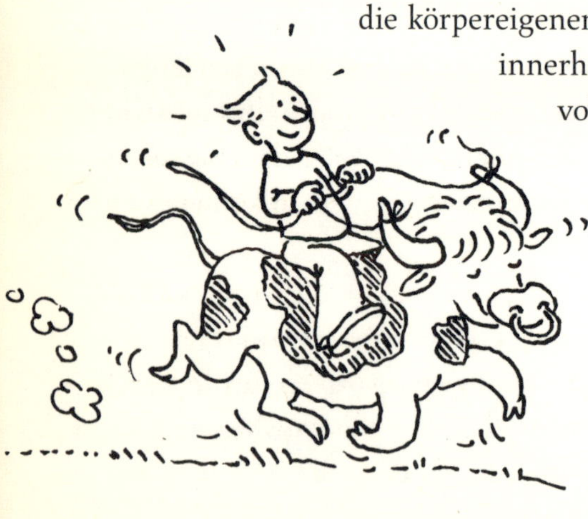

sorgen. Biochemisch betrachtet findet in unserem Gehirn also 24 Stunden am Tag eine sehr energieaufwendige, rastlose und emsige Stoffwechselaktivität statt.

Dabei erhält sich das Gehirn selbst, aber es modifiziert sich auch bei Bedarf in einer Art von ständiger Selbstrekonstruktion. Der damit einhergehende ständige Auf- und Abbau einer Vielzahl von verschiedenen Biomolekülen ist ein komplexer und damit auch störanfälliger Prozess, der nur in einem angemessenen Gleichgewicht von potenziell schädigenden, aber auch schützenden Faktoren störungsfrei funktionieren kann.

Da im Alter jedoch tendenziell die schützenden Faktoren abnehmen (bzw. nicht mehr so effizient funktionieren) und die schädigenden Faktoren zunehmen können, wird im ungünstigsten Falle das angesprochene Gleichgewicht zunehmend in Richtung der schädigenden Faktoren verschoben. Hierdurch kann es dann zu fortschreitenden, u. U. irreparablen Verlusten von funktionsfähigem Hirngewebe kommen. Dieser kann dann in schwer ausgeprägten Fällen als Demenz in Erscheinung treten.

Die Annahme eines Gleichgewichtes zwischen schädigenden und schützenden Faktoren als Garanten für eine gesunde Gehirnfunktion im Alter bedeutet jedoch auch, dass Sie selbst diesen Vorgang auf zweierlei Weise beeinflussen können:

1. Sie können versuchen, durch eine möglichst nachhaltige und bewusste Ausschaltung schädigender Faktoren die chronischen Schädigungen Ihres Gehirns zu verhindern.
2. Sie können durch eigenes Verhalten den Aufbau und Erhalt schützender Faktoren fördern.

Um diese Strategie jedoch ganz bewusst verfolgen zu können, müssen Sie zunächst möglichst viel über schädigende Faktoren (zu denen auch die sogenannten Risikofaktoren gerechnet werden) wissen. Gleichzeitig müssen Sie umfangreiche Kenntnisse über schützende Faktoren erwerben. Das Kapitel 4 dieses Buches ist daher dem Thema »Schutz- und Risikofaktoren« ausführlich gewidmet.

DAS WICHTIGSTE IN KÜRZE!

Demenzen sind immer Ausdruck einer chronischen Erkrankung des Gehirns, die zu einem massenhaften Verlust von Nervenzellen und gesundem Hirngewebe führt. Da im Alter das Verhältnis zwischen Schutzfaktoren und schädigenden Faktoren gesunder Hirnfunktion zuungunsten der Risikofaktoren verschoben ist, kommen Demenzen gehäuft im höheren Lebensalter vor. Einige der bekannten Einflussfaktoren können im Laufe des Lebens aktiv beeinflusst werden.

Symptome der Demenz

Bei chronischer und fortschreitender Schädigung des Gehirns mit höhergradigem Nervenzellverlust ergeben sich rasch Konsequenzen für das Erleben und Verhalten der betroffenen Menschen. Dies ist insbesondere dann der Fall, wenn sich die Schädigung an verschiedenen Stellen gleichzeitig vollzieht. Diese Störungen des Erlebens und Verhaltens können unabhängig von der speziellen Ursache der verursachenden Schädigung recht ähnlich aussehen. Unabhängig von der Ursache kann sich also ein vergleichbares Muster von Symptomen ausprägen, wobei die resultierenden Krankheitsbilder in der modernen Medizin zur Gruppe der Demenzerkrankungen zusammengefasst wurden. Innerhalb dieser Gruppe kann es in Abhängigkeit von der speziellen Ursache, aber auch vom überwiegenden Ort der Schädigung im Gehirn, voneinander abweichende Symptommuster geben. Aus diesen für den Laien z. T. nicht ohne Weiteres erkennbaren Unterschieden in der Symptomausprägung kann der Facharzt alleine schon durch eine sorgfältige Befragung der Patienten oder ihrer nahen Verwandten wertvolle Informationen gewinnen. Diese können dann erste Hinweise auf eine spezifische Ursache geben.

Gleichwohl zeigen die Symptome und ihre Ausprägungen bei den unterschiedlichen Demenzursachen z. T. so große Ähnlichkeiten und Überlappungen, dass es gerechtfertigt erscheint, die Demenzen als klinische Gruppe von Erkrankungen zusammenzufassen. Medizinisch gesprochen handelt es sich bei der Demenz also um ein »klinisches Syndrom«, das heißt um ein regelmäßig beobachtetes gemeinsames Auftreten von klinisch beobachteten Einzelmerkmalen. Diese Einzelmerkmale der Demenz sind in der *Abbildung 1* nach den aktuell international gültigen Diagnoserichtlinien zusammengefasst.

Bitte beachten Sie bereits an dieser Stelle, dass:

- die meisten der genannten Symptome bereits durch eine sorgfältige ärztliche Befragung der betroffenen Personen und ihrer Angehörigen sowie durch eine psychologische Testung ermittelt werden können;
- die Diagnose einer Demenz nur dann gestellt werden darf, wenn alle der genannten Kriterien erfüllt sind.

DIAGNOSTISCHE KRITERIEN DER DEMENZ

A) fortschreitende Gedächtnisstörung (Merkfähigkeit, biografisches und semantisches G.)

B) Zusätzlich mindestens eines der folgenden Merkmale:
- Beeinträchtigung des abstrakten Denkens und Urteilsvermögens sowie der Orientierung
- Beeinträchtigung anderer höherer kognitiver Funktionen (Aphasie, Apraxie, Agnosie, Alexie)
- Persönlichkeitsveränderungen und andere sog. nicht kognitive Störungen (emotionale Labilität, depressive Symptome, Sinnestäuschungen, Wahn)

C) A und B sind so schwer ausgeprägt, dass sie zu einer deutlichen Beeinträchtigung der Alltagskompetenz und Sozialbeziehungen führen.

D) Ausschluss anderer Ursachen (z. B. Delir, depressive Pseudodemenz)

E) Die Symtome müssen mindesten 6 Monate ununterbrochen bestehen.

Abbildung 1: Die Diagnosekriterien der Demenz

Die Störungen des Gedächtnisses zählen zu den Leitsymptomen der Demenz. Gedächtnisfunktionen sind letztlich bei allen Demenzerkrankungen mehr oder weniger dauerhaft beeinträchtigt. Unterschiede zwischen den einzelnen Demenzerkrankungen können jedoch hinsichtlich der speziellen Art einer Gedächtnisstörung, ihrer Ausprägung sowie des Zeitpunkts ihres Auftretens im Verlauf einer Demenzerkrankung beschrieben werden.

Exkurs zum Thema Gedächtnis

Die Gedächtnisbildung ist eine zentrale Fähigkeit des menschlichen Gehirns und Voraussetzung für das reibungslose Funktionieren vieler anderer geistiger Prozesse. Allgemein beschreibt sie das menschliche Vermögen, neue Informationen über einen mehr oder weniger langen Zeitraum zu speichern und diese bei Bedarf wieder abzurufen. Dabei werden unterschiedliche Gedächtnisformen voneinander unterschieden, die bei unterschiedlichen Demenzerkrankungen mehr oder weniger stark betroffen sein können. Im Folgenden werden die wichtigsten heute bekannten Gedächtnisformen

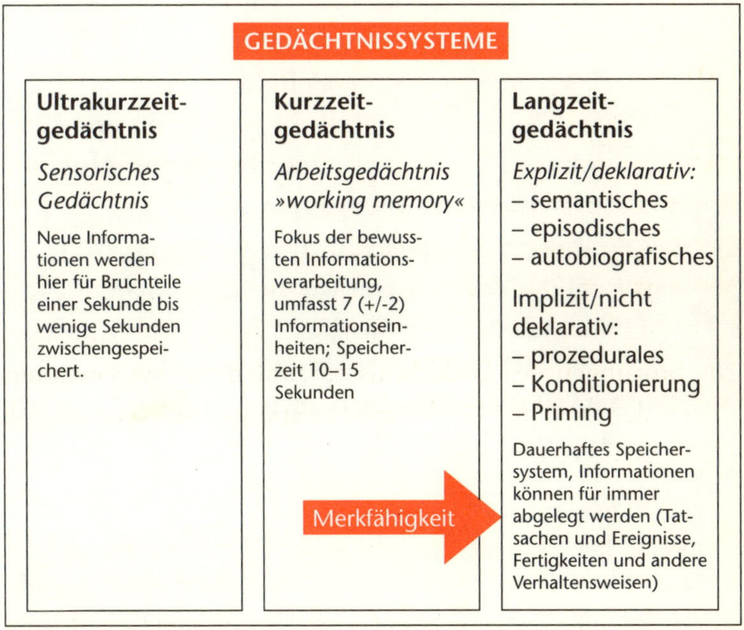

Abbildung 2: *Gedächtnissysteme*

erläutert und aktuelle Theorien über ihre neuroanatomische Voraussetzungen dargestellt.

Das sensorische Gedächtnis ist für die kurzfristige, auf maximal zwei Sekunden beschränkte, jedoch relativ vollständige Aufnahme der Umgebungsinformationen verantwortlich. Manchmal wird es auch als Ultrakurzzeitgedächtnis bezeichnet. Es unterteilt sich in einzelne Register für die verschiedenen Sinnesbereiche: Das ikonische Gedächtnis ist beispielsweise für visuelle Informationen verantwortlich, während das echotische Gedächtnis akustische Signale aufnimmt. Die erfassten Daten werden selektiert, die unwichtigen aussortiert und die in irgendeiner Weise wichtigen Daten im Kurzzeitgedächtnis erfasst. Die restlichen Daten werden sofort gelöscht.

Das sogenannte Kurzzeitgedächtnis wird auch als Arbeitsgedächtnis bezeichnet. Es ist vergleichbar mit dem Arbeitsspeicher Ihres Computers, in den nur kurzfristig und vorübergehend Informationen aufgenommen werden, die für eine gerade aktuelle Tätigkeit benötigt werden. Entsprechend ist die Speicherkapazität des menschlichen Arbeitsgedächtnisses nur sehr gering. Dafür arbeitet das Arbeitsgedächtnis blitzschnell und ungeheuer dynamisch.

Stellen Sie sich vor, Sie wollen Ihr Auto für die nächste Inspektion anmelden und suchen die Telefonnummer der Autowerkstatt aus den Gelben Seiten (Ihres Telefonbuches) heraus. Mit einem kurzen Blick merken Sie sich die richtige Telefonnummer und geben Sie blitzschnell in die Tasten Ihres Handys ein. Nach Beendigung des Telefonats, das vermutlich nur wenige Minuten gedauert hat, können Sie sich vermutlich nicht mehr an die vollständige Nummer erinnern. Ohne Ihr Zutun ist sie bereits aus dem Arbeitsgedächtnis wieder gelöscht worden. Das ist jedoch nicht tragisch, da Sie diese Information ohnehin nur für einen kurzen, wenige Sekunden währenden Zeitraum benötigt haben.

Auch im Verlaufe eines Gespräches ist Ihr Arbeitsgedächtnis ständig flexibel aktiv. Um überhaupt den Ausführungen Ihres Gesprächspartners folgen zu können und ggf. auf eine gestellte Frage sinnvoll antworten zu können, müssen Sie zumindest für einen kurzen Zeitraum das Gesagte in Ihrem Arbeitsspeicher halten, denn sonst würden Sie rasch den roten Faden des Gespräches verlieren! Vermutlich werden Sie sich aber kurze Zeit später nicht mehr an die kleinsten Details des Gespräches (etwa die detaillierte Wortwahl oder die genaue Abfolge der Sätze) erinnern. Wozu auch? Sie würden Ihr Gehirn damit ohnehin nur mit einer Vielzahl unnötiger Detailinformationen überfrachten. Das Kurzzeitgedächtnis ist – wie der Name schon sagt – sehr kurz (ca. 15 Sekunden) und seine Kapazität ist relativ begrenzt. Dies ist jedoch sehr nützlich, da dadurch die riesige, ständig auf uns einströmende Informationsmenge gefiltert wird.

Dem Arbeitsgedächtnis kommt nicht nur eine Rolle bei bewusster Einprägung neuer Erinnerungen, sondern vor allem auch beim Abrufen bereits vorhandener Erinnerungen zu. Auf diese Weise fungiert es als Zwischenstation für Informationen, die ins Langzeitgedächtnis gelangen oder von dort wieder abgerufen werden. Im Arbeitsgedächtnis werden die Informationen bearbeitet, neu durchdacht und strukturiert. Das Zentrum des Arbeitsgedächtnisses im menschlichen Gehirn wird im Stirnhirn (sogenannter Frontallappen) vermutet *(Abbildung 3)*. Demenzerkrankungen, die mit einer bevorzugten Schädigung des Stirnhirns einhergehen, können also von ausgeprägten Störungen des Arbeitsgedächtnisses begleitet sein.

Wie an dem obigen Beispiel deutlich wurde, gehen also nicht alle (tatsächlich sogar nur die wenigsten) Informationsinhalte, mit denen wir uns tagtäglich befassen, auch ins Langzeitgedächtnis über. Erst wenn eine Information über eine längere Zeit – d. h. zumindest für einige Tage, manchmal aber auch für Wochen, Monate oder gar ein Leben lang – gespeichert ist, können wir von Gedächtnisbildung im engeren Sinne sprechen. Diese Fähigkeit, neue Informationen nicht nur aufzunehmen und kurze Zeit gedanklich zu verarbeiten,

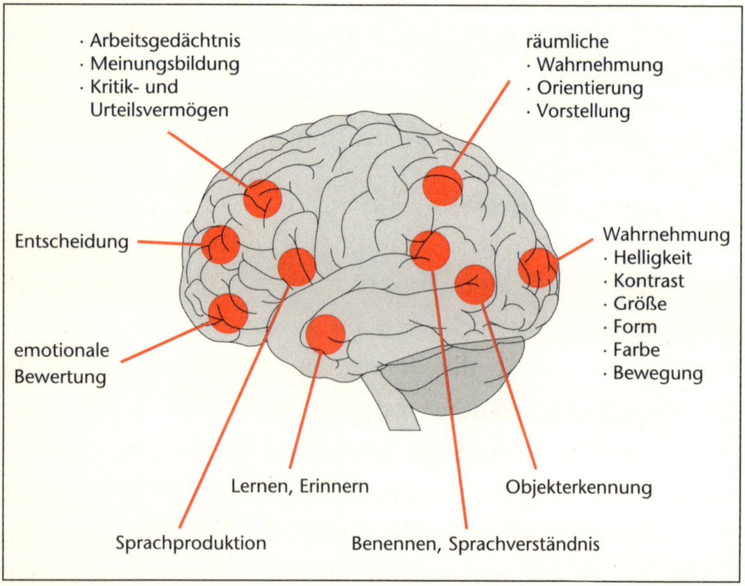

Abbildung 3: Struktur und Funktion des menschlichen Gehirns

sondern sie auch über längere Zeit wieder verfügbar zu machen, wird auch als Merkfähigkeit bezeichnet.

Gehören Sie zu den bedauernswerten Zeitgenossen, deren Auto in der letzten Zeit häufiger mal eine Panne hat, so werden Sie vielleicht spätestens, nachdem Sie in kurzen Abständen immer wieder Ihre Autowerkstatt anrufen mussten, die Telefonnummer der Werkstatt nicht mehr im Telefonbuch nachschauen müssen, sondern haben Sie schlussendlich irgendwann im Kopf. Je öfter und regelmäßiger Sie dann diese Nummer benutzen müssen, desto fester wird sie in Ihrem Gedächtnis verankert. Irgendwann sollten Sie aber daran denken, sich ein zuverlässigeres Auto zu kaufen ...

Merkfähigkeit bezeichnet also die Fähigkeit des menschlichen Gehirns, Informationen in den Langzeitspeicher des Gehirns zu überführen und diese dort für einen mehr oder weniger langen Zeitraum verfügbar zu halten.

Eine intakte Merkfähigkeit ist insbesondere an Hirnregionen gebunden, die sich im mittleren Schläfenlappen (dem sogenannten Temporallappen) befinden. Hier befindet sich insbesondere eine Hirnstruktur, die aufgrund ihrer anatomischen Ähnlichkeit mit der Gestalt eines Seepferdchens als »Hippocampus« bezeichnet wird, wobei Hippocampus der lateinische Begriff für dieses niedliche Wassertierchen ist. Bei einer schweren Schädigung des Hippocampus sind Patienten also nicht mehr in der Lage, neue Informationen dauerhaft zu behalten. Sie haben, ganz anschaulich gesprochen, tatsächlich ein Gedächtnis »wie ein Sieb«: Alle Informationen, die in das Gehirn hineinfließen, sickern sogleich wieder hinaus. Menschen mit Hippocampusschädigung können möglicherweise noch über viele Informationen verfügen, die sie vor der Schädigung des Hippocampus gelernt und abgespeichert haben. Von dem Zeitpunkt der Schädigung an wird das Wissen über die Welt gewissermaßen eingefroren. Man spricht dann von einer sogenannten »anterograden Amnesie«.

Die Alzheimer-Krankheit geht besonders früh im Krankheitsverlauf mit einer sehr ausgeprägten Schädigung des Hippocampus einher. Entsprechend ist gerade die Störung der Merkfähigkeit ein frühes Symptom der Alzheimer-Krankheit. Aber auch andere Demenzformen können in mehr oder weniger ausgeprägter Form eine Hippocampusschädigung verursachen. Diese Form der Gedächtnisstörung ist daher vielen Demenzerkrankungen gemeinsam.

Hat der Hippocampus seine Arbeit jedoch ungestört ausführen können und befinden sich somit die Informationen im *Langzeitgedächtnis,* so sind sie hier in unterschiedlicher Weise organisiert. Vermutlich ist das Langzeitgedächtnis wie eine Art Archiv aufgebaut, in dem unterschiedlich bedeutsame Informationen sozusagen in abgetrennten Ordnern oder Aktenschränken abgelegt sind. Das Langzeitgedächtnis macht gewissermaßen das Gesamtwissen einer Person aus und ist der Speicher für alle Erfahrungen, Informationen, Begriffe, Emotionen und Fertigkeiten, die man sich aus dem sensorischen und Kurzzeitgedächtnis angeeignet hat. Der ganze Gedächtnisinhalt ist so lange passiv, bis wir uns bewusst an bestimmte Informationen erinnern wollen.

Innerhalb des Archivs unseres Langzeitgedächtnisses lassen sich insbesondere die episodischen Gedächtnisinhalte von den sogenannten semantischen Gedächtnisinhalten unterscheiden. Im episodischen Gedächtnis sind kleine oder größere Erlebnisse und Erfahrungen eines Menschen in chronologischer und mehr oder weniger detailreicher Form abgelegt.

Wenn Sie am Abendbrottisch Ihrem Partner genervt berichten, dass heute Morgen der Motor Ihres Autos erneut gestreikt hat und Sie daraufhin rasch die Autowerkstatt angerufen haben, um das Auto kurze Zeit später vom Abschleppdienst dorthin bringen zu lassen, dann greifen Sie in diesem Moment auf Ihr episodisches Gedächtnis zurück. Möglicherweise erfährt Ihr Partner dabei auch, wie sehr Sie sich geärgert haben und dass Ihr Ärger jedoch verflogen sei, als Sie feststellten, dass der Mann vom Abschleppdienst ein alter Schulfreund war, den Sie seit 20 Jahren nicht gesehen haben.

Das episodische Gedächtnis besteht also nicht nur aus einem Gerüst an Fakten, sondern ist gespickt mit mehr oder weniger lebhaften oder emotional bedeutsamen Erinnerungen, die sich um die jeweiligen Geschichten ranken. Manchmal können diese Erinnerungen einen geradezu sinnlichen Charakter haben und durch das Wiedererinnern von Farben, Geräuschen und Gerüchen eine ganz einmalige Prägung bekommen. Als Sonderform des episodischen Gedächtnisses wird heute auch das autobiografische Gedächtnis abgegrenzt. Hier sind speziell diejenigen Episoden und Informationen gespeichert, die Ihre ganz persönliche Entwicklung, Ihren Lebensweg, Ihre biografisch bedeutsamen und prägenden Erlebnisse umfassen. Durch die Inhalte Ihres autobiografischen Gedächtnisses wird Ihre ganz persönliche und individuelle Identität bestimmt.

Wo aber im Gehirn befindet sich dieses »Archiv«, in dem sowohl die episodischen als auch die biografischen Gedächtnisinhalte gespeichert sind? Bedeutsam sind hier vermutlich insbesondere Regionen im Scheitellappen (sogenannter Parietallappen), aber auch der bereits erwähnte Temporallappen kann als Speicherort für diese Informationen dienen. Andere Forscher vertreten die Auffassung, dass die Informationsspeicherung im Langzeitgedächtnis streng genommen keiner speziellen Hirnregionen 1:1 zugeordnet werden kann. Vielmehr erfordere dies immer ein harmonisches Zusammenspiel vielfältiger, über das gesamte Gehirn verteilter Hirnzentren und Regionen. Hierfür würde zumindest auch die Tatsache sprechen, dass diese gespeicherten Episoden ja ganz unterschiedliche Ebenen der Informationen (Fakten, Emotionen, Sinneseindrücke) im Gedächtnis wieder zu einem einheitlichen Ganzen verbinden müssen.

Als weitere Form des Langzeitgedächtnisses wird vom episodischen und biografischen, das sogenannte semantische Gedächtnis abgegrenzt. Das semantische Gedächtnis wird bisweilen auch als lexikalisches Gedächtnis oder als »Wissenssystem« bezeichnet. Es ist das eingebaute Universallexikon, das wir ständig mit uns herumtragen.

Um dem Pannendienst mitzuteilen, dass Ihr Auto möglicherweise einen Motorschaden hat, müssen Sie zumindest wissen, dass es der Motor ist, der Ihr Auto zum Laufen bringt. Das mag Ihnen zwar trivial und selbstverständlich erscheinen, es handelt sich jedoch letztlich um ein Wissen, das Sie irgendwann im Laufe Ihres Lebens erworben haben und das nicht in jedem Zeitalter oder Kulturkreis für das Leben bedeutsam oder verfügbar war. Auch die Frage nach dem Bundesland, in dem Sie leben, und dem Namen des derzeitigen Ministerpräsidenten ist durch Zugriff auf das semantische Gedächtnis zu beantworten.

Demnach ist vor allem Faktenwissen, aber auch Wissen um ganz basale Zusammenhänge (z. B. die Tatsache, dass ein Adler ein Vogel ist) im semantischen Gedächtnis niedergelegt. Ähnlich wie andere Systeme des Langzeitgedächtnisses wird der Sitz des semantischen Gedächtnisses vorwiegend in Bezirken des Scheitellappens (Parietallappen) vermutet. Alle Demenzerkrankungen, die mit einer Schädigung dieser Areale einhergehen, können also auch mit Störungen des Langzeitgedächtnisses in Erscheinung treten.

Die bisher dargestellten Formen des Langzeitgedächtnisses beziehen sich vorwiegend auf das bewusste Erinnern von Fakten oder Ereignissen. Dieses bewusste Erinnern (von Fakten und Ereignissen) wird auch als »deklaratives Gedächtnis« oder »explizites Gedächtnis« bezeichnet. Daneben gibt es aber auch Erinnerungsprozesse, die mehr oder weniger unbewusst ablaufen, ohne dass wir unser Aufmerksamkeit hierauf fokussieren müssen. Diese Gedächtnisvorgänge werden als »nicht deklaratives« oder »implizites Gedächtnis« zusammengefasst. Zu den einfachsten und aus evolutionärer Sicht ältesten »nicht deklarativen« Gedächtnisformen zählt die sogenannte *Konditionierung*, bei der ein einfacher, ursprünglich bedeutungsloser Sinnesreiz mit einer bestimmten (automatisch ablaufenden) Körperfunktion assoziativ verbunden wird.

Während das Konditionierungslernen – als sehr einfache Form des Lernens – über Interaktionen von Nervenzellen in relativ schlichten Nervensystemen realisiert werden kann, setzt das sogenannte prozedurale Gedächtnis wiederum das komplexe Zusammenspiel mehrerer hoch entwickelter und intakter Hirnregionen voraus. Das prozedurale Gedächtnis kommt beispielsweise beim Erlernen einer komplexen motorischen Abfolge (etwa beim Fahrradfahren, beim Autofahren und beim Tanzen) ins Spiel. Auch der Abruf prozeduraler Gedächtnisinhalte läuft mehr oder weniger unbewusst ab. Schließlich werden im prozeduralen oder impliziten Gedächtnis all diejenigen »Prozeduren« abgespeichert, die so häufig geübt wurden, dass man sie, ohne nachzudenken, ausführen kann.

Wenn Sie sich aufs Fahrrad setzen und einfach losradeln, müssen Sie in diesem Moment nicht jede Einzelheit dieses hochkomplexen Bewegungsvorganges bewusst erinnern. Vielmehr geschieht dies ganz automatisch, quasi ohne Ihr Zutun. Ähnliche Gedächtnisleistungen müssen Sie auch beim Autofahren, Walzertanzen oder Jonglieren erbringen.

Die für das prozedurale Gedächtnis zuständigen Hirnstrukturen (sogenannte Stammganglien) befinden sich in der Tiefe des Gehirns. Aber auch das Kleinhirn (Cerebellum) ist für das einwandfreie Funktionieren des prozeduralen Gedächtnisses von Bedeutung. Dies kann z. B. erklären, warum bei der Alzheimer-Demenz prozedurale Fähigkeiten (z. B. das Tanzen eines Wiener Walzers oder das Spielen eines Musikinstrumentes) noch lange Zeit erhalten sein können, da bei dieser Krankheit die Stammganglien und das Cerebellum allenfalls in geringem Maße von der chronischen Schädigung betroffen sind.

Sie sehen also, dass die unterschiedlichen Gedächtnisstörungen auf die Schädigung unterschiedlicher Orte und Strukturen im Gehirn zurückgeführt werden können. Dies erklärt auch, warum sich unterschiedliche Demenzformen hinsichtlich der Art ihrer Gedächtnisstörungen unterscheiden. Mehr über diese Zusammenhänge können Sie im nächsten Kapitel nachlesen.

DAS WICHTIGSTE IN KÜRZE!

Das menschliche Gedächtnis ist in unterschiedlichen Systemen organisiert. Unterschieden werden das Ultrakurzzeitgedächtnis (sensorisches Gedächtnis), das Kurzzeitgedächtnis (Arbeitsgedächtnis) und das deklarative Langzeitgedächtnis mit seinen Unterformen episodisches, semantisches und autobiografisches Gedächtnis. Weiterhin sind nicht deklarative Formen des Langzeitgedächtnisses bekannt (prozedurales Gedächtnis, Konditionierung und Priming). Während im deklarativen Langzeitgedächtnis eher bewusst erinnerte »Tatsachen« gespeichert sind, beinhaltet das nicht deklarative Langzeitgedächtnis eher Fertigkeiten, motorische Abläufe und Assoziationen. Die Gedächtnisformen werden im Gehirn durch die Vernetzung unterschiedlicher anatomischer Strukturen ermöglicht, die bei verschiedenen Demenzformen unterschiedlich betroffen sein können.

Andere wichtige Symptome der Demenz

Gedächtnisstörungen sind jedoch nicht das einzige Symptom eines Demenzsyndroms. Oder anders formuliert: Das isolierte Vorliegen einer Gedächtnisstörung – selbst wenn diese sehr schwer ausgeprägt ist – begründet noch nicht die Diagnose einer Demenz. Vielmehr müssen noch andere mentale Störungen hinzutreten. Hierzu zählen zum einen Störungen weiterer kognitiver Funktionen:

So können neben dem Gedächtnis auch die Aufmerksamkeit, die Orientierung (zu Zeit, Ort, Person und Situation), des geordneten Ablaufes von Denk- und Sprechvorgängen sowie allgemein die logische Informationsverarbeitung und Urteilsfähigkeit gestört sein. Viele dieser Funktionen beruhen auf einem geordneten Zusammenspiel verschiedenster Hirnstrukturen und -funktionen, die als »höhere kortikale Funktionen« zusammengefasst werden. Dieser Begriff wurde für diejenigen Funktionen gewählt, die:

1. an das intakte Funktionieren von bestimmten Regionen der Hirnrinde (des sogenannten Hirnkortex) gebunden sind und
2. als bewusste geistige Vorgänge beschrieben werden können bzw. als solche erlebt werden.

Zu den höheren kortikalen Funktionen zählen auch in relativ umgrenzten kortikalen Arealen lokalisierte wichtige Einzelleistungen unseres Gehirns – so etwa das Lesen, das Schreiben, das Rechnen bzw. das Operieren mit Zahlen sowie die störungsfreie Wahrnehmung von Alltagsobjekten. Sind die im Hirn zuständigen Areale beschädigt, so resultieren entsprechende Störungen, die als *Aphasie* (Sprachstörung), *Alexie* (Lesestörung), *Agrafie* (Schreibstörung), *Akalkulie* (Rechenstörung) und *Agnosie* (Störung des Erkennens) gesondert beschrieben werden. Auch die Fähigkeit zur topografischen Orientierung ist eine höhere kortikale Funktion, deren Lokalisation im Scheitellappen vermutet wird. Ähnlich wie der Navigator ihres Pkws erwirbt unser Gehirn im Laufe des Lebens eine Vielzahl »innerer Landkarten«, die während der Fortbewegung ständig mit den Informationen der Sinneswahrnehmung abgeglichen werden. Bei der Demenz kann diese Fähigkeit aufgrund einer Beschädigung der Kortexgebiete, in denen diese Landkarten gespeichert sind, aufgehoben sein. Das führt dazu, dass sich Demenzkranke (und auch hier sind typischerweise Alzheimer-Kranke betroffen) auch in einer bekannten Umgebung oder einem bekannten Stadtviertel häufig nicht mehr ausreichend zurechtfinden und sich rasch verlaufen können.

In Abhängigkeit vom Ort der Schädigung im Gehirn können jedoch auch sogenannte *nicht kognitive Störungen* im Verlauf einer Demenz auftreten und bisweilen das Krankheitsbild sogar stark bestimmen. Hierzu zählen die Ausbildung von depressiven Symptomen bis hin zum Vollbild einer Depression, ausgeprägte emotionale Instabilität, aber auch Sinnestäuschungen und Wahnbildungen. Erinnern Sie sich an den Eifersuchtswahn und das Hören von Kinderstimmen, unter denen Alzheimers Patientin Auguste Deter litt? Die neuroanatomischen Grundlagen dieser Symptome sind heute noch nicht ausreichend verstanden. Trotzdem gibt es eine Vielzahl von Einzelbefunden, die das Verständnis für die Entstehung dieser Symptome bei Demenzerkrankungen erschließen. So weiß man etwa, dass ein angemessenes Sozialverhalten (z. B. die Einhaltung von Höflichkeitsregeln oder die Kontrolle über primitive Instinkte und Impulse) an das intakte Funktionieren des Stirnhirns (Frontallappen) gebunden ist. Dagegen wird die Verarbeitung emotionaler Informationen durch das in der Mitte des Gehirns lokalisierte limbische System unterstützt. Da bei vielen Demenzkranken Schädigungen im Frontalhirn zu beobachten sind und auch das limbische System häufig von krankhaften Veränderungen betroffen ist, erklärt sich hieraus zumindest ein Teil der Auffälligkeiten im Verhalten und Erleben dieser Patienten.

Gerade die häufig im Rahmen der Demenz auftretenden Angst- und Unruhezustände lassen sich aber auch aus einer Überforderung der Kranken ableiten, da diese aufgrund ihrer eingeschränkten kognitiven Funktionen häufig nicht mehr in der Lage sind, bestimmte Sinnesreize richtig einzuschätzen. Dies gilt insbesondere in neuen oder unübersichtlichen Situationen. Demnach können die nicht kognitiven Symptome der Demenz häufig auch aus psychologischen Ursachen heraus verstanden werden. Das resultierende Verhalten (Unruhe, Umherlaufen, ängstliches Rufen) ergibt sich damit letztlich aus einem Zusammenspiel zwischen gestörten Hirnfunktionen und den trotz der Demenz noch erhaltenen »normalen« psychologischen Funktionsweisen.

Das dritte wichtige Kriterium für die Diagnose einer Demenz besagt, dass die kognitiven und nicht kognitiven Funktionsstörungen so stark ausgeprägt sein müssen, dass sie zu einer *erheblichen Beeinträchtigung der sozialen Aktivitäten, des beruflichen Funktionierens oder der Alltagskompetenz* führen. Eine Demenz darf also erst dann diagnostiziert werden kann, wenn sie wirklich zur erheblichen Funktionsbeeinträchtigung geführt hat! Es gibt viele Hirnerkrankungen, die mit nur leichtgradigen Störungen höherer kognitiver Funktionen einhergehen und damit noch nicht die Diagnose einer Demenz begründen. Allenfalls darf hier der Verdacht auf eine beginnende Alzheimer-Krankheit o. Ä. geäußert werden. Diese fraglichen Zwischenstadien zwischen normalem kognitivem Altern und Demenz werden auch als »Leichte kognitive Beeinträchtigung« bezeichnet. Dieses Syndrom werden Sie später noch ausführlicher kennenlernen. In diesem Zusammenhang ist von besonderer Bedeutung, dass es auch eine gutartige Form des Nachlassens kognitiver Fähigkeiten im Alter gibt. Diese muss nicht notwendigerweise zu einer voll ausgeprägten Demenzerkrankung fortschreiten. In manchen Fällen können sich die Gedächtnisstörungen sogar wieder erholen. Nicht jede Gedächtnisstörung im Alter ist daher bereits gleichzusetzen mit Demenz oder Alzheimer-Krankheit. Gerade bei der »Leichten kognitiven Beeinträchtigung« im Alter ist oft eine sehr sorgfältige und umfassende ärztliche Untersuchung und Beratung erforderlich, um eine Krankheit zu diagnostizieren oder aber auch auszuschließen. Mehr über diese Zusammenhänge erfahren Sie in den Kapiteln 5 und 6.

Wie stark müssen die Funktionsstörungen jedoch ausgeprägt sein, um die Diagnose einer Demenz zu rechtfertigen? Die Beantwortung dieser Frage muss letztlich daran gemessen werden, wie stark die Funktionsfähigkeit im Krankheitszustand von den ursprünglichen Fähigkeiten und Kompetenzen im vorhergehenden krankheitsfreien Leben abweichen. Zu Beginn einer Demenzerkrankung sind zumeist Alltagsaktivitäten betroffen, die im Gesunden ganz routiniert und selbstverständlich vollzogen werden konnten. Hierzu zählen etwa die Organisation eines Haushaltes, das Autofahren oder die Erledigung der persönlichen Bankgeschäfte. Natürlich sind die Funktionsstörungen immer auch vor dem Hintergrund bisheriger Kompetenzen und Fertigkeiten zu beurteilen. So würde man sich keine Sorgen machen, wenn ein Mathematikprofessor auf Anhieb keine Melkmaschine in Betrieb setzen kann, während man dem Milchbauern nachsehen würde, wenn er den Satz des Pythagoras nicht wie aus der Pistole geschossen herunterbetet. Umgekehrt wäre es ein Desaster! Wenn die Betroffenen oder ihre Angehörigen sich an einen Arzt werden, sind die Funktionsbeeinträchtigungen leider meistens schon so auffällig, dass sie auch von Außenstehenden nicht mehr übersehen werden können. In vielen Fällen werden diese Veränderungen noch nicht einmal in erster Linie von dem Betroffenen selbst, sondern von seinem sozialen Umfeld bzw. den engen Familienangehörigen erstmals bemerkt. Entscheidend ist hier jedoch immer, dass der Verlust dieser Kompetenzen ursächlich auf die Demenzerkrankung bezogen werden kann.

Das vierte Kriterium zur Diagnose einer Demenz besagt, dass eine Demenz erst dann diagnostiziert werden kann, wenn andere Krankheiten, die mit ähnlichen Symptomen einhergehen könnten, ausgeschlossen worden sind. Hintergrund dieses sehr wichtigen Kriteriums ist es, dass die oben beschriebenen Symptome einzeln oder auch in Kombination in mehr oder weniger ausgeprägter Form auch bei anderen Krankheiten des Gehirns auftreten können. Als Demenz können sie jedoch nur dann klassifiziert werden, wenn sie chronisch, das heißt überdauernd, und in der Regel auch fortschreitend sind. Die *Chronizität* des Krankheitszustandes wird dabei durch das 5. Kriterium definiert, wonach die Symptome mindestens seit sechs Monaten bestehen müssen. Eine nur kürzere, das heißt nach Wochen bis Monaten wieder abklingende Beeinträchtigung der Funktionen ist mit einer Demenzdiagnose nicht vereinbar, insbesondere dann nicht, wenn die Störungen sich spontan, also ohne weitere ärztliche Behandlung, wieder zurückbilden.

Aber auch andere Krankheitsbilder, die bei entsprechender medizinischer Behandlung zu einer weitgehenden oder teilweisen Zurückbildung der schweren Funktionsbeeinträchtigung führen, lassen das Vorliegen einer Demenz fraglich erscheinen. Dies kann beispielsweise beim sogenannten *Delir* der Fall sein. Das Krankheitsbild Delir wird häufig auch als »akuter Verwirrtheitszustand« bezeichnet. Die medizinischen Ursachen können sehr vielfältig sein. Ein entscheidender Unterschied zur Demenz ist jedoch, dass es sich beim Delir häufig nur um eine vorübergehende schwere Störung der kognitiven Funktionen handelt. Diese kann bei oberflächlicher Betrachtung mit einer Demenz verwechselt werden. Häufige Ursachen für akute Verwirrtheitszustände bei älteren Menschen sind etwa Flüssigkeitsmangel (Austrocknung), aber auch vorübergehende Infektionserkrankungen (z. B. bakterielle Harnwegsentzündungen) oder Nebenwirkungen von Medikamenten. Dies muss bei der Diagnosefindung unbedingt berücksichtigt werden!

Auch bei schweren Depressionen im höheren Lebensalter können vorübergehend die kognitiven Funktionen – einschließlich der Fähigkeit, sich selbst zu versorgen – erheblich beeinträchtigt sein. In diesen schweren Fällen sind die Patienten u. U. vorübergehend nicht mehr in der Lage, sprachlich zu kommunizieren und sich ausreichend zu pflegen. Für diese Zustände wurde auch der Begriff der »depressiven Pseudodemenz« eingeführt. Damit ist ausgedrückt, dass die Funktionsstörung zwar den Schweregrad einer Demenz hat, die Ursache aber überwiegend auf die Depressionskrankheit zurückzuführen ist. Bei rascher, angemessener und ausreichender Behandlung der Depression können diese Störungen wieder vollständig abklingen. Da aber auch bei der »echten Demenz« depressive Symptome vorliegen können, ist die Unterscheidung bisweilen sehr schwierig und sollte von einem Facharzt für Psychiatrie abgesichert werden.

Zusammenfassend wird also in all denjenigen Fällen von einer Demenz gesprochen, in denen eine überdauernde und fortschreitende schwerwiegende Beeinträchtigung von Alltagskompetenzen und anderen geistigen Fähigkeiten bereits teilweise oder vollständig zur Abhängigkeit durch die Versorgung und Betreuung dritter Personen geführt hat und gleichzeitig möglichst eindeutig auf eine chronische Hirnerkrankung ursächlich bezogen werden kann. Die Demenzen treten mit zunehmender Wahrscheinlichkeit im höheren Lebensalter auf. Wie man am Fall der von Alois Alzheimer behandelten Auguste Deter jedoch sehen kann, können durchaus auch jüngere Menschen einmal betroffen sein.

DAS WICHTIGSTE IN KÜRZE!

Bei Demenzkrankheiten sind neben Gedächtnisfunktionen immer auch andere kognitive und nicht kognitive geistige Fähigkeiten beeinträchtigt. Dabei sind diese Funktionsstörungen so stark ausgeprägt, dass sie zu erheblichen Beeinträchtigungen im Alltag und von sozialen Aktivitäten führen. Zur Diagnose einer Demenz müssen andere – insbesondere vorübergehende – Störungen der Hirnfunktion (z. B. durch Delir oder Depressionen) ausgeschlossen werden.

· 2 ·

GEHIRNKRANKHEITEN VERURSACHEN DEMENZ: VON EIWEISSEN UND MIKROORGANISMEN

NUR wenige Jahre, bevor Alois Alzheimer bei seiner Frankfurter Patientin Auguste Deter die Symptome einer Demenz festgestellt hatte, war in Weimar ein anderer Patient im Zustand »geistiger Umnachtung« – wie es damals hieß – gestorben. Auch er war bei seinem Tod erst 55 Jahre alt und hatte – ähnlich wie Auguste – bereits viele Jahre vor seinem Tod an einem langsam fortschreitenden Verlust seiner mentalen Fähigkeiten gelitten. Begonnen hatte alles mit Kopfschmerzen, Stimmungsschwankungen und anderen unspezifischen Beschwerden, doch wenige Jahre später zeigte sich bei dem sprachlich und musisch hochbegabten Mann, der einstmals als Universitätsprofessor gelehrt hatte, ein zunehmender Verlust seiner Merkfähigkeit. Gleichzeitig war er nicht mehr in der Lage, Klavier zu spielen, was ihn besonders grämte, da die Musik zu diesem Zeitpunkt eine seiner wenigen Freuden war.

In den folgenden zehn Jahren ging es stetig bergab: Die Merkfähigkeit des einstmals scharfzüngigen und sprachgewaltigen Intellektuellen verschlechterte sich weiter, das logische Denken fiel zunehmend schwerer und sein einstiger Enthusiasmus sowie die Begeisterungsfähigkeit für viele Dinge des Lebens schwanden dahin. Er verlor die Fähigkeit, zu lesen und zu schreiben, obwohl er selbst im Laufe seines Lebens brillante Bücher verfasst hatte. Hinzu traten ausgeprägte Stimmungsschwankungen und Wahnzustände, in denen er sich manchmal für einen Gott und manchmal für Napoleon hielt. Gegen Ende seines Lebens brachte er nur noch stereotype Sätze hervor und war in seinem Alltag ganz und gar auf die Betreuung durch Pfleger und Familienangehörige angewiesen.

Es besteht kein Zweifel: Der geniale Philosoph Friedrich Nietzsche (1845–1900), dessen Krankheitsgeschichte hier kurz skizziert wurde, litt in den letzten Jahren seines Lebens an einer Demenz. Wie wir heute wissen, handelte es sich jedoch keineswegs um die Alzheimer-Krankheit, sondern um eine chronische Entzündung des Gehirns, verursacht durch den Mikroorganismus Treponema pallidum. Dieses Bakterium ist der Verursacher der Syphilis, in deren sogenanntem Tertiärstadium zunehmend auch das Gehirn angegriffen wird. Zu Nietzsches Zeiten bevölkerten viele Patienten im Tertiärstadium der Syphilis die psychiatrischen Kliniken und die syphilisbedingte Demenz war vermutlich häufiger zu beobachten als die Alzheimer-Krankheit. Heute ist die Ursache der Syphilis schon lange bekannt und die Krankheit kann – bei rechtzeitiger Diagnostik – durch eine einfache antibiotische Behandlung wirkungsvoll geheilt werden.

Dies ist auch der Traum vieler heutiger Ärzte und Wissenschaftler, die sich in vielfältigen Forschungsprojekten mit den Ursachen der Demenzen, insbesondere der Alzheimer-

Krankheit, beschäftigen: Gelänge es nur, *die* Ursache dieser Krankheit zu ergründen, so ließen sich rasch wirkungsvolle Therapien entwickeln. Der Nobelpreis und ewiger Ruhm wären garantiert! Und so kann die Geschichte der Bekämpfung der Syphilis sicherlich die Hoffnung nähren, auch für die Alzheimer-Krankheit eines Tages eine ursächliche Behandlung zu entwickeln. Die Aufklärung der Ursachen ist der Königsweg zur Therapie, so viel steht fest!

Über die Ursachen der Demenzen wissen wir heute weit mehr als noch zu Alzheimers Zeiten. Durch intensive Forschung ist das Wissen hierüber in den letzten 20 Jahren geradezu explodiert. Es gibt eine zunehmend unüberschaubare Vielzahl wissenschaftlicher Zeitschriften und Fachkongresse, die sich nur diesem einen Thema widmen. Und trotzdem: Die Arbeit der Forscher gleicht hier manchmal sehr der eines Detektivs, der die Indizien eines Falles mosaiksteinartig zusammenträgt, ohne dass die große und abschließende Beweisführung bisher gelungen ist.

Eines ist jedoch sicher: Am Ende des Ursachengefüges, das der Entstehung einer Demenz zugrunde liegt, steht immer die massenhafte und zumeist irreparable Schädigung von Nervenzellen und ganzen Nervenzellverbänden im Gehirn. Für einige der häufigsten Demenzformen – so etwa auch für die Alzheimer-Krankheit – können bereits heute recht überzeugende Ursachenmodelle formuliert werden. Gleichwohl ist der Durchbruch – also der abschließende Beweis – hier noch nicht gelungen. Dagegen sind die Ursachen anderer – zumeist eher seltener – Demenzformen schon lange bekannt. Manche von ihnen sind sogar heute schon heilbar. Das beste

DEMENZ-SYNDROM		
	Degenerativ Alzheimer-D. (>50%), Frontotemporale D., Lewy-Körper-D., Parkinson-D., Creutzfeldt-Jakob-D., etc.	**ca. 60–70%**
	Vaskulär M. Binswanger, Multiinfarkt-D., etc.	**ca. 10%**
	Mischformen degenerativ + vaskulär, etc.	**ca. 10–20%**
	Sekundär (z.T. heilbar) Giftstoffe, Entzündungen, Hirntumore, Stoffwechsel (z.B. Schilddrüse), etc.	**ca. 10%**

Abbildung 4: Die wichtigsten Ursachen von Demenz

Beispiel ist die syphilisbedingte Demenz, deren Behandlung durch die Entwicklung des Penicillins in den 1940er-Jahren eine revolutionäre Wendung nahm. Andere Beispiele, die Sie in diesem Kapitel kennenlernen werden, sind Demenzen infolge chronischer Vitaminmangelzustände oder Stoffwechselstörungen (z. B. Schilddrüsenunterfunktion).

Die Heilbarkeit einiger Demenzursachen betont die Wichtigkeit einer sorgfältigen Diagnostik und Ursachenforschung, die bei überdauernden oder fortschreitenden Gedächtnisstörungen und anderen kognitiven Funktionsstörungen immer eingeleitet werden sollte. Schließlich kann das Übersehen einer behandelbaren Ursache schwerste Konsequenzen für die betroffenen Menschen haben! Aber auch bei denjenigen Demenzen, die wir heute noch nicht ursächlich behandeln können, kann es sehr nützlich sein, mehr über das bereits bekannte Ursachengefüge zu wissen. Denn auch wenn z.B. bei der Alzheimer-Krankheit das zerstörerische Räderwerk noch nicht bis ins letzte Detail verstanden und beschrieben ist, gibt es bereits heute viel Wissen über Faktoren und Begleitumstände, die das Fortschreiten dieses Getriebes in die eine oder andere Richtung beeinflussen können. Ausführliche Informationen über diese Einflussfaktoren, die als Risiko- und Schutzfaktoren beschrieben werden können, erhalten Sie im Kapitel 4. Im Folgenden soll Ihnen jedoch zunächst ein Grundwissen über die Ursachenmodelle der häufigsten Demenzformen vermittelt werden.

Was bedeutet eigentlich Neurodegeneration?

Viele Demenzen, aber auch andere chronische Krankheiten des Gehirns – so etwa die Parkinson-Krankheit – zählen zu den neurodegenerativen Erkrankungen. Was bedeutet aber Neurodegeneration? Letztlich handelt es sich um einen Sammelbegriff für Erkrankungen des Nervensystems, bei denen eine zumeist schleichende Zerstörung von Nervenzellen beobachtet wird, ohne dass man lange Zeit die Ursachen hierfür kannte.

Heute wissen wir, dass die meisten neurodegenerativen Demenzen durch die krankhafte Ablagerung von mikroskopisch kleinen Eiweißstoffen (sogenannten Proteinen) und deren Bruchstücken im Gehirn verursacht werden. Zwar sind Proteine ein wichtiger Bestandteil unserer Nahrung, bei den Demenzen werden die schädlichen Proteine jedoch keineswegs mit der Nahrung aufgenommen. Vielmehr werden sie im Gehirn selbst gebildet!

Bitte stellen Sie sich die Zellen Ihres Gehirns als mikroskopisch kleine Fabriken vor. Diese sind 24 Stunden am Tag auf Hochtouren damit beschäftigt, die verschiedensten Proteine auf- und wieder abzubauen. Denn Proteine sind einer der wichtigsten Baustoffe, aus denen unser Körper aufgebaut ist und auf denen alle unsere Körperfunktionen – auch die Funktionen des Gehirns – beruhen. Die meisten dieser Proteine haben nur eine relativ kurze Lebensdauer. Sie werden zumeist von anderen Körperzellen wieder aufgenommen, in ihre Bestandteile zerlegt und weiterverarbeitet. Dieser Prozess ist gemeinhin unter dem Begriff »Stoffwechsel« bekannt. Der Proteinstoffwechsel des Gehirns ist ein höchst komplexer Vorgang, der einem genialen Bauplan folgt. Dieser hat sich im Laufe der Evolution entwickelt und unser Gehirn bekanntlich recht erfolgreich gemacht. Aber jeder Genialität wohnt auch ein Quäntchen Unvollkommenheit inne! An vielen Stellen dieses komplizierten Prozesses unseres Hirnstoffwechsels kann es nämlich zu Störungen kommen. Und tatsächlich scheint bei den meisten neurodegenerativen Demenzen im Ablauf dieses emsigen Stoffwechselprozesses etwas schiefzulaufen:

- So kann es einerseits passieren, dass die hergestellten Proteine oder Proteinbruchstücke nicht mehr richtig oder effizient weiterverarbeitet werden können (z. B. weil sie plötzlich ihre Form verändern).

- Zum anderen kommt es vor, dass die Nervenzellfabriken viel zu viele dieser Proteine produzieren. Dadurch kommen die weiterverarbeitenden Zellen mit dem Abbau nicht mehr hinterher.

In beiden Fällen wird sozusagen »auf Halde« produziert und die überschüssigen Proteinpartikel beginnen, sich im Gehirn abzulagern. An vielen Stellen des Gehirns bilden sich kleine »Schrottplätze« aus verklebten und verklumpten Proteinbruchstücken, die von Jahr zu Jahr größer werden und schließlich sogar mit einem einfachen Lichtmikroskop erkennbar sind. Der ganze Prozess geht eine Weile gut, aber schließlich kann es zur Katastrophe kommen! Die abgelagerten und z. T. auch biochemisch veränderten Proteine können nämlich giftige Eigenschaften entwickeln. Sie sind dazu in der Lage, die empfindlichen Stoffwechselfunktionen im Gehirn zu stören und zunächst eine leichtgradige, im weiteren Verlauf jedoch massenhafte Zerstörung von Nervenzellen herbeizuführen. Die Demenzerkrankung nimmt ihren Lauf!

Heute wissen wir, dass sich die unterschiedlichen neurodegenerativen Demenzen insbesondere dadurch unterscheiden, dass jeweils andere Proteine die Hauptrolle in dem »durchgedrehten« Stoffwechselprozess von ihrer Bildung, ihrem unzureichendem Abbau und ihrer Ablagerung einnehmen. Bei der Alzheimer-Krankheit handelt es sich um das *Amyloidprotein* (auch *A-beta Protein*) und das *Tauprotein* (s. u.).

Die Frage nach dem bevorzugten Ort der Ablagerung der jeweiligen Proteine im Gehirn und die damit zusammenhängende Frage, warum dieser bei unterschiedlichen Demenzen so variiert, ist heute noch ein ungelöstes Rätsel in der Demenzforschung (das Problem der »selektiven Vulnerabilität«). Auch ein weiteres Problem bei der Entstehung neurodegenerativer Erkrankungen ist heute allenfalls in Grundzügen verstanden: Warum beginnen die krankhaften Proteinablagerungen bei manchen Menschen schon sehr früh im Leben und kommen bei anderen erst sehr spät oder bestenfalls nie zum Tragen? Dagegen konnte gerade für die Alzheimer-Demenz in den letzten Jahren ein umfangreicher Wissensschatz über diejenigen Faktoren und Begleitumstände zusammengetragen werden, die den neurodegenerativen Prozess im Einzelfall fördern oder hemmen können. Weil einige dieser Faktoren potenziell beeinflussbar sind – wenn man nur rechtzeitig um sie weiß –, wurde dieses Buch geschrieben.

Die Ursache von Demenz und ihre verschiedenen Formen

Alzheimer-Demenz

Alois Alzheimer entdeckte bei der mikroskopischen Untersuchung des Gehirns seiner »historischen« Patientin bislang unbeschriebene krankhafte Veränderungen, die er unter der Überschrift »Eine eigenartige Erkrankung der Hirnrinde« im Jahre 1907 publik machte. Dabei war es Alzheimers großes Verdienst, diejenigen Proteinablagerungen erstmals zu beschreiben, die bei der Alzheimer-Demenz die entscheidende und wahrscheinlich krankheitsverursachende Rolle spielen:

- Im Bindegewebe des Gehirns von Auguste entdeckte Alzheimer ungewöhnliche, mikroskopisch kleine Klümpchen, die dort eigentlich nicht hingehörten und die er als »amyloide Plaques« bezeichnete. Heute wissen wir, dass es sich um das das Amyloidprotein (A-beta Protein) handelte.

- Weitere Ablagerungen waren in den Nervenzellen selbst zu finden: Sie hatten in etwa die Form eines winzig kleinen Tennisschlägers und schienen aus mikroskopisch kleinen Fäden zu bestehen. Deswegen bezeichnete er sie als »neurofibrilläre Bündel«. Heute wissen wir, dass es sich um das Tauprotein handelte.

Der Prozess der Bildung von amyloiden Plaques und neurofibrillären Bündeln wird von einer Reihe von Faktoren beeinflusst, die man grob gesprochen den drei Sphären »Veranlagung« (also Genetik), »Umwelteinflüsse« und »psychosoziale Faktoren« zuordnen kann. Über den Einfluss der erblichen Faktoren (also der Gene) erfahren Sie mehr im nächsten Kapitel. Verraten sei allerdings schon an dieser Stelle, dass in den meisten Fällen der Alzheimer-Krankheit die Erblichkeit nur eine untergeordnete Rolle spielt. Entsprechend werden die sogenannte *sporadische Alzheimer-Demenz* (d.h. ohne oder nur mit geringem erblichen Anteil) und die *familiären Alzheimer-Demenzen* (mit großem erblichem Anteil) voneinander unterschieden. Neben dem genetischen Einfluss lässt sich demnach heute schon eine Reihe anderer Faktoren als Risiko-, aber auch als Schutzfaktoren für die Entwicklung einer Alzheimer-Krankheit beschreiben. Auch hierüber werden Sie im Kapitel 4 ausführlich informiert.

Wie kommt es aber nun von der Nervenzellschädigung zu den eigentlichen Symptomen der Alzheimer-Demenz? Erste Hinweise hierauf haben Sie bereits im ersten Kapitel erhalten.

Sie müssen wissen, dass die neurodegenerativen Hirnschäden bei der Alzheimer-Demenz nicht gleichmäßig über das ganze Gehirn verteilt sind, sondern an bestimmten Stellen des Gehirns wesentlich ausgeprägter stattfinden. Dagegen bleiben andere Bereiche des Gehirns interessanterweise verschont. Bei der typischen Alzheimer-Krankheit nehmen die krankhaften Veränderungen in Bereichen des mittleren Schläfenlappens (Temporallappen) ihren Ausgang und sie sind dort auch am stärksten ausgeprägt. Hier befindet sich der Ihnen bereits bekannte Hippocampus (»Seepferdchen«), der für die Gedächtnisbildung und insbesondere für die Merkfähigkeit von zentraler Bedeutung ist. Dies erklärt nun auch, warum die Alzheimer-Krankheit sich häufig erstmals mit Störungen der Merkfähigkeit bemerkbar macht. Erst im weiteren Verlauf sind nach und nach andere Regionen der Hirnrinde mitbetroffen. Hierzu zählen die Hirnrinde im Bereich des Scheitellappens (Sitz des räumlichen Orientierungsvermögens, der Rechenfähigkeit, des semantischen Gedächtnisses etc.), im Bereich der seitlichen Schläfenlappen (z. B. Sitz wichtiger Sprachfunktionen) sowie – im späteren Stadium der Erkrankung – auch das Stirnhirn bzw. der Frontallappen (Sitz des Arbeitsgedächtnisses, des planerischen Denkens und Urteilsvermögens sowie der Fähigkeit, sich in andere Menschen hineinzuversetzen).

Die Symptome entwickeln sich bei der Alzheimer-Krankheit langsam und schleichend über einen Zeitraum von mehreren Jahren. Dies weist darauf hin, dass auch die zugrunde liegenden krankhaften Proteinbildungen und -ablagerungen viele Jahre in Anspruch nehmen. Denn der neurodegenerative Prozess verläuft bei der Alzheimer-Krankheit schleichend und ganz im Stillen! Es mag Sie erschrecken, zu erfahren, dass der Beginn des neurodegenerativen Prozesses beim Auftreten der ersten leichtgradigen Demenzsymptome z. T. schon Jahrzehnte zurückliegt. Konkret bedeutet dies, dass die Amyloidablagerungen bereits im Alter von 40 oder 50 Jahren heimlich, still und leise begonnen haben könnten, wenn im Alter von 75 die ersten Gedächtnisstörungen auffällig werden! Erschreckend ist dieser Gedanke, weil er tatsächlich an das Bild einer über viele Jahre tickenden unentdeckten Zeitbombe im Gehirn erinnert. Positiv gewendet bedeutet dies jedoch auch, dass der Mensch viele Jahrzehnte Zeit hat, vorbeugend auf diesen Prozess Einfluss zu nehmen!

Anstatt kaninchengleich vor der Schlange zu sitzen, die noch lange nicht zugebissen hat, sollte man lieber Einfluss auf diejenigen Dinge nehmen, die noch zu beeinflussen sind! Aber selbst wenn bereits krankheitsbedingt erste Gedächtnisstörungen vorhanden sind, lohnt es sich vermutlich noch, vorbeugende Maßnahmen zu ergreifen. Das Gehirn ist von der Natur üppig mit Nervenzellen ausgestattet und gewisse Schutzmechanismen können wahrscheinlich noch bei schon unübersehbaren Schädigungen des Gehirns wirksam werden und die noch unbefallenen Regionen des Gehirns vor schlimmeren Schäden bewahren. Dies ist einer der wichtigsten Gründe, warum dieses Buch geschrieben wurde.

In den nächsten Abschnitten wird nun auf weitere Demenzarten eingegangen.

DAS WICHTIGSTE IN KÜRZE!

Die Ursache der Alzheimer-Demenz besteht in einer krankhaften und pathologischen Ablagerung der Eiweißsubstanzen A-beta-Protein und Tauprotein im menschlichen Gehirn. Der molekulare Vorgang, der zur Ablagerung dieser Proteine führt, nimmt vermutlich Jahrzehnte in Anspruch und ist in wichtigen Details schon relativ gut verstanden. Bislang gibt es keine medikamentösen Möglichkeiten, wirkungsvoll in diesen Vorgang einzugreifen und die Krankheit damit zu stoppen oder zu heilen. Gleichwohl gibt es eine Reihe von Risiko- und Schutzfaktoren, deren Beachtung einen vorbeugenden Effekt entfalten kann und die in den folgenden Kapiteln ausführlicher beschrieben werden.

Gefäßbedingte Ursachen der Demenz und sogenannte Mischdemenzen

Schädigungen der kleineren und größeren hirnversorgenden Blutgefäße stellen nach den neurodegenerativen Ursachen mit bis zu 20 % aller Fälle die zweithäufigste Ursache von Demenzerkrankungen dar.

Das Gehirn muss aufgrund einer ernormen Arbeitsleistung ununterbrochen mit Sauerstoff und Nährstoffen versorgt werden. Um dieses zu gewährleisten, hat sich die Natur für unser Gehirn ein ausgeklügeltes System der Blutversorgung ausgedacht, das auch unter schwierigsten Bedingungen oft noch eine Zeit lang seine wichtige Aufnahme wahrnehmen kann. Werden diese Blutgefäße jedoch vorübergehend oder dauerhaft geschädigt, so kann die Blutversorgung in einigen Regionen des Gehirns unzureichend werden oder zusammenbrechen. Die Hirnzellen sterben ab und es können kognitive Funktionsstörungen unterschiedlichen Ausmaßes bis hin zur Demenz resultieren.

Die hirnversorgenden Blutgefäße können auf vielfältige Weise beschädigt werden. Hierzu zählen z. B. Entzündungen der Gefäße, aber auch kleinere angeborene Schwächen der Gefäßwände (Aneurysmen), die unter ungünstigen Umständen zu Hirnblutungen führen können. Die weitaus häufigste Ursache für eine Schädigung und dauerhafte Funktionseinschränkung der Hirngefäße ist die Arteriosklerose. Im Gegensatz zur landläufigen Meinung handelt es sich hierbei jedoch nicht um eine »Gefäßverkalkung«. Vielmehr handelt es sich um das Ergebnis eines komplizierten Vorganges, bei dem sich die Gefäßinnenwände aufgrund kleiner Risse, Einlagerung von Blutfetten (Cholesterin!), Vernarbungen und Verquellungen über viele Jahre verdicken und verengen können. Die Verengung der Gefäße führt zu einem reduzierten Blutfluss in den betroffenen Hirnregionen, sodass schließlich keine ausreichende Blutversorgung mehr möglich ist. Die wichtigsten und häufigsten Faktoren, die diesen Vorgang begünstigen, sind:

- der unbehandelte Bluthochdruck (arterielle Hypertonie),
- das Rauchen (Nikotin schädigt die empfindlichen Gefäßinnenwände),
- dauerhaft erhöhte Blutfette und
- die Blutzuckerkrankheit (Diabetes mellitus).

Hier kann Vorbeugung ansetzen! Es ist z. B. wissenschaftlich erwiesen, dass eine konsequente Behandlung des erhöhten Blutdruckes (arterielle Hypertonie) die Entwicklung einer Demenz wirksam verhindern kann. Letztlich dient alles, was Sie zum Schutz Ihrer Gefäße unternehmen, auch dem Erhalt Ihrer geistigen Leistungsfähigkeit im Alter! Diese Maßnahmen sind übrigens auch dann noch wirksam, wenn aufgrund von Gefäßschäden bereits erste Einschränkungen des Gedächtnisses beklagt werden müssen. Durch einen konsequenten Gefäßschutz lässt sich dann u. U. noch Schlimmeres verhindern. Konkretere Hinweise hierzu erhalten Sie in den folgenden Kapiteln.

ZUM HINTERGRUND

Mit modernen, hochempfindlichen bildgebenden Verfahren – und hierzu sind insbesondere die Kernspintomografie bzw. die Magnetresonanztomografie (MRT) zu zählen – ist es heute möglich, beginnende gefäßbedingte Veränderungen des Gehirns bereits zu einem Zeitpunkt nachzuweisen, an dem die betroffene Person noch völlig beschwerdefrei ist. Derartige Veränderungen sind im höheren Lebensalter sogar relativ häufig und werden gelegentlich als zufälliger Nebenbefund erhoben, wenn aus anderen Gründen eine Kernspintomografie durchgeführt wurde. Wenn ein solcher Befund bei Ihnen erhoben wurde, sollten Sie nicht erschrecken, sondern dieses als Ansporn begreifen, jetzt erst recht etwas für den Schutz Ihrer Gefäße zu unternehmen. Die Durchführung einer Kernspintomografie als reine Früherkennungsmaßnahme bei gesunden Personen (das heißt, wenn noch gar keine Symptome aufgetreten sind) wird ausdrücklich nicht empfohlen.

Hinsichtlich ihres Verlaufes und ihrer Symptomausprägung können zwei wichtige Formen der gefäßbedingten Demenz (der sogenannten »vaskulären Demenz«) unterschieden werden:

1. Besteht eine Schädigung, Verengung oder gar ein kompletter Verschluss eines größeren Gefäßes, so kann dies einen Schlaganfall (Hirninsult) zur Folge haben. Zum Glück kann sich das Gehirn nach einem einzelnen Schlag-

anfall häufig wieder erholen. Handelt es sich aber um einen sehr großen Schlaganfall, einen Schlaganfall an strategisch wichtiger Stelle oder aber um mehrere Schlaganfälle in Folge, so kann das Gehirn die entstandenen Schädigungen irgendwann nicht mehr kompensieren. Dies kann schließlich in eine Demenz münden (sogenannte »Multiinfarktdemenz«).

2. Hiervon abzugrenzen ist diejenige Form der vaskulären Demenz, die überwiegend auf eine Schädigung kleinerer Hirngefäße in der Tiefe des Gehirns zurückzuführen ist. Hierbei kann die Verschlechterung der mentalen Fähigkeiten auch langsam und schleichend vonstattengehen, und selbst erfahrenen Fachärzten bereitet es bisweilen Schwierigkeiten, das Krankheitsbild allein aufgrund der klinischen Beobachtung von einer Alzheimer-Demenz zu unterscheiden. Diese sogenannte mikroangiopathische Form der vaskulären Demenz wird auch als »Binswanger-Krankheit« bezeichnet.

Bei manchen Patienten können eine ausgeprägte Hirngefäßschädigung und eine Alzheimer-Krankheit auch gleichzeitig vorliegen. Diese Patienten haben sozusagen »Läuse und Flöhe«. Im Nachhinein ist dann nur noch schwierig, zu unterscheiden, welche Ursache im welchen Ausmaß zur Ausbildung der Demenz beigetragen hat. Man spricht dann auch von einer »Mischdemenz«.

DAS WICHTIGSTE IN KÜRZE!

Eine chronische Schädigung kleinerer und größerer hirnversorgender Blutgefäße kann zu Einschränkungen der geistigen Leistungsfähigkeit führen und in ausgeprägter Form auch eine Demenz verursachen. Als wichtigste Vorbeugemaßnahme wird die konsequente Berücksichtigung aller die Blutgefäße schützenden Maßnahmen empfohlen. Hierzu zählt eine konsequente Kontrolle der bekannten gefäßschädigenden Risikofaktoren. Eine vorbeugende Wirkung ist hier insbesondere für eine gute Blutdruckeinstellung bei bekannter Bluthochdruckkrankheit belegt.

Frontotemporale Demenzen (einschließlich Pick-Demenz)

Bei der frontotemporalen Demenz handelt es sich um eine seltene neurodegenerative Demenzform, deren Ursachen und Entstehungsbedingungen bislang relativ wenig erforscht sind. Die Ablagerungen der Eiweißpartikel (vorwiegend Tauprotein) und die Nervenzellschädigungen zeigen hier eine andere Verteilung als bei der Alzheimer-Krankheit. Sie sind vorwiegend im Stirnhirn (Frontallappen) aufzufinden. Persönlichkeitsveränderungen und Störungen des Sozialverhaltens können daher schon ganz zu Beginn der Erkrankung die Folge sein. Genetische Ursachen spielen vermutlich eine größere Rolle als bei der Alzheimer-Krankheit. Aufgrund des geringen Kenntnisstandes können Empfehlungen zu wirksamen Vorbeugemaßnahmen zum gegenwärtigen Zeitpunkt nicht gegeben werden.

Demenz bei Morbus Parkinson und Lewy-Körperchen-Demenz

Beim Morbus Parkinson und bei der Lewy-Körperchen-Demenz handelt es sich um neurodegenerative Hirnerkrankungen, die durch die Ablagerung des Proteins Alpha-Synuclein im Gehirn gekennzeichnet sind. Beiden Erkrankungen gemeinsam ist das Vorhandensein eines Parkinson-Syndroms. Dieses manifesitiert sich in einer dauerhaften Verlangsamung aller Bewegungsabläufe und einer Feinmotorikstörung (auch »Hypokinese« genannt). Gleichzeitig tritt häufig ein auffälliges Zittern der Hände (sogenannter »Pillendreher-Tremor«) auf. Unterschiede zwischen beiden Erkrankungen bestehen insbesondere hinsichtlich der Ausprägung und auch des Auftretens eines zusätzlichen Demenzsyndroms. Beim reinen Parkinsonsyndrom tritt eine Demenz nämlich erst spät oder nie in Erscheinung. Gefäßschützende Maßnahmen können der Entstehung eines gefäßbedingten Parkinson-Syndroms vorbeugen. Darüber hinaus wird in der gegenwärtigen Literatur die Rolle von Ernährungsfaktoren und insbesondere auch genetischer Faktoren bei der Entstehung der Parkinson-Krankheit diskutiert. Brauchbare Hinweise für eine wirksame Vorbeugestrategie lassen sich hieraus jedoch noch nicht ableiten. Auch für die Lewy-Körperchen-Demenz sind bislang keine wirksamen Präventionsmaßnahmen bekannt.

Demenz bei Creuzfeldt-Jakob-Krankheit

Die Creutzfeld-Jakob-Krankheit ist die menschliche Variante des sogenannten »Rinderwahns« (BSE). Im Gegensatz zu früheren Vermutungen, es handele sich um eine schleichende Viruserkrankung, wird die Creuzfeldt-Jakob-Krankheit jedoch durch die Ablagerung atypischer Eiweißbruchstücke, der sogenannten Prionen, verursacht. Diese führen zu einer schwammartigen Zerstörung des Hirngewebes (sogenannte spongiforme Enzephalopathie). Eine Therapie ist nicht bekannt. Die beste Vorbeugemaßnahme gegen die Creuzfeldt-

Jakob-Krankheit ist der Verzicht auf den Verzehr von Fleisch und insbesondere auch von Innereien von infizierten Lebewesen. Allerdings ist die Wahrscheinlichkeit, an dieser Demenzform zu erkranken, in Deutschland geringer, als den Jackpot im Lotto zu knacken. Allein aus diesem Grunde müssen Sie also nicht unbedingt auf den Verzehr von Rindfleisch verzichten.

Alkoholbedingte Demenz und Korsakow-Syndrom

Die populäre Aussage, Alkoholtrinken schütze das Gehirn, sollte ebenso wie der Alkohol mit Vorsicht genossen werden! Als vorbeugende Maßnahme kann der Konsum von Alkohol jedenfalls nicht empfohlen werden. Vielmehr kann übermäßiger Alkoholkonsum das Gehirn erheblich und dauerhaft schädigen und sogar eine Demenz bewirken. Eine Sonderform der alkoholbedingten Demenz ist das Korsakow-Syndrom.

Vitaminmangelzustände als Ursache der Demenz

Chronische Vitaminmangelzustände können zu Schädigungen des Nervensystems führen, sind jedoch in den Industrieländern relativ selten. Bei entsprechendem Verdacht sollte vor der langfristigen Einnahme von Vitaminpräparaten eine ärztliche Abklärung erfolgen. Die unkontrollierte dauerhafte Einnahme von einzelnen Vitaminen oder Multivitaminpräparaten zum Erhalt der kognitiven Leistungsfähigkeit kann nicht vorbehaltlos empfohlen werden. Eine Überdosierung mit bestimmten Vitaminen birgt sogar Risiken und sollte daher vermieden werden. Mehr über diese Zusammenhänge erfahren Sie im Kapitel 4 und Kapitel 6.

Andere (seltene) Ursachen von Demenz

Demenzsyndrome können durch vielfältige medizinische Ursachen verursacht sein, die nur durch eine gezielte ärztliche Untersuchung erkannt bzw. ausgeschlossen werden können. Beispiele hierfür sind bestimmte Stoffwechselkrankheiten (z. B. Schilddrüsenunterfunktion), chronische Gehirnentzündungen (z. B. Borreliose) oder langsam wachsende Hirntumore (z. B. Meningeome). Es ist keinesfalls normal, dass Menschen ab einem bestimmten Alter »geistig abbauen«. Insbesondere bei länger bestehenden und fortschreitenden Symptomen (z. B. Gedächtnisstörungen) sollte daher eine ärztliche Untersuchung und diagnostische Zuordnung veranlasst werden. Erst dies ermöglicht die rechtzeitige Einleitung angemessener therapeutischer Maßnahmen und stellt damit die beste Vorbeugung für eine weitere Verschlechterung dar. Wie viel »Gedächtnisstörung« im Alter normal ist und wann Sie ggf. doch einmal zum Arzt gehen sollten, erfahren Sie im Kapitel 5.

• 3 •

EIN ERSTER SCHRITT ZUR SELBSTPRÜFUNG: ERMITTELN SIE IHRE SCHUTZ- UND RISIKOFAKTOREN

DIE geistige Fitness kann im Laufe des Lebens gezielt durch verschiedene Schutzfaktoren erhalten und gefördert, aber auch durch eine Reihe von Krankheiten und Risikofaktoren bedroht werden. In diesem Kapitel soll Ihnen anhand von Fragekatalogen und Checklisten die Gelegenheit gegeben werden, Ihr persönliches Risikoprofil besser kennenzulernen und es gezielter einzuschätzen.

ZUM HINTERGRUND

Ein wichtiges Instrument zur Überprüfung der aktuellen kognitiven Leistungsfähigkeit eines Menschen sind standardisierte psychologische Testverfahren. Ähnlich wie bei der Überprüfung der körperlichen Fitness werden bei einem standardisierten Testverfahren durch einen Versuchsleiter bestimmte klar definierte Aufgaben vorgegeben. Dabei muss die Versuchsperson z. B. innerhalb eines vorgegebenen Zeitraums so viel Leistung wie möglich erbringen. Beim körperlichen Fitness-Check könnte etwa die Aufgabe gestellt werden, innerhalb von einer Minute so viele Liegestützen wie möglich zu machen, oder der Proband muss auf dem Fahrradergometer eine definierte Zeit lang gegen einen definierten Widerstand »trampeln«, ohne eine vorher festgelegte Pulszahl zu überschreiten. Es könnte aber auch verlangt werden, eine bestimmte Aufgabe so schnell wie möglich zu erledigen. »Laufen Sie so schnell wie möglich eine Strecke von 1000 Metern«, könnte dabei die Anweisung lauten, wobei dann die persönlich benötigte Zeit als Maßstab für die Fitness genommen werden kann. Selbstverständlich wird man hier bei der Beurteilung der Fitness das Alter der Versuchsperson in Rechnung stellen, wofür bekannte Normwerte als Maßstab dienen können. Ein 18-Jähriger, der die 1000 Meter in fünf Minuten läuft, wird bei den Bundesjugendspielen gewiss nicht reüssieren, während sich sein 60-jähriger Vater mit der gleichen Leistung ein respektvolles Schulterklopfen verdient hat.

Ganz ähnlich wie bei einem körperlichen Leistungstest wird auch bei der Überprüfung der geistigen Fitness vorgegangen. Die Probanden müssen z. B. innerhalb eines vorgegebenen Zeitraums möglichst viele Wörter mit dem Anfangsbuchstaben »F« nennen, oder sie müssen lange Wortlisten lernen, die zu einem späteren Zeitpunkt wieder abgefragt werden. Auch zur Beurteilung dieser Leistungen existieren für viele Tests altersabhängige Normwerte, da auch die kognitiven Fähigkeiten sich im Laufe eines Lebens mit zunehmendem Alter auf ganz normale Weise ändern können (vgl. Kapitel 5). Um eine zuverlässige Beurteilung der geistigen Fitness zu gewährleisten, müssen auch die Gedächtnisprüfungen und andere psychologische Testverfahren unter standardisierten Bedingungen unter Anleitung eines möglichst erfahrenen Versuchsleiters durchgeführt werden. Eine reine »Selbsttestung« am heimischen Küchentisch kann somit rasch zu Verzerrungen und Ungenauigkeiten führen und wird daher nicht empfohlen, auch wenn solche Tests gelegentlich in Zeitschriften oder im Internet angeboten werden.

Neben ausführlichen Tests einzelner definierter kognitiver Leistungsbereiche (z. B. des Gedächtnisses) gibt es noch eine Reihe von Kurztests, die eine erste Orientierung über das kognitive Leistungsprofil einer Person geben können. Als Beispiel für einen solchen Test ist im *Anhang* dieses Buches der in Deutschland breit eingesetzte »DemTect« abgedruckt, mit einer kurzen Beschreibung, wie der Test eingesetzt wird. Der »DemTect« kann zur Unterscheidung einer normalen von einer leichtgradig bzw. stark beeinträchtigten geistigen Leistungsfähigkeit eingesetzt werden. Auch dieser Test sollte auf jeden Fall unter standardisierten Bedingungen von einer erfahrenen Versuchsperson durchgeführt werden, um zu einer zuverlässigen Beurteilung zu kommen, und ist daher zur Selbsttestung wenig geeignet. Wenn Sie es nicht lassen können, drücken Sie einer vertrauten bzw. zuverlässigen Person (z. B. Ihrem Ehepartner) den Test mit Anleitung in die Hand und bitten Sie diese, den Test bei Ihnen durchzuführen. Sie dürfen sich aber weder den Test noch die Anleitung vorher durchlesen, da dies schon zu ersten Verzerrungen führen kann. Sollten Sie den Test mit Bravour bestehen, dann dürfen Sie sich freuen. Sollten Sie allerdings katastrophal abschneiden, dann beklagen Sie sich nicht (ich habe Sie ja vorher gewarnt!), sondern suchen Sie Ihren Hausarzt zur weiteren Beratung auf. Aber auch wenn Sie sich zusammenreißen und den Test nicht durchführen, habe ich an dieser Stelle schon einen kleinen Hinweis für Sie: Wenn Sie dieses Buch bis zu dieser Seite gelesen und verstanden haben, dann kann es um Ihre geistige Leistungsfähigkeit nicht allzu schlecht bestellt sein!

Psychologische Testverfahren definierter kognitiver Leistungsbereiche haben häufig die Eigenschaft, dass die gestellten Aufgaben relativ weit vom Alltag der Versuchspersonen entfernt sind. Wie häufig müssen Sie sich im Alltag schon lange Wortlisten merken, es sei denn, Sie büffeln gerade Vokabeln für eine neue Fremdsprache, die Sie für Ihre nächste Urlaubsreise lernen wollen. Ein weiterer Nachteil ist, dass ein einzelner psychologischer Test – zumal wenn das Ergebnis unauffällig ist – nur sehr wenig darüber aussagt, wie sich die geistige Leistungsfähigkeit *in Zukunft* entwickeln könnte. Das Ergebnis solcher Tests bietet auch relativ wenig konkrete Ansatzpunkte, um Ihre geistige Fitness insgesamt und langfristig zu schützen und zu fördern. Wenn Sie z. B. in einem dieser Tests – z. B. beim Lernen von Wortlisten – katastrophal abgeschnitten hätten, dann könnten Sie danach (rein theoretisch) damit anfangen, sehr intensiv das Memorieren von Wortlisten zu trainieren. Beim nächsten Test werden Sie dann bei der Wortlisten-Aufgabe mit großer Wahrscheinlichkeit besser abschneiden. Allerdings ist damit noch lange nicht gesagt, dass diese Leistungsverbesserung in einem spezialisierten Aufgabenbereich auch auf Ihre geistige Fitness im Alltag und Beruf nennenswerte Auswirkungen hat oder dass Sie hiermit einen Schutz vor dem weiteren Abbau Ihrer kognitiven Fähigkeiten erworben haben. Auch die Frage der Nachhaltigkeit Ihrer Trainingsbemühungen ist sehr ungewiss und die Verbesserung Ihrer Testleistungen wird sich nach dem Aussetzen Ihrer Übungen vermutlich rasch wieder verlieren.

In diesem Buch ist daher ein anderer Ansatz gewählt worden:

- Zwar kann eine kritische Selbstprüfung sehr nützlich sein und stellt insbesondere einen hervorragenden Ausgangspunkt für eine gezielte Beeinflussung von bekannten Schutz- und Risikofaktoren dar. Die persönliche Bestandsaufnahme ist daher auch ein wichtiger Bestandteil der AKTIVA-Methode!
- Die Selbstprüfung sollte allerdings möglichst alltagsnah und praktisch orientiert sein. Das gilt sowohl für die Erhebung Ihres persönlichen Risikoprofils, aber auch für die Frage nach ersten Hinweisen auf eine beginnende alltagsrelevante Einschränkung Ihrer kognitiven Leistungsfähigkeit bzw. nach dem Vorliegen einer »Leichten kognitiven Beeinträchtigung« (vgl. Kapitel 4).

Zur persönlichen Bestandsaufnahme werden in diesem Kapitel verschiedene Fragebögen und Checklisten eingesetzt. Weitere Listen und Fragebögen finden Sie im Kapitel 6. Sie können diese entweder direkt in diesem Buch ausfüllen oder – wenn Sie das Buch noch mal verleihen wollen – die entsprechenden Seiten kopieren und die Kopien als Vorlage benutzen.

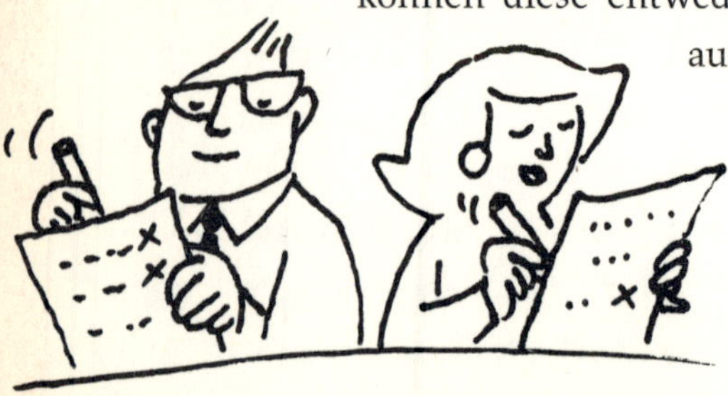

Wenn Sie Zugang zum Internet haben, können Sie die Erhebungsbögen auch auf der Homepage des Beltz-Verlages unter der Internetadresse www.beltz.de herunterladen und ausdrucken. Nun brauchen Sie nur noch einen Stift, ein paar Minuten Zeit und Mut zur Ehrlichkeit.

Lernen Sie Ihr persönliches Risikoprofil kennen

Die folgende Liste dient Ihnen zur Erhebung Ihres persönlichen Risikoprofils. Bitte lesen Sie jede Aussage aufmerksam und überlegen Sie möglichst ehrlich, ob diese für Sie eher zutrifft oder nicht. Machen Sie dann in der entsprechenden Spalte ein Kreuz.

JETZT SIND SIE DRAN!	Trifft (eher) zu	Trifft (eher) nicht zu
1 Ich lebe in einer Großstadt.	☐	☐
2 Mein Blutdruck ist zu niedrig und deswegen wird mir manchmal schwarz vor Augen.	☐	☐
3 Bei mir wurde eine Blutzuckerkrankheit (Diabetes mellitus) festgestellt.	☐	☐
4 Ich habe graue Haare oder färbe mir diese deswegen regelmäßig.	☐	☐
5 Ich übe oder übte einen geistig anspruchsvollen Beruf aus.	☐	☐
6 Ich nehme regelmäßig Vitamintabletten oder andere Nahrungsergänzungsmittel (z. B. Fischölkapseln) zu mir.	☐	☐
7 Ich bin männlich.	☐	☐
8 Bei mir wurde schon einmal ein erhöhter Cholesterinwert festgestellt.	☐	☐

JETZT SIND SIE DRAN!

	Trifft (eher) zu	Trifft (eher) nicht zu
9 Als Schüler habe ich mich immer mehr für die naturwissenschaftlichen Fächer interessiert.	☐	☐
10 Ich fühle mich häufig gestresst.	☐	☐
11 Unser monatliches Haushaltsnettoeinkommen beträgt mehr als 2.000 Euro.	☐	☐
12 Ich bin eher schüchtern und beschäftige mich gerne alleine.	☐	☐
13 Im Fernsehen schaue ich mir am liebsten Quizsendungen an (z. B. »Wer wird Millionär?«).	☐	☐
14 Ich spiele gerne und regelmäßig Brettspiele.	☐	☐
15 Im Alltag und in der Freizeit bewege ich mich häufig und treibe auch regelmäßig Sport.	☐	☐
16 Meine Eltern oder meine Geschwister leiden oder litten an einer Demenzerkrankung (z. B. Alzheimer-Krankheit).	☐	☐
17 Mein Blutdruck ist zu hoch bzw. ich leide unter einer arteriellen Hypertonie.	☐	☐
18 Ich rauche oder habe über eine längeren Zeitraum stärker geraucht (>10 Zigaretten pro Tag).	☐	☐
19 Ich betätige mich gerne geistig und habe viel Spaß daran, neue Dinge zu lernen.	☐	☐
20 Ich ernähre mich gerne vielseitig und gesund und achte darauf, wenig tierische Fette und viel frisches Gemüse und Obst zu mir zu nehmen.	☐	☐
21 Ich bin weiblich.	☐	☐
22 In meiner Familie wird auf Bildung geachtet und ich habe selbst einen höheren Bildungsabschluss (z. B. Abitur oder Studium).	☐	☐
23 Ich liebe Musik und gehe z. B. gerne in die Oper oder ins Konzert.	☐	☐

JETZT SIND SIE DRAN!

	Trifft (eher) zu	Trifft (eher) nicht zu
24 Zum Abendessen trinke ich gerne ein Glas Wein oder Bier, kann aber auch gut ein paar Tage darauf verzichten.	☐	☐
25 Ich bin ein eher aufbrausender Typ und für meine gelegentlichen Wutanfälle bekannt.	☐	☐
26 Ich bin Linkshänder.	☐	☐
27 Ich hatte schon einmal einen Schlaganfall.	☐	☐
28 Ich hatte schon einmal eine (schwere) Kopfverletzung oder einen Unfall mit nachfolgender Bewusstlosigkeit.	☐	☐
29 An meine Kindheit habe ich viele positive Erinnerungen.	☐	☐
30 Ich leide unter Übergewicht.	☐	☐
31 Ich nehme regelmäßig (täglich) Wasser aus der Leitung zu mir (auch in Form von Kaffee, Tees etc.).	☐	☐
32 Ich trinke täglich Alkohol und meine Familie oder mein Arzt haben mir schon einmal empfohlen den Alkoholkonsum einzuschränken.	☐	☐
33 In meiner Familie gibt es viele Hochbetagte bzw. Personen, die ein sehr hohes Lebensalter erreicht haben.	☐	☐

Wie Sie den Fragebogen auswerten, erfahren Sie auf der nächsten Seite!

AUSWERTUNG:

Wenn Sie die folgenden Fragen mit »Trifft (eher) zu« beantwortet haben, geben Sie sich jeweils einen Punkt (+ 1). Falls Sie bei diesen Fragen mit »Trifft (eher) nicht zu« geantwortet haben, erhalten Sie jeweils 0 Punkte: **5, 15, 19, 20, 22, 24, 33.** Zählen Sie die Punkte zusammen und tragen Sie die Zahl in das folgende Kästchen ein:

Anzahl meiner Schutzfaktoren: (+) ☐

Wenn Sie die folgenden Fragen mit »Trifft (eher) zu« beantwortet haben, geben Sie sich jeweils einen Punkt (+ 1). Falls Sie bei diesen Fragen mit »Trifft (eher) nicht zu« geantwortet haben, erhalten Sie jeweils 0 Punkte: **3, 8, 16, 17, 18, 27, 28, 30, 32.** Zählen Sie die Punkte zusammen und tragen Sie die Zahl in das folgende Kästchen ein:

Anzahl meiner Risikofaktoren: (–) ☐

Geben Sie sich für die folgenden Fragen 0 Punkte, unabhängig davon, ob Sie sie mit »Trifft (eher) zu« oder mit »Trifft (eher) nicht zu« beantwortet haben: **1, 2, 4, 6, 7, 9, 10, 11, 12, 13, 14, 21, 23, 25, 26, 29, 31.**

Ziehen Sie nun die untere der beiden Zahlen von der oberen Zahl ab und tragen Sie das Ergebnis in das folgende Kästchen ein:

Gesamtergebnis: ☐

Beispiel:
Wenn die Anzahl Ihrer Schutzfaktoren 4 beträgt und die Anzahl Ihrer Risikofaktoren 3, so erhalten Sie als Gesamtergebnis + 1. Wenn die Anzahl Ihrer Schutzfaktoren 2 beträgt und die Anzahl Ihrer Risikofaktoren 6, lautet das Gesamtergebnis – 4 usw. Die maximal erreichbare Gesamtzahl beträgt demnach also + 7, die niedrigste erreichbare Zahl beträgt – 10.

Wie können Sie nun das Ergebnis Ihrer Befragung interpretieren? Ganz einfach!

- Wenn Sie bei der Befragung einen Wert von + 7 erreicht haben, dann können Sie das Buch eigentlich zur Seite legen oder es einem guten Freund schenken. Gleichzeitig können Sie sich gratulieren und Ihr Leben einfach so weiterführen wie bisher. Sie tun schon jetzt eine ganze Menge, um Ihre geistige Fitness lange zu erhalten!
- Wenn Ihr Wert kleiner als + 7 ist – also irgendwo zwischen + 6 und – 10 liegt –, dann dürfen Sie getrost weiterlesen. Sie können möglicherweise noch einige nützliche Hinweise und konkrete Tipps erhalten, wie Sie Ihr persönliches Risiko verringern können.
- Je kleiner die ermittelte Gesamtzahl, desto ungünstiger ist bei Ihnen das Verhältnis von schützenden Faktoren und Risikofaktoren. Insbesondere bei Werten, die kleiner als 0 sind (also alle Minus-Werte), können Sie noch einiges optimieren. Die weitere Lektüre des Buches und die Beherzigung der gegebenen Hinweise lohnt sich für Sie also auf jeden Fall!

Zwar handelt es sich bei allen in diesem Fragebogen gewerteten Schutz- und Risikofaktoren um wissenschaftlich gut belegte Einflussfaktoren der geistigen Fitness im Alter. Aus Gründen der wissenschaftlichen Redlichkeit soll an dieser Stelle aber auch nicht verschwiegen werden, dass es bisher keine wissenschaftlichen Untersuchungen darüber gibt, wie genau die erfragten Faktoren zusammenwirken bzw. in welchem genauen Ausmaß sie in den denkbar unterschiedlichen Kombinationen das individuelle Risiko bestimmen. Dies betrifft auch die letztlich nur schwer zu beantwortende Frage, ob das Vorhandensein eines bestimmten Risikofaktors durch die Wirkung eines gleichzeitig bestehenden Schutzfaktors sozusagen »neutralisiert« werden kann. Gleichwohl erscheint es plausibel, anzunehmen, dass eine hohe Anzahl von Schutzfaktoren bei gleichzeitig niedriger Anzahl von Risikofaktoren eine gute Voraussetzung für den Erhalt der geistigen Fitness darstellt.

Der CAIDE Demenz-Risiko-Score

Im vorhergehenden Abschnitt haben Sie einen Fragebogen kennengelernt, mit dem Sie Ihre individuellen Schutz- und Risikofaktoren für den Erhalt der geistigen Leistungsfähigkeit im Alter ermitteln konnten. Dieser Fragebogen erlaubte Ihnen allerdings nur eine erste, qualitative Risikoabschätzung und bietet keine Möglichkeit, das Risiko für eine spätere Demenzerkrankung zu quantifizieren. Darüber hinaus beruht dieser Fragebogen ausschließlich auf subjektiven Angaben, die u. U. einer großen Ungenauigkeit unterliegen können.

ZUM HINTERGRUND

Bisher liegt noch keine Studie vor, die den gemeinsamen Einfluss aller in dem oben abgedruckten Fragebogen aufgeführten Einflussfaktoren auf das persönliche Demenzrisiko im Alter prospektiv (d. h. in die Zukunft betrachtend) untersucht hat. Die Finnin Dr. Miia Kivipelto und ihre Kollegen konnten im Jahre 2006 allerdings den konkreten Einfluss einer Auswahl wichtiger Risikofaktoren im mittleren Lebensalter in einer Gruppe von 1.449 Personen bestimmen, die 20–30 Jahre nach der Erstuntersuchung hinsichtlich ihrer geistigen Leistungsfähigkeit und dem Vorliegen einer Demenz nachuntersucht wurden. Aus den Ergebnissen der Untersuchung wurde ein Risiko-Score entwickelt, der Ihnen im Folgenden vorgestellt werden soll. Der Score trägt den Namen CAIDE Demenz-Risiko-Score, wobei CAIDE für den Namen der Studie steht, innerhalb der die Gültigkeit des Demenz-Scores überprüft wurde (Cardiovascular Risk Factors, Aging and Incidence of Dementia Study). In der Zwischenzeit konnte die Gültigkeit des CAIDE-Scores anhand eines großen Datensatzes der US-amerikanischen Krankenversicherungsgesellschaft »Kaiser Permanente« bestätigt werden. Kaiser-Permanente stellte hierfür umfangreiche, anonymisierte Informationen von insgesamt 9.831 Personen zur Verfügung.

Der CAIDE-Score – den Sie jetzt kennenlernen werden – kann insbesondere von Personen im mittleren Lebensalter (< 60 Jahre) verwendet werden, um Ihr Risiko, innerhalb der nächsten 20 Jahre eine Demenz zu entwickeln, einzuschätzen. Der Score hat u. a. den Vorteil, dass er überwiegend auf objektiven Messwerten oder Angaben beruht.

Zur Ermittlung Ihres persönlichen CAIDE-Scores benötigen Sie verschiedene medizinische Informationen (z. B. das Gesamt-Cholesterin oder Ihren durchschnittlichen arteriellen Blutdruckwert). Wenn Sie keine aktuellen Informationen über diese Messwerte in Ihren Unterlagen haben, empfehlen wir die vorherige Kontaktaufnahme mit Ihrem Hausarzt.

JETZT SIND SIE DRAN!

Bevor Sie den CAIDE-Score errechnen benötigen Sie noch die folgenden Informationen:

- **AKTUELLES LEBENSALTER:** Die Gültigkeit des CAIDE-Scores wurde bei Personen im Alter von 40 bis 65 Jahre überprüft (Durchschnittsalter 50 Jahre). Für ältere Personen kann der Score ebenfalls ermittelt werden, die Aussagen zur Risikoeinschätzung werden dann jedoch unzuverlässiger.

- **BILDUNGSSTAND:** Als Maß für den Bildungsstand der CAIDE-Teilnehmer wurde die Anzahl der erfolgreich absolvierten Schuljahre herangezogen. Sie sollten für die Ermittlung Ihres persönlichen Scores entsprechend vorgehen: d. h. Sie erhalten 3 Punkte, wenn Sie keinen weiterführenden Schulabschluss haben. Haben Sie einen Hauptschulabschluss, bekommen Sie 2 Punkte, und wenn Sie mindestens einen Realschulabschluss besitzen, erhalten Sie 0 Punkte.

- **GESCHLECHT:** Diese Frage ist am einfachsten zu beantworten. Falls Sie Ihr Geschlecht allerdings vergessen haben sollten, dann schauen Sie einfach in Ihrem Personalausweis nach (das war natürlich nur ein schlechter Scherz …).

- **BLUTDRUCK:** Anzugeben ist hier der systolische Blutdruckwert. Dies ist der größere der beiden bei der Blutdruckmessung ermittelten Werte. Wenn Sie Ihren Blutdruckwert selbst bestimmen wollen, empfehle ich Ihnen folgendes Vorgehen: Messen Sie an 3 Tagen zu der gleichen Uhrzeit in einer entspannten, sitzenden Position (nach 5 Minuten Ruhe). Messen Sie jeweils am rechten Arm. Verwenden Sie dann den Mittelwert aus allen 3 Messungen.

- **BODY-MASS-INDEX:** Der Body-Mass-Index (BMI) errechnet sich aus Ihrem Körpergewicht (in kg), dividiert durch Ihre Körpergröße (in Meter) zum Quadrat (Beispiel: Sie wiegen 80 kg und sind 1,78 m groß. Ihr BMI beträgt dann $80/(1{,}78)^2 = 80/3{,}168 = 25{,}25$).

- **GESAMT-CHOLESTERIN:** Nehmen Sie einen möglichst aktuellen Cholesterinwert. Ggf. müssen Sie diesen bei Ihrem Hausarzt erfragen. Bitte beachten Sie, dass Ihr Cholesterinwert evtl. in einer anderen Einheit als mmol/L angegeben wird. In Deutschland verwenden viele Labore die Einheit mg/dl. In diesem Fall müssten Sie eine Umrechnung mit der folgenden Formel vornehmen: Cholesterinwert in mmol/L × 0,02586 = Cholesterinwert in mg/dl. Demnach entspricht der angegebene Grenzwert von 6,5 mmol/L einem Wert von 251,35 mg/dl.

- **EINSCHÄTZUNG DER KÖRPERLICHEN AKTIVITÄT:** Die Einschätzung der körperlichen Aktivität wurde bei den Teilnehmern der CAIDE-Studie wie folgt ermittelt: Teilnehmer, die sich mindestens zweimal in der Woche mindestens ca. 30 Minuten kontinuierlich körperlich betätigten, galten als »körperlich aktiv«. Die körperliche Aktivität sollte dabei spürbar anstrengend sein, d. h., Sie sollten dabei im wahrsten Sinne des Wortes »ins Schwitzen« kommen. Einmal gemütlich mit dem Hund »Gassi« gehen, gilt hier also nicht. Sie sollten bei der Bestimmung Ihrer körperlichen Aktivität auf die gleiche Weise vorgehen.

Anhand Ihrer persönlichen Werte und der folgenden Tabelle können Sie nun Ihren individuellen CAIDE-Score ermitteln. Kreuzen Sie die für Sie zutreffende Antwort in der Tabelle an, teilen Sie sich die entsprechenden Punkte zu und zählen Sie diese zusammen.

Einflussfaktoren	Wertebereich	Punkte
Alter	< 47 Jahre	0
	47–53 Jahre	3
	> 53 Jahre	4
Bildungsstand	≥ 10 Jahre	0
	7–9 Jahre	2
	< 7 Jahre	3
Geschlecht	Weiblich	0
	Männlich	1
Blutdruck	< 140 mmHg	0
	> 140 mmHg	2
Body-Mass-Index	< 30 kg/m^2	0
	> 30 kg/m^2	2
Gesamt-Cholesterin	< 6,5 mmol/L	0
	> 6,5 mmol/L	2
Körperliche Aktivität	Ja	0
	Nein	1

Die folgende Tabelle gibt Ihnen Auskunft über den Zusammenhang zwischen CAIDE-Score und Demenzrisiko:

Punktsumme CAIDE-Score	Demenzrisiko
0 bis 5	1,0 %
6 bis 7	1,9 %
8 bis 9	4,2 %
10 bis 11	7,4 %
12 bis 15	16,4 %

Wie können Sie nun die Angaben des Demenzrisikos interpretieren? Bitte beachten Sie dabei, dass sich die Angabe des Demenzrisikos auf einen Zeitpunkt bezieht, der ausgehend vom Zeitpunkt der Bestimmung des CAIDE-Scores ca. 20 Jahre in der Zukunft liegt. Die folgenden **BEISPIELE** mögen dies verdeutlichen:

- Wenn Sie im Alter von 59 Jahren einen CAIDE-Score von 5 oder weniger haben, so beträgt Ihr Risiko, im Alter von 79 Jahren an einer Demenz zu leiden, 1 %. d. h., nur eine Person von 100, die in der CAIDE-Studie zum ersten Untersuchungszeitpunkt einen solchen Punktwert hatten, war 20 Jahre später nachweislich demenzkrank. Das allgemeine Risiko, im Alter von 79 an einer Demenz zu leiden, beträgt mehr als 5 %. Ein Demenzrisiko von 1 % im Alter von 79 ist also ein exzellenter Wert, der einer Risikominderung gegenüber der Allgemeinbevölkerung um mindestens den Faktor 5 entspricht!
- Wenn Sie im Alter von 59 jedoch einen CAIDE-Score von 12 oder mehr für sich ermittelt haben, dann beträgt Ihr persönliches Risiko, 20 Jahre später an einer Demenz zu leiden, 16,4 %. Dies entspricht also beinahe einer Verdreifachung des Risikos, das Sie sonst in dieser Altersgruppe hätten. d. h., Sie müssten eine erhebliche Steigerung Ihres Demenzrisikos in Höhe von 200 % in Kauf nehmen!
- Laut CAIDE-Studie wäre das höchste Risiko mit einem Score von 15 verbunden. Dies entspräche einem körperlich inaktiven, übergewichtigen (BMI > 30), mehr als 53 Jahre alten Mann mit arterieller Hypertonie und erhöhtem Cholesterinspiegel, jedoch ohne Schulabschluss. Der arme Tropf wäre von einem Demenzrisiko in Höhe von 35–55 % bedroht, was in etwa einer Verzehnfachung (!) des zu erwartenden Demenzrisikos entspräche.

Die Berechnung des Demenzrisikos durch den CAIDE-Score hat natürlich auch ihre Begrenzungen, da sie aus Gründen der Praktikabilität viele Vereinfachungen enthält. Dieser Wert ist daher nur als erste Näherung oder als grobe Schätzung des individuellen Risikos zu verstehen. Er lässt keine definitive Aussage darüber zu, ob ein Mensch tatsächlich eine Demenz entwickelt oder aber von dieser Krankheit verschont bleibt. Der Score lässt darüber hinaus offen, welche Art der Demenz der jeweilige »Risikoträger« zu befürchten hat. Er ist also nicht spezifisch für z. B. die Alzheimer-Krankheit, für die vaskuläre Demenz oder eine andere Demenzform. Der CAIDE-Score gibt aber gute erste Hinweise auf vorhandene Risikofaktoren bzw. ein individuelles Risikoprofil und kann ihnen damit – in Kombination mit dem oben vorgestellten Fragebogen – als Ausgangspunkt für Ihre Risikobestimmung und für Ihren persönlichen Aktionsplan zur Ausschaltung dieser Risikofaktoren dienen. Da die beiden häufigsten Demenzformen – Alzheimer-Demenz und vaskuläre Demenz – ohnehin viele Risikofaktoren teilen, darf angenommen werden, dass dies hinsichtlich beider Erkrankungen positive Auswirkungen hat.

DAS WICHTIGSTE IN KÜRZE!

In diesem Kapitel haben Sie zwei Instrumente zur Erhebung Ihrer Risiko- und Schutzfaktoren bzw. zur Einschätzung Ihres persönlichen Demenzrisikos kennengelernt. Viele der aufgeführten Einflussfaktoren sind beeinflussbar und entfalten ihre volle Wirkung erst über einen Zeitraum von mehreren Jahren bis Jahrzehnten. Einige dieser Faktoren haben jedoch auch ganz unmittelbare Auswirkungen auf Ihre geistige Fitness und Ihre allgemeine Lebensqualität. In den folgenden Kapiteln werden Sie mehr über diese Zusammenhänge erfahren und Möglichkeiten kennenlernen, dieses Wissen ganz gezielt für sich zu nutzen.

In den folgenden Kapiteln werden Sie noch weitere, detaillierte Möglichkeiten zur Selbstprüfung erhalten. Dies betrifft insbesondere die Bereiche »kognitive Stimulation«, »körperliche Aktivität« und »Ernährung«. Hier erhalten Sie auch interessante Hintergrundinformationen über die wissenschaftlich belegten Schutz- und Risikofaktoren und bekommen wertvolle Tipps, wie Sie dieses Wissen zum Erhalt Ihrer eigenen geistigen Fitness umsetzen können. Weitere Fragen zur Selbstprüfung finden Sie im Kapitel 5. Dabei wird es vor allem um die Frage gehen, wie viel »Vergesslichkeit« im Alter erlaubt ist und ab wann man anfangen sollte, sich Sorgen zu machen.

• 4 •

RISIKO- UND SCHUTZFAKTOREN FÜR GEISTIGE FITNESS IM ALTER

IN diesem Kapitel sollen Sie wissenschaftlich belegte Risiko- und Schutzfaktoren für den Erhalt der geistigen Fitness im Alter kennenlernen. Diese Kenntnisse sind von großer Wichtigkeit für die Planung Ihres ganz persönlichen Aktionsprogramms. Wie Sie dabei vorgehen, erfahren Sie in den folgenden Kapiteln. Hierfür ist es bedeutsam, dass Sie die wichtigsten Einflussfaktoren kennen, da Sie einen Teil dieser Einflussfaktoren selbst beeinflussen können. Vielleicht werden Sie nach der Lektüre dieses Kapitels aber auch feststellen, dass Sie viele dieser Einflussfaktoren in Ihrem Alltag bereits berücksichtigen. Aber selbst dann lohnt sich das Weiterlesen: Schließlich vermittelt es Sicherheit und ein gutes Gefühl, zu wissen, dass man bereits alles richtig macht!

Bereits im Kapitel 3 haben Sie einige Faktoren kennengelernt, für die ein Einfluss bei der Entstehung von Demenzkrankheiten und deren leichteren Vorstufen nachgewiesen ist. Einige dieser Faktoren sind gut beeinflussbar, bei anderen ist dies schon schwieriger. Und schließlich gibt es auch Faktoren, auf die Sie selbst bei größter Motivation keinen wirklichen Einfluss nehmen können. Unter den beeinflussbaren Faktoren gibt es solche, die einen sehr langfristigen Einfluss ausüben und deren Wirksamkeit am besten ausgeschöpft werden kann, wenn sie schon vor dem Eintritt ins höhere Lebensalter berücksichtigt werden.

Bitte bedenken Sie in diesen Zusammenhang, dass sich zum Beispiel die Alzheimer-Krankheit aus ihren frühesten Veränderungen im Gehirn bis zum Eintritt in die Demenzphase über einen Zeitraum von mehreren Jahrzehnten entwickelt! Das bedeutet jedoch nicht, dass es im höheren Alter bereits zu spät ist, mit aktiver Vorbeugung zu beginnen. Vielmehr gibt es eine Vielzahl von Faktoren, deren Beachtung auch noch im höheren Alter segensreiche Wirksamkeit entfalten kann. Den Spruch »*Was Hänschen nicht lernt, lernt Hans nimmermehr!*« dürfen Sie daher getrost aus Ihrem Poesiealbum streichen. Zumindest darf er Ihnen nicht als Ausrede dafür dienen, Ihre aktiven Veränderungspläne sofort wieder in der Schublade verschwinden zu lassen, wenn das kleine Teufelchen auf Ihrer linken Schulter Sie mit weinerlicher Stimme um die Beibehaltung Ihrer alten Gewohnheiten anbettelt. Auch der Spruch »*Der Mensch ist ein Gewohnheitstier!*« findet sich möglicherweise in Ihrem Poesiealbum. Lassen Sie ihn ruhig dort stehen, vergessen Sie aber nie, dass Menschen auch in höherem Alter noch sehr gut lernen und ihr Verhalten ändern können. Ihre diesbezügliche Motivation haben Sie allein schon dadurch bewiesen, dass Sie dieses Buch gekauft und bis zu dieser Seite weitergelesen haben.

Die Geschichte vom Dachstuhl

Vermutlich werden Sie sich nun fragen, was ein Dachstuhl mit dem Erhalt Ihrer geistigen Leistungsfähigkeit zu tun hat. Um ehrlich zu sein: Nicht wirklich viel! Gleichwohl möchte ich Ihnen die folgende »hintergründige« Geschichte nicht vorenthalten:

ZUM HINTERGRUND

Am Rande der Stadt in einer kleinen Siedlung nahe dem Wald lebten seit Jahrzehnten zwei Männer mit ihren Familien in guter Nachbarschaft. Beide wohnten in einer kleinen, schmucken Villa, die sie bereits von ihren Vätern geerbt hatten. Beide Häuser waren um die Jahrhundertwende von einem damals bekannten Architekten in vollständig identischer Bauweise errichtet worden. Die beiden Männer waren sehr stolz auf ihre Häuser!

In dem Jahr, in dem sich diese Geschichte zutrug, kam es zu einem schweren Wintereinbruch. Die ganze Stadt ächzte und stöhnte unter dem grimmigen Frost sowie unter ständigen ergiebigen Schneefällen. Plätze und Gebäude waren unter einer ständig dichter werdenden Schneedecke begraben. Eines Tages hörte einer der beiden Männer einen lauten Krach in unmittelbarer Nähe. Er rannte schnell vor die Tür und erkannte rasch, dass der Dachstuhl des Nachbarhauses unter der Schneelast zusammengebrochen war. Wenige Minuten später sah er Flammen und Rauch, die aus der oberen Etage des Hauses zu dringen schienen und sich schnell ausbreiteten. Möglicherweise war es durch den Zusammensturz des Dachstuhles zu einem elektrischen Kurzschluss gekommen, der den nachfolgenden Brand ausgelöst hatte. Obwohl die Feuerwehr rasch vor Ort war, brannte das schöne, alte Haus fast vollständig nieder. Eine Katastrophe!

Wie konnte es zu diesem schrecklichen Ereignis kommen? Ein Gutachter der zuständigen Versicherungsgesellschaft wurde beauftragt, die Ursachen für den Zusammenbruch des Dachstuhls zu ermitteln. Er fand Folgendes heraus: Die Balken des Dachstuhls waren zwar ursprünglich aus gutem, stabilem Holz, sie waren jedoch im Laufe der letzten hundert Jahre (das Haus war im Jahre 1900 errichtet worden) durch den Einfluss von Witterung, Temperaturen und der normalen Materialalterung ein wenig spröde geworden. Darüber hinaus hatte sich im Lauf der Jahre in dem einen oder anderen Balken ein Holzwurm eingenistet, der die Stabilität des Daches jedoch anfänglich nicht beeinflusst hatte. Durch einen Sturm waren zudem vor einigen Jahren einige Dachziegel beschädigt worden, sodass vermehrt Feuchtigkeit in das Dach eindringen konnte. Der Besitzer des Hauses hatte dies zwar bemerkt, die notwendigen Sanierungsmaßnahmen jedoch aus verschiedenen Gründen zurückgestellt: Einmal war die Anschaffung eines neuen Autos erforderlich, im nächsten Jahr erschien der Erwerb eines neuen Fernsehgerätes mit Flachbildschirm wesentlich attraktiver. Aufgrund der steigenden Erdölpreise hatte der Mann auch ein wenig an der Heizung gespart, und so dauerte es nicht lange, bis sich Schimmel und Moder in den Balken des Dachstuhls breitgemacht hatten. Als der schwere Winter kam, war der Dachstuhl in seiner Statik bereits deutlich geschwächt, und den Rest der Geschichte kennen Sie …

Ein wenig anders war es im Nachbarhaus zugegangen. Zwar hatte auch hier der

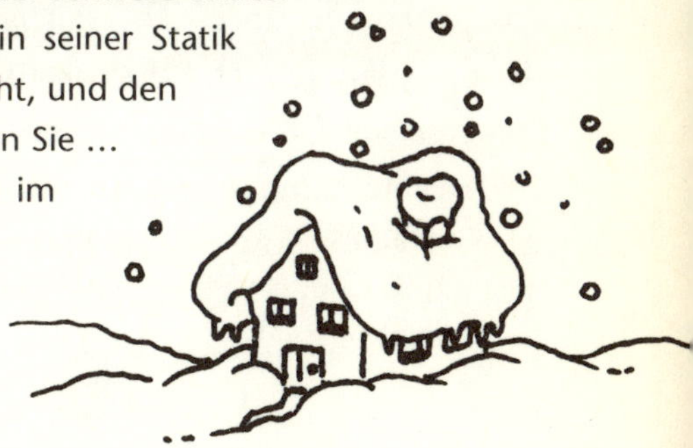

aus identischem Material und mit identischer Statik errichtete Dachstuhl schon gewisse Verschleißerscheinungen gezeigt. Auch der Holzwurm war nicht wählerisch und hatte die Balken des Nachbarn keineswegs verschont. Der Besitzer dieses Hauses hatte jedoch schnell reagiert und einen Spezialisten beauftragt, der den beginnenden Holzwurmbefall beseitigen konnte. Auch im Nachbarhaus hatte der schwere Sturm einige Dachziegel beschädigt. Diese waren jedoch sogleich ersetzt worden. Die geringe Feuchtigkeit, die auch hier eingedrungen war, konnte durch die Reparaturmaßnahmen und ausreichendes Heizen des Gebäudes beseitigt werden.
Der schwere Winter kam und mit ihm der Schnee, der Dachstuhl des Nachbarn ächzte ein wenig, aber er stand! Nachzutragen wäre noch, dass bei dem Einsturz und Brand des Hauses glücklicherweise niemand verletzt worden war. Aufgrund der guten Nachbarschaft, war der unglückliche Hausbesitzer auch nicht obdachlos geworden. Seine Familie konnte erst einmal bei dem Nachbarn Unterschlupf finden, bis eine neue Bleibe gefunden war. Das schöne Haus allerdings war *perdu*, und als der Schnee geschmolzen war und der Frühling endlich Einzug hielt, war die Siedlung um ein architektonisches Schmuckstück ärmer.

Was ist nun die Moral aus dieser Geschichte? Empfinden Sie Schadenfreude über den traurigen Hausbesitzer, da er die »Risiko- und Schutzfaktoren« für seinen Dachstuhl nicht bedacht hatte? Ist er selbst schuld an seinem Schicksal, da er die Anschaffung eines neuen Autos den notwendigen Sanierungsarbeiten vorgezogen hatte? Da Sie ein guter Nachbar sind, werden Sie gewiss nicht so empfinden! Wer hätte schon ahnen können, dass ein solch schwerer Winter hereinbrechen würde? Und die Anschaffung des Autos war praktisch unaufschiebbar, um den Mann zu seiner Arbeitsstelle zu bringen. Gewiss, über die Notwendigkeit des Flachbildschirms kann man sich streiten, aber wollen Sie im Ernst behaupten, der Dachstuhl sei zusammengestürzt, da sich die Familie ein neues Fernsehgerät gekauft hat? Das klingt doch ein wenig absurd! Vielleicht wäre der Dachstuhl auch ohnehin – trotz Sanierungsmaßnahmen – eines Tages aufgrund anderer Umstände und Zufälle zusammengebrochen, wer weiß das schon so genau? Das Gutachten des Versicherungsexperten war hier zwar nicht so eindeutig, aber wann bezahlen Versicherungen schon gerne? Nach einigem Hin und Her einigte man sich schließlich auf einen Vergleich, und der glücklose Hausbesitzer bekam zumindest einen Teil der erhofften Summe ausbezahlt. Und auch der Nachbar, dessen Haus stehen blieb, war alles andere als schadenfroh. Er mochte seinen langjährigen Nachbarn, und auch sein Dachstuhl hatte ja unter den Schneemassen gut vernehmlich geächzt. Trotzdem war er natürlich froh, die Sanierungsmaßnahmen rechtzeitig eingeleitet zu haben. Diese waren wohl doch eine gute Investition – so dachte er für sich – und war ein wenig stolz …

Wie hängen Schutz- und Risikofaktoren miteinander zusammen?

An der Geschichte vom Dachstuhl wird deutlich, dass der Eintritt eines unerwünschten Ereignisses nicht immer von einer einzelnen Ursache abhängig gemacht werden kann, sondern unter Umständen die Folge mehrerer kompliziert ineinandergreifender Faktoren ist. Bei vielen chronischen Erkrankungen des Alters – so auch bei den meisten Demenzerkrankungen – ist es ähnlich. Möglicherweise werden Sie jetzt einwenden, dass man das menschliche Gehirn ja nicht so ohne Weiteres mit einem alten Dachstuhl vergleichen kann. Und tatsächlich hinkt dieser Vergleich ein wenig, da das Gehirn – im Gegensatz zum Dachstuhl – ein lebendiges, hochaktives und extrem anpassungsfähiges Organ ist. Hierdurch ist es in der Lage, selbst unter schwierigen, zum Teil dauerhaften Stressbedingungen selbst komplizierte Funktionen noch lange Zeit aufrechtzuerhalten. Auch verfügt der menschliche Körper und damit auch unser Gehirn über bemerkenswerte Selbstheilungskräfte und Abwehrmechanismen und ist damit äußeren Einflüssen keineswegs passiv ausgesetzt. Unbestritten ist jedoch auch, dass selbst das ausgefeilteste System irgendwann einmal zusammenbricht, wenn dauerhaft die ungünstigen Faktoren überhandnehmen und es schließlich zu irreparablen Schäden kommt.

Das einfachste und am besten nachvollziehbare Bild, um sich das Zusammenspiel von Risiko- und Schutzfaktoren der geistigen Leistungsfähigkeit im Alter zu veranschaulichen, ist das Bild einer Pendelwaage. In der einen Waagschale befinden sich die »Risikofaktoren«, und auf der anderen Seite könnte man sich eine mit »Schutzfaktoren« gefüllte Schale vorstellen. Nur wenn beide Schalen ausgependelt sind, ist das System stabil im Gleichgewicht. In der Biologie und Physiologie wird ein solches Gleichgewicht auch als Homöostase bezeichnet. Neigt sich die Waage aufgrund einer Vielzahl von Risikofaktoren auf die »Risikoseite«, kann das System dauerhaft ins Ungleichgewicht kommen und Schaden nehmen. Das Gleichgewicht kann dann wiederhergestellt werden, wenn das

Gewicht der »Risikoseite« durch Ausschaltung von Risikofaktoren reduziert und/oder das Gewicht der »Schutzseite« durch gezielte Berücksichtigung der schützenden Faktoren erhöht wird.

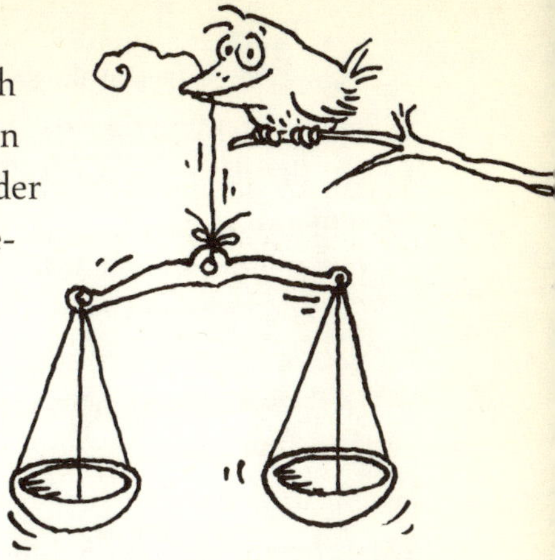

Im günstigsten Falle ist das Gewicht auf der Schutzseite höher als auf der Risikoseite. Die Waage ist nun zur erwünschten Seite gekippt, sie besitzt sozusagen eine schützende »Reserve«, kann damit bei Zunahme der schädigenden Faktoren eine Weile dagegenhalten, bevor sie sich – bei Verstärkung der Risikoseite – in die unerwünschte Richtung zu neigen beginnt. Tatsächlich besitzt das Gehirn der meisten Menschen auch eine solche Reserve! Diese wird als »Hirnreserve« bzw. »kognitive Reserve« bezeichnet. Dabei geht der Begriff der Hirnreserve eher von einer passiven Modellvorstellung der Reservekapazität aus: Vereinfacht gesprochen würde dies bedeuten, dass wir über umso mehr Hirnreserve verfügen, je mehr Hirnmasse mit gesunden, funktionsfähigen Nervenzellen wir besitzen. Tatsächlich nennt jeder Mensch von Geburt an mehr Nervenzellen sein Eigen, als er für die Durchführung und Aufrechterhaltung selbst kompliziertester geistiger Tätigkeiten wirklich benötigt. Wohl dem, der mit einem großen Gehirn geboren wurde!

ZUM HINTERGRUND

Die Münchener Demenzforscher Horst Bickel und Alexander Kurz haben in einer unlängst veröffentlichten Untersuchung an 442 Mitgliedern eines bayerischen Nonnenordens zeigen können, dass das Risiko, an einer Demenz zu erkranken, bei den über 65-jährigen Nonnen tatsächlich mit dem Kopfumfang in einem (schwachen) Zusammenhang stand. Nonnen mit größeren Köpfen hatten also statistisch ein geringeres Demenzrisiko als Nonnen mit kleineren Köpfen! Ähnliche Ergebnisse werden in regelmäßigen Abständen auch von anderen internationalen Forschergruppen publiziert.

Doch bevor Sie jetzt aufgeregt an Ihre Garderobe laufen, um nach Ihrer Hutgröße zu schauen, sollten Sie lieber noch etwas weiterlesen. Denn die reine Hirngröße – das heißt die passive Hirnreserve – hat allenfalls einen sehr schwachen Einfluss auf die gesamte geistige Reservekapazität eines Menschen. Neben der passiven Reserve gibt es nämlich noch eine aktive Reservekapazität. Diese aktive Reservekapazität wurde oben bereits unter der Bezeichnung »kognitive Reserve« vorgestellt. Kognitive Reserve umfasst die Fähigkeit des menschlichen Gehirns, wichtige mentale Funktionen auch bei andauernder Schädigung in bestimmten Hirnbereichen aufrechtzuerhalten bzw. rasch wiederherzustellen. Dies geschieht letztlich über einen flexiblen Kompensationsmechanismus, der umso besser und effizienter funktioniert, je geistig aktiver ein Mensch vor dem Zeitpunkt der Schädigung war.

Die Fähigkeit des menschlichen Gehirns, unter mentaler Stimulation kognitive Reserven zu bilden, kann auch dem Phänomen der sogenannten »Plastizität« des Gehirns zugeschrieben werden. Plastizität bezeichnet die enorme Anpassungsfähigkeit des Gehirns, unter ständig wechselnden Bedingungen, aber auch unter dem Einfluss schädigender

Ereignisse, durch die Bildung neuer Verknüpfungen zwischen den Nervenzellen (sogenannter Synapsen) oder durch flexible Einbeziehung anderer (unbeschädigter) Hirnregionen (neue) Funktionen zu bilden, aber auch einen drohenden Funktionsverlust eine Zeit lang zu kompensieren. In einem übergeordneten Sinne sind auch die menschliche Fähigkeit des lebenslangen Lernens sowie das Lernvermögen überhaupt auf die Plastizität des menschlichen Gehirns zurückzuführen.

Ob sich bei geistiger Anregung und während des Lernens im erwachsenen menschlichen Gehirn tatsächlich noch in größerem Ausmaß neue Nervenzellen bilden können, ist wissenschaftlich ungeklärt. Definitiv bewiesen ist dies bisher nur für Nagetiere (eben Labormäuse) und bestimmte Singvögel. Fest steht jedoch, dass sich durch geistige Betätigung neue Verknüpfungen (Synapsen) zwischen den Nervenzellen herausbilden und bereits bestehende Synapsen effizienter funktionieren können. Für den Verlust geistiger Fähigkeiten im Alter und die Entwicklung einer Demenz bedeutet dies vermutlich, dass sich ein Mathematikprofessor eine wesentlich größere Menge amyloider Plaques im Gehirn »leisten« kann als ein »denkfauler« Mensch, der zeit seines Lebens sechs Stunden am Tag vor dem Fernseher hockte, bevor bei beiden Personen die ersten Gedächtnisstörungen zu alltagsrelevanten Problemen führen (vgl. Kapitel 2). Das heißt natürlich nicht, dass Sie erst ein Einstein sein oder werden müssen, um im Alter geistig fit zu bleiben. Das Wissen um die Plastizität und Kompensationsfähigkeit des menschlichen Gehirns lässt es jedoch ratsam erscheinen, beizeiten mit dem Aufbau kognitiver Reserven zu beginnen.

DAS WICHTIGSTE IN KÜRZE!

Die Chance, bis ins hohe Lebensalter geistig fit zu bleiben, lässt sich bei jedem Menschen aus einem Wechselspiel zwischen Risiko- und Schutzfaktoren bestimmen. Niemandem wird es gelingen, alle Risikofaktoren vollständig auszuschalten, zumal ein Teil dieser Faktoren gar nicht oder nur schwer beeinflussbar ist (siehe unten). Einige der Risikofaktoren sind jedoch gut zu beeinflussen, und es lohnt sich auf jeden Fall, bekannte Schutzfaktoren zu nutzen und diese aktiv zu fördern. Dies kann zum Aufbau »kognitiver Reservekapazität« beitragen.

Ammenmärchen oder des Pudels Kern: Wie werden Risiko- und Schutzfaktoren wissenschaftlich ermittelt?

Die Feststellung, dass eine gesunde Lebensweise Gesundheit fördern und Krankheiten vorbeugen kann, ist heutzutage fast schon eine Binsenweisheit. Die entscheidende Frage lautet jedoch, wie man eine gesunde Lebensführung definiert und welche Risiko- und Schutzmaßnahmen hier tatsächlich wirksam sind. Für den Laien ist es oft nur schwer zu beurteilen, welche Empfehlungen von tatsächlichen oder vermeintlichen Experten einer strengen wissenschaftlichen Betrachtung wirklich standhalten und welche – bei Licht betrachtet – eher unnütz oder gar schädlich sind.

EIN PERSÖNLICHER TIPP!

Dem modernen Menschen wird es auch wirklich nicht immer einfach gemacht, bei Gesundheitsthemen »Dichtung« und »Wahrheit« sauber voneinander zu trennen! Die Massenmedien tragen ihr Übriges dazu bei: Fast jede Woche – so scheint es – wird eine neue Sau durchs Dorf gejagt, und je spektakulärer die damit verbundene Botschaft ist, desto größer ist das mediale Echo! Inhaltliche Verkürzungen und Verzerrungen oder sogar Falschmeldungen bleiben da nicht aus, und die wissenschaftliche Wahrheit bleibt nicht selten auf der Strecke. Glauben Sie daher nicht alles, was Sie lesen oder hören. Sie dürfen kritisch sein und im Zweifelsfall eine zweite oder dritte Meinung hören. Vor allem: Vertrauen Sie Ihrem gesunden Menschenverstand ...

Gerade zum Thema Krankheitsvorbeugung kursiert eine Reihe von Ammenmärchen, die in der Regel durch Mundpropaganda ihren Umlauf machen und sich nicht selten über viele Jahre halten – manchmal über die Generationsgrenzen hinweg. Als kleinem Jungen erzählte mir einmal eine liebe Großtante, dass es ungesund sei, zu viel Wasser zu trinken, da sich hierdurch Wasserflöhe im Bauch bilden würden. Da ich den Gedanken an Wasserflöhe im Bauch natürlich sehr beunruhigend fand, achtete ich über viele Jahre besorgt darauf, es mit der Flüssigkeitszufuhr nicht zu übertreiben. Zum Glück war ich einige Jahre später klüger und auch belesen genug, um den Unsinn dieser Aussage endgültig zu durchschauen. »Kälte weckt die Lebensgeister, fördert die Durchblutung und stärkt den Kreislauf. Schon der bloße Aufenthalt an frischer Winterluft bringt den Fitnesseffekt eines leichten Trainings.« Dies war kürzlich in einer großen deutschen Tageszeitung zu lesen. Ich frage Sie nun: Frieren Sie gern, oder halten Sie es für eine gesundheitsfördernde Maßnahme, sich leicht bekleidet auf eine Schneepiste zu setzen? Ich für meinen Teil lehne da dankend ab! Trotzdem scheint sich das Ammenmärchen,

Kälte stärke die Abwehrkräfte des Körpers, schon über viele Generationen hinweg in den Köpfen vieler Menschen unkorrigierbar festgesetzt zu haben. Der psychologische Reiz dieser Idee ergibt sich vielleicht aus der Vorstellung, dass Askese und Entbehrung von Disziplin und Selbstkontrolle zeugen und dass diese wiederum auch als Eigenschaften bei der Abwehr von Krankheiten sehr nützlich sein können. Sind Sie auch der Ansicht, der gesündeste Schlaf sei derjenige vor Mitternacht? Leider entbehrt auch dieser Mythos – zumal mit Allgemeingültigkeit verkündet – bislang jeglicher wissenschaftlichen Begründung und ist dennoch selbst durch wiederholte Stellungnahmen von Schlafexperten nicht aus der Welt zu schaffen.

Die genannten Beispiele mögen verdeutlichen, dass behauptete Zusammenhänge zwischen angeblich gesundheitsfördernden Verhaltensweisen bzw. Risikofaktoren auf der einen Seite und Vorbeugung von Erkrankungen bzw. Wohlergehen auf der anderen Seite, einer soliden wissenschaftlichen Begründung bedürfen. Sonst sind sie – im günstigsten Falle – völlig nutzlos.

DAS WICHTIGSTE IN KÜRZE

Demenzerkrankungen sind die Folge von komplizierten biologischen Prozessen im Gehirn, bei denen eine Vielzahl von möglichen Risiko- und Schutzfaktoren mitwirken. Die Ermittlung dieser Faktoren sollte methodisch-anspruchsvollen, seriösen wissenschaftlichen Studien vorbehalten bleiben. Streng genommen beweisen aber auch die Ergebnisse dieser Studien keinen ursächlichen Zusammenhang zwischen dem untersuchten Faktor und der Entstehung der Demenz. Ein ursächlicher Zusammenhang kann nur durch sogenannte Interventionsstudien nachgewiesen werden. Dabei werden aus epidemiologischen Studien gewonnene Risiko- und Schutzfaktoren in einer definierten Untersuchungsgruppe gezielt ausgeschaltet bzw. gefördert. Mehr über das Ergebnis solcher Studien erfahren sie im Kapitel 6.

Wie wirken Risiko- und Schutzfaktoren?

In den vorhergehenden Kapiteln haben Sie schon viel über Arten und Ursachen des geistigen Abbaues und über den Einfluss von Risiko- und Schutzfaktoren gelernt. Wie aber lässt sich all dies in den Alltag umsetzen? Welche praktischen Konsequenzen können Sie hieraus ziehen? Zur Beantwortung dieser Fragen ist es sinnvoll, sich noch etwas eingehender mit dem Wirkungszusammenhang der verschiedenen Einflussfaktoren auf die geistige Fitness im Alter und den Ursachen des geistigen Abbaues (sprich der Demenzen) zu befassen. Hierzu ist es sehr hilfreich, Einflussfaktoren und Ursachen den folgenden drei Ebenen zuzuordnen:

- Indirekte Einflussfaktoren: Diese wirken nicht unmittelbar auf die Stoffwechselprozesse im Gehirn ein, können jedoch modifizierend auf andere – direkt auf das Gehirn einwirkende – Körperfunktionen Einfluss nehmen. Die indirekten Einflussfaktoren lassen sich in *nicht beeinflussbare indirekte Einflussfaktoren* und *beeinflussbare indirekte Einflussfaktoren* unterteilen.
- Direkte Einflussfaktoren: Diese Faktoren können unmittelbar auf Stoffwechsel und Funktion des Gehirns wirken.

- Veränderungen im Gehirn: Diese sind letztlich als unmittelbare Ursache der gestörten Hirnfunktion, des Untergangs von Nervenzellen und damit als direkte organische Grundlage der kognitiven Störungen und der Demenz zu betrachten.

Zur Veranschaulichung dieser drei Ebenen und der Wirkzusammenhänge zwischen diesen Ebenen soll die folgende Tabelle dienen:

Indirekte Einflussfaktoren	Direkte Einflussfaktoren	Veränderungen im Gehirn
Nicht beeinflussbare Faktoren Alter Geschlecht Genetische Veranlagung *Beinflussbare Faktoren* Geistige Aktivität Körperliche Aktivität Soziale Aktivität Bildungsstand Ernährung Genussgifte (Alkohol, Zigaretten) Einnahme von Medikamenten und anderen Substanzen Chronische Krankheiten (arterielle Hypertonie, Diabetes etc.)) Psychologischer Stress	Blutfette (inkl. Cholesterin) Glukosestoffwechsel (inkl. Insulin) Blutdruckwerte Körpergewicht »Stoffwechselstress« (z. B. freie Radikale) Hormone	Amyloide Plaques (Alzheimer) Schädigung der kleinen Hirngefäße (vaskuläre Demenz und Mischdemenz) Schädigung der großen Hirngefäße (vaskuläre Demenz und Mischdemenz) Anzahl der Synapsen (Alzheimer) Untergang von Nervenzellen (Alzheimer und vaskuläre Demenz) Gehirndurchblutung »Plastizität« »Reservekapazität«

Die kognitiven Störungen bei den Demenzen und ihren Vorstufen sind mehr oder weniger direkt auf *Veränderungen im Gehirn* (z. B. Bildung und Ablagerung von amyloiden Plaques, Schädigung der Gefäße, Verringerung der Synapsen und Untergang von Nervenzellen) zurückzuführen. Bereits im Kapitel 2 haben Sie etwas über diese Zusammenhänge erfahren. Die krankhaften Gehirnveränderungen lassen sich dabei ursächlich auf die *direkten Einflussfaktoren* beziehen. Zu den Einflussfaktoren, die direkt auf das Gehirn einwirken, gehören neben dem Cholesterin und dem arteriellen Blutdruck Stoffwechselstress in Form von »freien Radikalen« (dabei handelt es sich um umgewandelte, energetisch hochaktive Sauerstoffmoleküle) und auch der Glukosestoffwechsel. Alle Vorgänge, die (wie oben beschrieben) zur Ausbildung von Reservekapazität beitragen, können zu den schützenden direkten Einflussfaktoren gezählt werden. So kann z. B. ein dauerhaft erhöhter Blutdruck zur Schädigung der Gefäße führen, eine Erhöhung des Cholesteringehaltes im Gehirn trägt zur Bildung amyloider Plaques bei, und eine erhöhte Konzentration freier Radikale führt zur direkten Schädigung der Nervenzellen und kann damit zur Verringerung der Synapsenanzahl führen. Die direkten Einflussfaktoren werden ihrerseits durch die *indirekten Einflussfaktoren* modifiziert. Hierzu zählen z. B. ein hohes Alter und die genetische Ausstattung, unsere Ernährung, aber auch das Ausmaß der geistigen und körperlichen Betätigung. Streng genommen können natürlich insbesondere die genetische Veranlagung, aber auch das Lebensalter nicht ausschließlich zu den indirekten Einflussfaktoren gezählt werden, da sowohl die Gene als auch das Alter zusätzlich einen direkten Einfluss auf das Gehirn ausüben.

Viele der beeinflussbaren indirekten Risiko- und Schutzfaktoren können auf mehrere der direkten Einflussfaktoren gleichzeitig einwirken. So wirkt etwa körperliche Aktivität positiv auf die Konzentration der Blutfette, auf den Glukosestoffwechsel, den Blutdruckwert und das Körpergewicht. Umgekehrt werden einige der direkten Einflussfaktoren durch mehrere der indirekten Einflussfaktoren gleichzeitig modifiziert. Das Körpergewicht kann zum Beispiel parallel durch unsere Ernährung, das Ausmaß unserer körperlichen Aktivität, den Konsum von Genussgiften und das Vorliegen chronischer Krankheiten beeinflusst werden. Liegen neben einem Übergewicht gleichzeitig mehrere dieser anderen Risikofaktoren (z. B. arterielle Hypertonie, Diabetes und Bewegungsmangel) vor, so spricht man auch von einem *metabolischen Syndrom*.

Anhand des Kriteriums, ob sie durch eigenes Verhalten steuerbar sind oder nicht, lassen sich die indirekten Einflussfaktoren in nicht beeinflussbare indirekte Einflussfaktoren und beeinflussbare indirekte Einflussfaktoren einteilen. Zu den nicht beeinflussbaren Faktoren zählen das Lebensalter, die Geschlechtszugehörigkeit sowie die genetische Veranlagung. Dagegen sind geistige, körperliche und soziale Aktivität, die Ernährung, der Konsum von Genussgiften (Alkohol, Zigaretten), die Einnahme von Medikamenten oder anderen Substanzen, aber auch der Umgang mit chronischen Krankheiten und psychologischem Stress potenziell durch eigenes Verhalten beeinflussbar.

Zugegebenermaßen lassen sich einige der prinzipiell beeinflussbaren Faktoren gerade im höheren Lebensalter praktisch nur noch sehr schwer oder gar nicht beeinflussen. Dies gilt etwa für den Bildungsstand oder für das Leiden an chronischen Krankheiten (z. B. Diabetes mellitus). Viele Menschen hatten ja gar nicht die Wahl, welche Schule sie besuchen durften oder ob sie in einem mehr oder weniger intellektuell anspruchsvollen Beruf tätig sein konnten. Auch das Vorhandensein einer chronischen Erkrankung im Alter ist zum Zeitpunkt der Diagnosestellung oft nicht mehr rückgängig zu machen. Niemand sollte daher mit seinem Schicksal hadern, sondern eher dem Spruch des Kirchenvaters Augustinus folgen, der gesagt haben soll:

> *»Man nehme hin, was man nicht ändern kann, man habe den Mut, das zu ändern, was man ändern kann, und man habe die Klugheit, das eine vom anderen zu unterscheiden.«*

Nun sind Sie wieder in einer guten Position! Denn die Klugheit, das eine vom anderen zu unterscheiden, erwerben Sie sich durch die Lektüre dieses Buches. Den Mut, das zu ändern, was man ändern kann, haben Sie schon längst aufgebracht (sonst hätten Sie gar nicht so weit gelesen!). Und tatsächlich können Sie ja immer noch eine ganze Reihe der oben aufgeführten Einflussfaktoren tatsächlich durch eigenes Verhalten aktiv beeinflussen.

DAS WICHTIGSTE IN KÜRZE

Selbst im Falle des Vorliegens einer chronischen Erkrankung (z. B. arterielle Hypertonie) können Sie noch durch eine regelmäßige Einnahme der Medikamente zum Erhalt Ihrer geistigen Fitness beitragen. Welche wissenschaftlichen Erkenntnisse es insbesondere zu den beeinflussbaren Risiko- und Schutzfaktoren gibt, lernen Sie auf den folgenden Seiten. Veränderungen und Schädigungen des Gehirns und damit die geistige Fitness im Alter sind von einer Vielzahl direkter und indirekter Risiko- und Schutzfaktoren abhängig. Viele dieser Risiko- und Schutzfaktoren können Sie durch Ihr eigenes Verhalten aktiv beeinflussen!

Die Rolle der Gene oder: Ist Demenz eigentlich erblich?

Die genetische Veranlagung gehört zu den nicht beeinflussbaren Risikofaktoren für die Entwicklung einer Demenz. Einige Informationen zu dem Thema haben Sie bereits im Kapitel 2 bekommen. Die Frage nach der Erblichkeit von Demenz wird mir regelmäßig in meiner Sprechstunde und auch nach öffentlichen Vorträgen gestellt. Häufig sind es besorgte Angehörige von Demenzkranken, die für sich selbst oder ihre Kinder ein erhöhtes Risiko befürchten. Tatsächlich gibt es einige (seltene) Demenzformen (zum Beispiel Demenz bei Huntington-Krankheit), die fast ausschließlich genetisch verursacht werden und bei denen die Angehörigen von Erkrankten ein extrem großes Risiko tragen, selbst zu erkranken. Bei der häufigsten Form der Demenz – der Alzheimer-Krankheit – ist die Sachlage etwas komplizierter und soll im Folgenden erläutert werden.

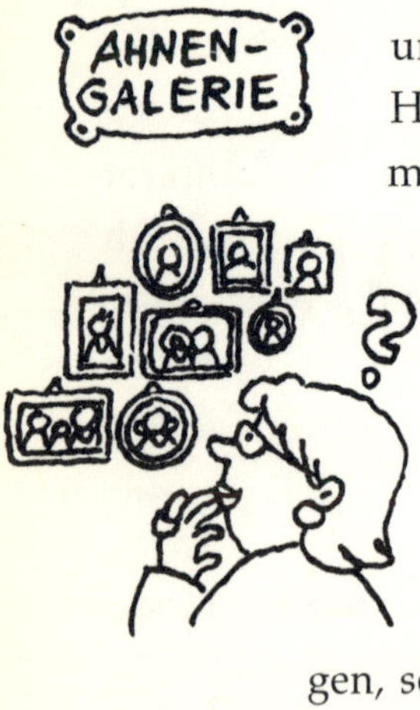

Die überwiegende Zahl der Alzheimer-Kranken leidet unter der sogenannten *sporadischen* Form der Alzheimer-Demenz. Ca. 95 % aller Alzheimer-Fälle zählen hierzu. Sporadisch bedeutet in diesem Fall, dass sich keine klare Erblichkeit des Leidens in den Familien der Betroffenen findet. Ähnlich wie bei vielen anderen chronischen Volkserkrankungen (z. B. Krebsleiden, Herzinfarkt und Schlaganfall) ist das Risiko eines gesunden Angehörigen ersten Grades, selbst einmal an der Krankheit zu leiden, etwas erhöht. Diese Risikoerhöhung ist allerdings so gering, dass es sich nicht lohnt, deswegen für den Rest des Lebens ins Grübeln zu verfallen. Vielmehr sollte sie eher dazu anspornen, die beeinflussbaren Risikofaktoren umso mehr zu beachten und damit die Pendelwaage (siehe oben) wieder im positiven Sinne zu verschieben. Die geringfügige familiäre Komponente zeigt jedoch auch, dass Gene auch bei der Entstehung der sporadischen Alzheimer-Demenz einen Einfluss ausüben. Neben der sporadischen Alzheimer-Demenz werden in einer geringeren Zahl aller Fälle (insgesamt ca. 5 %) auch sogenannte familiäre Alzheimer-Demenzen beobachtet. Nur bei diesen lässt sich tatsächlich von einer Erbkrankheit sprechen. Hinweise auf das Vorliegen einer familiären Alzheimer-Krankheit ergeben sich aus dem Erkrankungsalter und einer Analyse des Familienstammbaums. Die Demenz tritt hier häufig schon vor dem 60. Lebensjahr in Erscheinung, und in jeder Generation sind mehrere Familienmitglieder von der Krankheit betroffen.

Gene beeinflussen jedoch nicht nur die Entstehung von Gehirnerkrankungen, sondern können von Geburt an Einfluss auf das intellektuelle Leistungsvermögen eines Menschen haben. Intelligenz ist damit zu einem gewissen Teil (nicht ausschließlich!) genetisch bestimmt. Menschen, die auf diese Weise von der Natur begünstigt wurden, verfügen möglicherweise über eine größere »kognitive Reserve« und damit einen Schutzfaktor gegen geistigen Abbau im Alter. Aber grämen Sie sich nicht, wenn Sie nicht als Mathematikgenie geboren wurden und Ihre einzige intellektuelle Großtat in diesem Jahr aus dem korrekten Ausfüllen Ihrer Steuererklärung bestand! Die Eigeninitiative ist hier möglicherweise sogar entscheidender als die Gene: Auch ein »genetischer« Einstein kann sein Startkapital an größerer Reservekapazität rasch einbüßen, wenn er regelmäßig acht Stunden am Tag vor dem Fernseher verbringt und amerikanische Fernsehserien konsumiert. Umgekehrt ist der Durchschnittsbegabte durch kognitive Aktivität sehr wohl zum Aufbau bedeutsamer kognitiver Reservekapazität in der Lage!

UNTER DER LUPE!

Genetische Tests, die die Bestimmung von Risikofaktoren und Krankheitsdispositionen versprechen, werden zunehmend heute schon im Internet beworben und auch von einer größer werdenden Zahl von spezialisierten Praxen und Laboren angeboten. Die Kosten werden in der Regel nicht von den Krankenkassen übernommen und müssen privat getragen werden. Da die Entstehung der allermeisten häufigen Volkserkrankungen jedoch nur in geringem Maße von genetischen Varianten beeinflusst wird, halten die Tests in der Regel nicht, was sie versprechen. Sie können das Eintreten einer Erkrankung nicht voraussagen. Umgekehrt ist die Abwesenheit einer risikobehafteten Genvariante keine Garantie dafür, dass man vor der Krankheit verschont bleibt. Dagegen kann das Ergebnis solcher Tests zu psychologischen Belastungen führen, ohne dass ein wirklicher Nutzen besteht. Lassen Sie also lieber die Finger von diesen Tests! Vorbeugende Maßnahmen gegen häufige Volkskrankheiten können und sollten Sie auch ohne diese Test ergreifen. Nur wenn der Verdacht auf eine »echte« Erbkrankheit besteht, ist eine genetische Testung sinnvoll. Sie sollte dann aber von einem fachkundigen Arzt (z. B. Facharzt für Humangenetik) und eingebettet in eine psychologische Betreuung durchgeführt werden.

DAS WICHTIGSTE IN KÜRZE!

Die überwiegende Zahl der Alzheimer-Fälle wird durch die sporadische Alzheimer-Krankheit verursacht. Diese ist nicht als Erbkrankheit zu betrachten. Von der Durchführung genetischer Tests bei Gesunden wird daher – abgesehen von begründeten Ausnahmefällen – abgeraten.

Die Rolle geistiger und sozialer Aktivität: »Use it or lose it!«

Um gut und reibungslos zu funktionieren, ist unser Gehirn ständig auf die Stimulation durch neue und interessante Informationen angewiesen. In der Regel ist dies ein sehr interaktiver Vorgang: Das bedeutet, dass Informationen aus der Umwelt nicht nur auf das mehr oder weniger passive Gehirn einwirken (so wie etwa beim Fernsehschau-

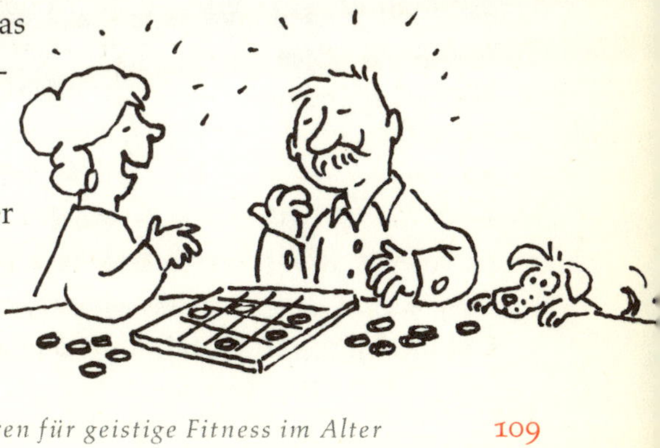

en). Vielmehr wird das Gehirn durch die Konfrontation mit Umweltreizen ständig angeregt, sich in der Informationsflut die wichtigen Informationen herauszufiltern und sie zu analysieren und dann aktiv selbst nach weiteren Informationen zu suchen. Das Gehirn ist im Normalfall also geradezu gierig nach neuen Informationen! Neugier ist also weniger eine unerwünschte Charaktereigenschaft unartiger Kinder, sondern eine zentrale Voraussetzung für unsere psychologische und intellektuelle Entwicklung. Was aber geschieht, wenn man dem Gehirn kurzfristig oder sogar dauerhaft die Möglichkeit zur kognitiven Stimulation entzieht? Wie die beiden folgenden Beispiele zeigen, können die Folgen katastrophal sein!

ZUM HINTERGRUND

Werden Säuglinge und Kleinkinder durch schwierige soziale Umstände in reizarmer Umgebung aufgezogen, so können schwerwiegende und manchmal irreparable Schäden der intellektuellen und psychosozialen Entwicklung die Folge sein. Aber auch das Gehirn erwachsener Menschen reagiert auf Informationsentzug schon nach kurzer Zeit mit Funktionsverlusten. Versetzt man in experimentellen Studien junge Erwachsene für einen Zeitraum von wenigen Tagen in ein völlig abgedunkeltes und schallisoliertes Zimmer, dann lässt sich unmittelbar nach dem Experiment eine deutliche Verschlechterung der Leistungen in den Gedächtnis- und Konzentrationstests feststellen.

Das Gehirn verhält sich hier fast wie ein Muskel, der nicht mehr bewegt wird: Relativ rasch verliert sich die Kraft bis hin zu motorischen Funktionsbeeinträchtigungen. Umgekehrt kann durch ein gezieltes Training die verlorene Kraft in Kürze wieder aufgebaut werden. »Use it or lose it!«, lautet hier also die Devise.

Was für das Gehirn von kleinen Kindern und jungen erwachsenen Versuchspersonen gilt, das sollte für die Gehirnfunktionen älterer Menschen – und damit für ihre geistige Fitness – erst recht von Bedeutung sein. Tatsächlich wurde in den letzten Jahren eine ganze Reihe von seriösen wissenschaftlichen Untersuchungen vorgelegt, die einen solchen Zusammenhang bestätigen. Eine der methodisch anspruchsvollsten Untersuchungen wurde von Dr. Robert Wilson vom *Rush-Alzheimer's-Disease-Center* in Chicago durchgeführt. Wilson und Kollegen erhoben bei 700 im Durchschnitt etwa 75- bis 80-jährigen freiwilligen Personen sehr sorgfältig Häufigkeit und Art der kognitiv stimulierenden Aktivitäten. Ein wichtiger Teil der erhobenen Informationen bezog sich dabei auf frühere kognitive Aktivitäten, beginnend mit dem Schulalter. Darüber hinaus wurden aber auch Daten über gegenwärtige geistig anregende Aktivitäten erhoben. Die Forscher interessierten sich dabei insbesondere für diejenigen Aktivitäten, bei denen das Suchen oder Verarbeiten von Informationen eine zentrale Rolle spielt, die jedoch nur im geringen Umfang mit körperlicher Aktivität oder sozialem Austausch verbunden waren. Hierzu zählten Aktivitäten wie das Lesen von Büchern und Zeitungen, Brettspiele (Schach oder Dame), der Besuch einer Bibliothek, eines Museums oder eines Theaterstücks.

Innerhalb von fünf Jahren hatten 90 der von Dr. Wilson untersuchten Personen eine Alzheimer-Krankheit entwickelt. Der Einfluss der geistig anregenden Tätigkeiten war eindeutig: Häufige kognitive Aktivität – sowohl lebenslang als auch in den letzten fünf Jahren – war mit einer signifikant niedrigeren Wahrscheinlichkeit verbunden, zu den Alzheimer-Patienten zu gehören. Dabei war die Wahrscheinlichkeit für eine Demenz bei den geistig inaktiven Personen 2,6-mal höher als bei den geistig aktiven Versuchsteilnehmern. Der Zusammenhang zwischen gegenwärtiger kognitiver Aktivität und dem Schutz vor Demenz blieb auch dann noch bestehen, wenn man den Einfluss der lebenslangen geistigen Aktivität, den sozioökonomischen Status (arm oder reich) und das Ausmaß der körperlichen Aktivität statistisch herausrechnete. Interessanterweise konnten auch diejenigen Versuchsteilnehmer von dem schützenden Effekt der gegenwärtigen kognitiven Aktivitäten profitieren, die zu Beginn der Untersuchung bei den kognitiven Leistungstests relativ schlecht abgeschnitten hatten.

Die Ergebnisse der Chicagoer Studie lassen zwei wichtige Schlussfolgerungen zu:

1. Menschen, die ihr Leben lang kognitiv aktiv waren, haben auch im Alter einen besseren Schutz vor der Alzheimer-Demenz.

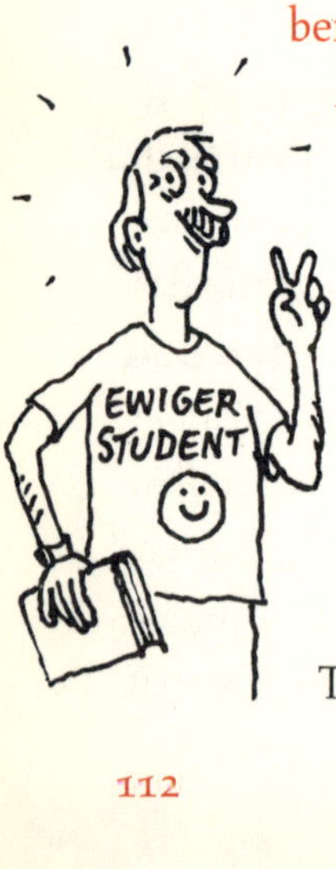

2. Unabhängig von der lebenslangen kognitiven Aktivität entfaltet auch die gegenwärtige kognitive Aktivität im Alter eine eigenständige Schutzwirkung vor der Alzheimer-Demenz.

Dieses zweite Hauptergebnis der Chicagoer Studie ist gerade für die älteren Leser dieses Buches von allergrößter Bedeutung. Wenn die lebenslange Beschäftigung mit geistig stimulierenden Tätigkeiten ein Schutzfaktor ist, so würde mir die-

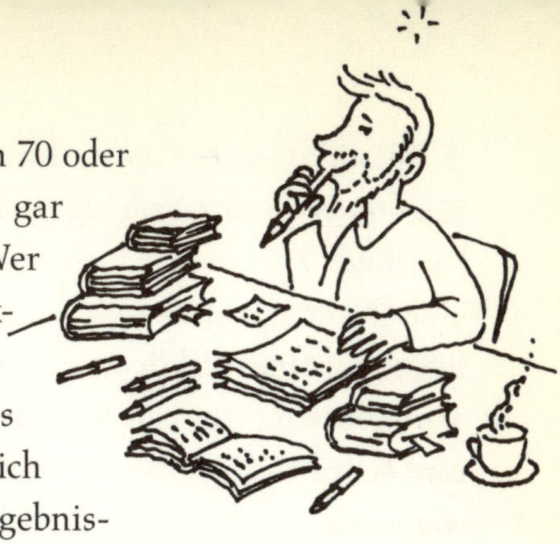

se Information im Alter von 70 oder 75 Jahren möglicherweise gar nicht mehr so viel nützen. Wer kann die Zeit schon zurückdrehen und all das Verpasste nachholen, auch wenn das Bedürfnis danach sicherlich manchmal besteht? Die Ergebnisse von Wilsons Studie machen dagegen all denjenigen berechtigte Hoffnungen, die erst im Rentenalter aktiv werden können oder wollen. Schließlich hatte gegenwärtige kognitive Aktivität in der Untersuchung *unabhängig* von der lebenslangen kognitiven Aktivität eine schützende Wirkung gegen die Alzheimer-Demenz entfaltet. Die Kernbotschaft lautet also hier: *Es ist nie zu spät, und es lohnt sich auch noch im höheren Alter, mit einem geistig aktiveren Lebensstil zu beginnen!*

Wie aber lässt sich der Zusammenhang zwischen kognitiv-stimulierender Aktivität und dem Schutz vor der Alzheimer-Krankheit wissenschaftlich erklären?

Einen wichtigen Erklärungsansatz haben Sie mit dem oben beschriebenen Konzept der »kognitiven Reservekapazität« bereits kennengelernt. Konkret würde dies bedeuten, dass das Gehirn durch lebenslange, aber auch gegenwärtige Aktivität Reservekapazitäten aufbaut. Dies geschieht vermutlich über die Bildung und Effizienzsteigerung der Verbindungsstellen zwischen den Nervenzellen, also zwischen den Synapsen. Tritt im Alter eine Alzheimer-Krankheit hinzu und beginnen sich die amyloiden Plaques nun zunehmend im Gehirn abzulagern, so hat das Gehirn den damit verbundenen Schädigungen schlichtweg mehr entgegenzusetzen.

Neuere Tierexperimente legen nahe, dass kognitive Aktivität nicht nur Reservekapazität aufbaut, sondern auch einen unmittelbaren Einfluss auf die Entstehung von Alzheimer-Proteinen im Gehirn besitzt: Bei diesen Laboruntersuchungen wurden Mäuse genetisch zunächst derart verändert, dass sie im Laufe ihres Lebens mit hundertprozentiger Wahrscheinlichkeit eine Alzheimer-Krankheit entwickeln. Dies geschieht, indem man den Mäusen ein krankhaft verändertes »Alzheimer-Gen« eines an einer familiären Alzheimer-Demenz leidenden Patienten einpflanzt.

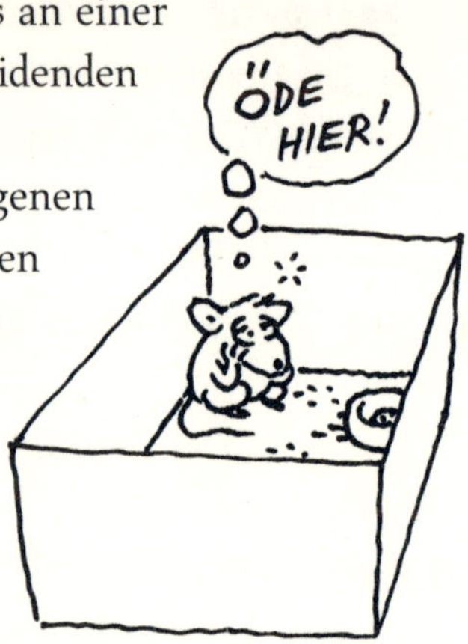

Die genetisch identischen transgenen Mäuse wurden nun in zwei Gruppen unterteilt, die unter jeweils unterschiedlichen Bedingungen aufgezogen wurden. Die Mäuse der ersten Gruppe fristeten das triste und eintönige Leben einer durchschnittlichen Labormaus.

Dagegen durften sich die Mäuse der zweiten Gruppe in Käfigen tummeln, die angefüllt waren mit interessanten Spielzeugen, Gegenständen und Laufgängen. Diese spannende Umgebung (sogenannte *enriched environment*) wirkte auf die Mäuse ähnlich stimulierend wie ein Abenteuerspielplatz, und die Mäuse wurden zu vielerlei Aktivitäten angeregt. Dies bildete sich auch im Gehirn der Versuchstiere ab. Am Ende der Versuchsreihe hatten nämlich die »kognitiv stimulierten« Mäu-

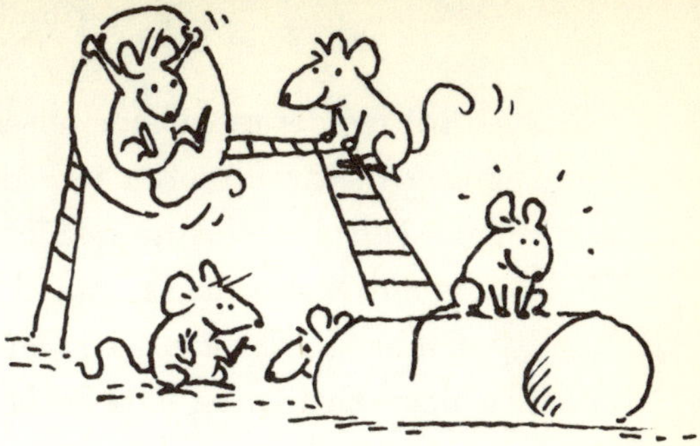

se signifikant weniger amyloide Plaques im Gehirn als diejenigen Mäuse, die ihr Dasein unter normalen Bedingungen fristen mussten.

So viel scheint also festzustehen: Bildung und kognitiv-stimulierende Aktivität sind wichtige Schutzfaktoren gegen eine Demenz im höheren Alter. Welche Aktivitäten Sie selbst ausüben können, um diesen Effekt zu erzielen, und wie Sie diese Aktivitäten zunehmend in Ihren Alltag und Ihre Freizeit einbauen können, erfahren Sie ausführlich im Kapitel 6. An dieser Stelle sei bereits vorweggenommen, dass es sich vorwiegend um solche Aktivitäten handeln sollte, bei denen sich das Gehirn interaktiv mit seiner Umgebung in Beziehung setzt. Viele dieser Aktivitäten tragen einen sozialen Charakter, das heißt, dass sie im gemeinsamen Austausch mit anderen Menschen oder in der Gruppe durchgeführt werden. Dabei ist es vermutlich nicht die Gemeinschaft mit anderen Menschen *per se*, die den fördernden Effekt auf die geistigen Fähigkeiten ausübt, sondern die Vielfalt und Intensität der Kommunikation im sozialen Zusammenhang. Darüber hinaus macht intellektuelle Betätigung in der Gruppe (z.B. eine interessante Gruppendiskussion) vielen Menschen mehr Freude und kann die Motivation für die Aufrechterhaltung dieser Tätigkeit erheblich stärken.

Wenn es Freizeitaktivitäten gibt, die geistig stimulieren und damit vor Alzheimer-Demenz schützen, gibt es natürlich auch solche, die möglicherweise sogar das Gegenteil einer kognitiven Stimulierung bewirken. Genau dies ist tatsächlich der Fall! Einen Hinweis hierauf ergibt sich aus einer Untersuchung Dr. Robert Friedlands von der *Case Western Reserve University School of Medicine in Cleveland*. Dieser fand nämlich heraus, dass insbesondere der Deutschen liebste Freizeitgestaltung – der Fernsehkonsum – mit einem erhöhten Risiko verbunden war, im Alter eine Alzheimer-Krankheit zu entwickeln. Jede zusätzliche Stunde, die ein Versuchsteilnehmer durchschnittlich am Tag vor dem Fernseher verbracht hatte, erhöhte laut Dr. Friedland das Alzheimer-Risiko um den Faktor 1,3! Dies ist zwar kein Beweis dafür, dass Fernsehschauen den Verstand ruiniert, aber mindestens eine interessante Information für all diejenigen, die gerade den Kauf eines neuen Flachbildschirmfernsehers planen: Vielleicht ist das Geld in einem Sprachkurs, einer spannenden Bildungsreise oder in einem guten Buch doch besser investiert?

DAS WICHTIGSTE IN KÜRZE!

Bildung sowie geistige und soziale Anregung stellen unzweifelhaft Schutzfaktoren gegen die Entwicklung einer Alzheimer-Krankheit im Alter dar. Dabei scheint die gegenwärtige kognitive Aktivität auch unabhängig vom Bildungsstand und lebenslanger kognitiver Aktivität einen positiven Einfluss auszuüben. Es lohnt sich daher, selbst noch im höheren Alter mit kognitiv stimulierenden Freizeit- und Alltagsaktivitäten zu beginnen!

Die Rolle körperlicher Aktivität: Es muss nicht gleich ein Marathon sein …

Die meisten Menschen werden aus eigener Erfahrung bestätigen können, dass regelmäßige körperliche Aktivität nicht nur das Wohlbefinden steigert, sondern auch die körperliche Leistungsfähigkeit fördert. Über die gesundheitsfördernden Effekte von angemessener körperlicher Aktivität, insbesondere im Hinblick auf Übergewicht und auf Herz-Kreislauf-Erkrankungen, lernen Kinder heute schon vieles in der Schule. Diese Zusammenhänge gehören damit praktisch schon zum Allgemeinwissen, selbst wenn es – trotz Einsicht und guter Vorsätze – gelegentlich an der Umsetzung hapert. Dagegen ist viel weniger bekannt, dass körperliche Aktivität auch eine Schutzwirkung gegen geistigen Abbau im Alter und Demenzerkrankungen haben kann. Dabei wird dieser Zusammenhang bereits seit vielen Jahren intensiv wissenschaftlich untersucht. Im März 2006 wurde im Deutschen Ärzteblatt von einer Untersuchung berichtet, die kurz zuvor in der renommierten Fachzeitschrift *Annals of Internal Medicine* unter der Überschrift »Geringeres Demenzrisiko durch Bewegung?« publiziert worden war.

ZUM HINTERGRUND

Regelmäßige körperliche Aktivität ist mit einem deutlich verminderten Demenzrisiko assoziiert. Dies hat eine prospektive Kohortenstudie mit 1.740 Personen ergeben. Die Probanden waren bei Studienbeginn mindestens 65 Jahre alt und hatten keine kognitiven Beeinträchtigungen. Um Patienten im Prodromalstadium *(Anm.: Vorstadium)* einer Demenz vor Studienbeginn auszuschließen, wurden nur Personen für die Untersuchung ausgewählt, die im »Cognitive-Ability-Screening-Instrument« (CASI) oberhalb der 25. Perzentile lagen *(Anm.: Das heißt, die schlechtesten 25 Prozent wurden ausgeschlossen)* und in dem Test 91–100 Punkte erreichten. Die Probanden absolvierten den CASI-Test alle zwei Jahre. Wenn die Teilnehmer bei den Nachuntersuchungen weniger als 86 Punkte erzielten, wurden sie hinsichtlich einer sich entwickelnden Demenz untersucht. Körperliche Aktivität definierten die Autoren um Eric Larson vom Center for Health Studies in Seattle, USA, als mindestens 15-minütiges Training, wie beispielsweise Gehen, Schwimmen, Radfahren, Hanteltraining oder Dehnübungen. Darüber hinaus beurteilten die Forscher die körperliche Leistungsfähigkeit mit vier einfachen Tests.

Innerhalb von sechs Jahren entwickelten 158 Studienteilnehmer eine Demenz, davon erkrankten 107 an der Alzheimer-Krankheit, 33 an einer vaskulären Demenz und 18 an anderen Demenzformen. Personen, die sich mindestens dreimal wöchentlich sportlich betätigten, hatten eine nach Alter und Geschlecht adjustierte Wahrscheinlichkeit von 0,62 (*Anm: Das heißt eine Risikoreduktion um fast 40%*), eine Demenz zu entwickeln, im Vergleich zu denjenigen, die weniger als drei Trainingseinheiten in der Woche absolvierten. Unter Berücksichtigung weiterer möglicher Einflussfaktoren wie Rauchen, Bildung und Bluthochdruck ermittelten die Autoren eine relative Risikoreduktion um 32 Prozentpunkte. Es bestand keine Abhängigkeit vom Ausmaß der sportlichen Betätigung (*Anm.: solange diese mindestens 15 Minuten dauerte*). Personen, die zu Studienbeginn bei der Beurteilung der körperlichen Fitness schlechter abschnitten als der Durchschnitt, profitierten mehr vom regelmäßigen Training als die leistungsfähigeren. Aufgrund des Verlaufs der Überlebenskurven vermuteten die Autoren, dass physische Aktivität die Entwicklung einer Demenz verzögert, aber nicht verhindert.

Die Untersuchung von Dr. Larson und Mitarbeitern wird hier stellvertretend für eine Vielzahl ähnlicher Studien vorgestellt. Auch die Deutsche Hirnliga – eine renommierte Vereinigung Deutscher Alzheimer-Forscher – kam in einem kürzlich veröffentlichten Gutachten zu dem Ergebnis: »In der Gesamtschau kann die Mehrzahl der methodisch akzeptablen oder guten epidemiologischen Studien ein selteneres Auftreten von Demenzerkrankungen bei Personen mit körperlichen Aktivitäten feststellen.« Andere Metaanalysen aller bislang veröffentlichten Forschungsergebnisse über diesen Zusammenhang legen diesbezüglich folgende Schlussfolgerungen nahe:

- Das körperliche Training scheint insbesondere auf solche mentalen Funktionen einen positiven Effekt auszuüben, die unter dem Begriff der »exekutiven Funktionen« zusammengefasst werden. Hierbei handelt es sich um kognitive Funktionen, die bei Problemlöseaufgaben und planerischen Aktivitäten besonders wichtig sind. Dagegen werden geschwindigkeitsabhängige Funktionen (z. B. Reaktionszeit und Schnelligkeit der Denkprozesse, d. h. kognitive Geschwindigkeit) weniger gefördert.
- Es sind vor allem die sogenannten *aeroben* körperlichen Aktivitäten, die zum Erhalt der geistigen Fitness beitragen. Aerobe körperliche Aktivität ist diejenige Aktivität, die im mittleren Leistungsbereich – also im Ausdauerbereich – einer Person angesiedelt ist.
- Es müssen nicht unbedingt sportliche Aktivitäten im engeren Sinne sein, die eine Schutzwirkung entfalten. Auch ein kräftiger Spaziergang, Kegeln, Wandern oder »Nor-

dic Walking« verfehlen ihre Wirkung nicht. Die Tätigkeit sollte jedoch regelmäßig ausgeübt werden. Weitere konkrete und praktische Hinweise zur Auswahl der richtigen Aktivität erhalten Sie im Kapitel 6.

- Auch Personen, die bislang in ihrem Leben körperlich inaktiv waren, können noch von dem positiven Effekt des körperlichen Trainings auf die geistige Fitness profitieren. In der Untersuchung von Dr. Larson waren es sogar gerade die ursprünglich weniger Aktiven, die für ihre geistige Fitness am meisten von der regelmäßigen körperlichen Aktivität profitierten.

Wie die positive Wirkung der körperlichen Aktivität auf das Gehirn vermittelt wird, ist noch nicht genau geklärt. Als indirekter Einflussfaktor wirkt körperliche Aktivität auf eine Vielzahl anderer physiologischer Größen ein, zu denen die Hirndurchblutung, der Glukosestoffwechsel, die Blutdruckregulation, die Blutfette und auch das Körpergewicht zählen. Diese Größen wiederum können unmittelbar auf den Hirnstoffwechsel einwirken und dort zum Schutz oder zur Schä-

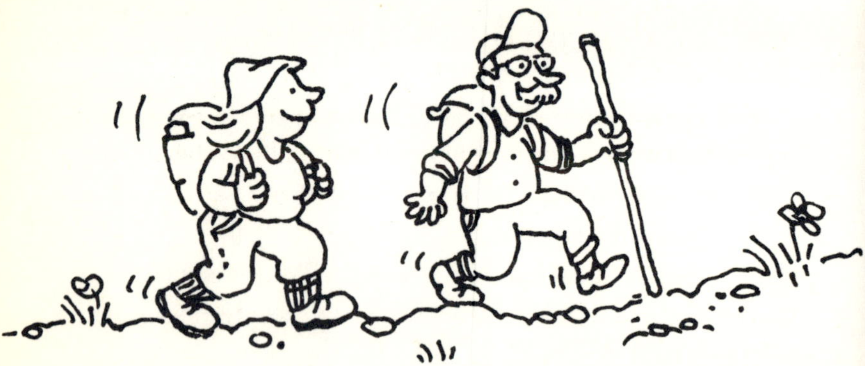

digung von Blutgefäßen, zur Ausbildung neuer synaptischer Verbindungen oder zum Erhalt bzw. zum Untergang von Nervenzellen beitragen.

Möglicherweise besteht jedoch auch ein direkter Zusammenhang zwischen körperlicher Aktivität und der Bildung amyloider Plaques – ähnlich wie dies auch für den Einfluss kognitiver Stimulation vermutet wird. Ähnlich wie zu dem Einfluss stimulierender Umweltbedingungen auf die Amyloid-Bildung (s. o.) wurden auch hierzu Laborexperimente mit Mäusen durchgeführt. Diesen Experimenten zufolge entwickeln transgene Alzheimer-Mäuse, die mehrere Stunden am Tag ein Laufrad benutzen konnten, in geringerem Maße amyloide Plaques im Gehirn als ihre körperlich passiveren Artgenossen. Aber auch hier gilt natürlich: »Mäuse sind keine Menschen.« Das heißt: Bevor Sie sich jetzt ein großes Laufrad anfertigen und in Ihrem Hobbykeller installieren lassen, empfehle ich Ihnen eher die Anschaffung eines neuen Mountainbikes!

DAS WICHTIGSTE IN KÜRZE!

Mehrmals in der Woche praktizierte ca. 30-minütige sportliche oder andere körperliche Aktivität fördert die geistige Leistungsfähigkeit und stellt ein Schutzfaktor gegen die Entwicklung einer Demenz dar. Die Aktivität sollte sich im aeroben Leistungsbereich abspielen. Neben der Demenzvorbeugung sind weitere positive Nebeneffekte auf Ihr Wohlbefinden nicht auszuschließen!

Nicht nur Liebe geht durch den Magen: Die Rolle der Ernährung

Das Essen soll natürlich schmecken, aber was einem schmeckt, ist von Mensch zu Mensch bekanntlich sehr verschieden! Wer sein Essen genießt, hat mehr Freude am Leben, und somit ist schmackhaftes und gutes Essen auch ein Beitrag zum psychologischen Wohlbefinden. Unzweifelhaft kann das Essen aber auch die Gesundheit erhalten und fördern bzw. – im schlimmsten Fall – diese vollkommen ruinieren. Die meisten Ernährungswissenschaftler und Mediziner halten diesen Zusammenhang für die häufigsten Kreislauferkrankungen (z. B. koronare Herzerkrankung, Herzinfarkt, sonstige Gefäßschäden) und für manche Krebserkrankung für belegt. Kann die Ernährung jedoch auch das Risiko für eine Demenz beeinflussen? Oder positiv formuliert: Kann die richtige Ernährung Ihre geistige Fitness erhalten und Sie vor dem Abbau Ihrer kognitiven Fähigkeiten schützen? Aus heutiger Sicht kann diese Frage eindeutig mit »Ja« beantwortet werden!

Eine Vielzahl wissenschaftlicher Untersuchungen hat sich in den vergangenen Jahren dem Zusammenhang zwischen Ernährung und Demenzrisiko gewidmet. Die Ergebnisse einer besonders aussagekräftigen Studie wurden erst kürzlich von Dr. Nikolaus Scarmeas und seinen Kollegen vom *Taub Institute for Research in Alzheimer's Disease and The Aging Brain* in New York vorgelegt. Die Hirnforscher hatten 2.258 etwa 70- bis 75-jährige Personen aus der New Yorker Bevölkerung regelmäßig über einen Zeitraum von bis zu 14 Jahren auf ihre geistige Leistungsfähigkeit untersucht. Vor und während dieses langjährigen Beobachtungszeitraumes wurden die Ernährungsgewohnheiten der Teilnehmer mit einem ausführlichen Interview und mittels Fragebögen festgestellt. Wenn Sie an die Ernährungsgewohnheiten von Amerikanern denken, so kommt Ihnen möglicherweise als Erstes der Genuss von Hamburgern und Fastfood in den Sinn, aber gerade in New York leben auch sehr viele gesundheitsbewusste Menschen. Entsprechend waren die Ernährungsgewohnheiten der Studienteilnehmer sehr variabel. Bei der Erhebung dieser Ernährungsgewohnheiten wurde insbesondere auf die folgenden Angaben Wert gelegt:

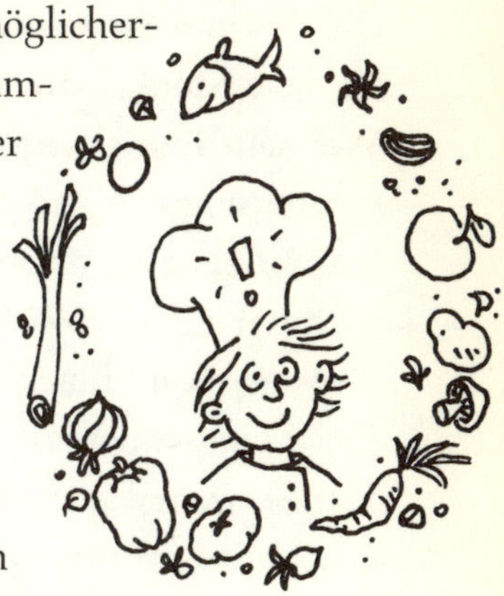

- Menge und Art verschiedener Milchprodukte,
- Menge und Art von Fleischmahlzeiten,
- Menge und Art des Konsums von Früchten und Gemüse (einschließlich Hülsenfrüchten),
- Menge und Art des Konsums von Getreideprodukten,
- die Häufigkeit von Fischverzehr,
- Art und Menge der verzehrten Fettprodukte,
- durchschnittlicher Alkoholkonsum.

Aus diesen Angaben bildeten die Forscher für jeden Studienteilnehmer einen Punktwert – den sogenannten MeDi-Score. »MeDi« steht hier für *mediterranean diet* – das heißt »Mittelmeerkost«. Die Mittelmeerkost – über die Sie noch Ausführlicheres im Kapitel 6 erfahren werden – umfasst eine Reihe von Ernährungsgewohnheiten und -empfehlungen, die in den Mittelmeerländern besonders verbreitet sein sollen. Der

MeDi-Score umfasst einem Punktewert zwischen 0 und 9. Im Laufe von vier Jahren entwickelten 262 der Versuchsteilnehmer eine Alzheimer-Demenz. Dabei wurde bei fast einem Drittel der Teilnehmer mit dem unterdurchschnittlichen MeDi-Score ein schwerer kognitiver Abbau nachgewiesen, der schließlich zur Diagnose der Demenz führte. Bei den Teilnehmern mit überdurchschnittlichem MeDi-Score erkrankten nur etwa 12 % der gesamten Gruppe. Rechnete man den Einfluss anderer Risikofaktoren – wie z. B. Alter, Geschlecht, Bildungsstand, Begleiterkrankungen oder das Rauchen – aus der Analyse heraus, so hatte die Gruppe mit dem durchschnittlichen MeDi-Score gegenüber der unterdurchschnittlichen Gruppe ein 15 % geringeres Risiko, eine Demenz zu entwickeln. Diejenigen mit dem überdurchschnittlichen MeDi-Score waren sogar mit einer Risikoreduktion von 40 % belohnt worden. Über den Daumen gepeilt hatte jeder zusätzliche Punkt auf dem MeDi-Score das Risiko der Alzheimer-Demenz um etwa 10 % verringert!

Schließlich übt die Ernährung auch einen unbestreitbaren Einfluss auf das Körpergewicht aus. Überernährung und Übergewicht sind die größten gesundheitlichen Herausforderungen in den meisten westlichen Industrieländern. Zahlreiche Folgeerkrankungen können hieraus abgeleitet werden. Müssen hierzu auch die Demenz und die Alzheimer-Krankheit gezählt werden? Tatsächlich fanden einige seriöse wissenschaftliche Untersuchungen einen Zusammenhang zwischen Fettsucht und dem Alzheimer-Risiko. In einer schwedischen Untersuchung erhöhte sich mit jedem zusätzlichen Punkt auf dem Body-Mass-Index (BMI) bei älteren Frauen das Risiko, in den Folgejahren eine Alzheimer-Demenz zu erleiden. Wie

Sie Ihren eigenen Body-Mass-Index berechnen können, haben Sie bereits in Kapitel 3 gelernt. Gleichwohl ist der Zusammenhang zwischen Körpergewicht und Demenzrisiko keineswegs so einfach zu interpretieren, wie die Ergebnisse der schwedischen Studie suggerieren. Im mittleren Lebensalter ist ein stark erhöhtes Körpergewicht sicherlich allgemein ungesund und möglicherweise auch der langfristigen Gesundheit und Fitness des Gehirns abträglich. Bei älteren Menschen hingegen ist ein niedriges bzw. zu niedriges Gewicht mit einer höheren Sterblichkeit assoziiert, und einige Untersuchungen fanden ein geringeres Körpergewicht bei Personen mit diagnostizierter Alzheimer-Krankheit. Abgesehen von Fällen extremer Fettleibigkeit kann somit im Alter das Fasten oder eine strenge »Nulldiät« sicherlich nicht als Maßnahme zur Erhaltung der geistigen Fitness empfohlen werden. Ein leicht erhöhtes Körpergewicht ist hier möglicherweise sogar ein Schutzfaktor.

Mehr über die Zusammenhänge zwischen Ernährung, geistiger Fitness und Demenz sowie ganz konkrete Ernährungstipps können Sie im Kapitel 6 nachlesen! Dort erfahren Sie auch, wie Sie Ihren persönlichen MeDi-Score schätzen können.

DAS WICHTIGSTE IN KÜRZE!

Die Ernährungsgewohnheiten üben einen wissenschaftlich bewiesenen Einfluss auf die geistige Fitness im Alter aus. Die Ernährungsregeln der mediterranen Küche (Mittelmeerkost) können hier als Richtschnur dienen. Dabei kommt es vermutlich weniger darauf an, wie viel Sie essen. Viel wichtiger ist es, was Sie essen.

Vom blauen Dunst und Rebensaft: Die Rolle der Genussgifte

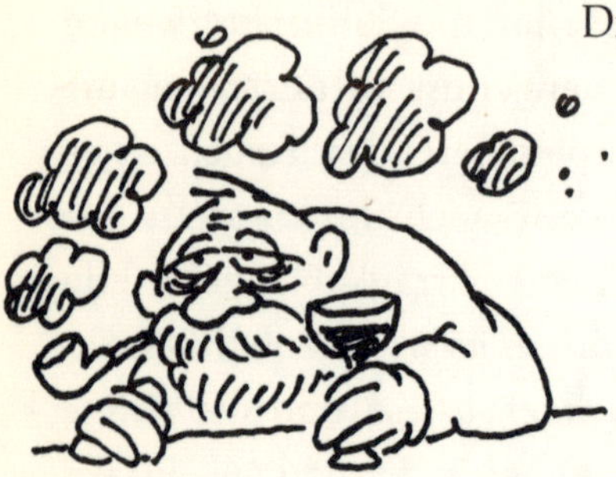

Die schädlichen Wirkungen des regelmäßigen Rauchens auf die Hirngefäße und viele innere Organe können unbestritten verheerend sein. Rauchen fördert die Entstehung von Schlaganfällen, Krebs, Herzinfarkten, schweren Durchblutungsstörungen und chronischen Lungenerkrankungen. Aber auch auf die Entstehung der Alzheimer-Krankheit nimmt das Rauchen nachweislich Einfluss.

In einer großen amerikanischen Studie – der Honolulu-Asia-Studie – waren 2.437 japanisch-amerikanische Männer über einen Zeitraum von mehreren Jahrzehnten auf ihren Gesundheitszustand untersucht worden. Dabei ließ sich ein signifikanter Zusammenhang zwischen mittlerem und schwerem Zigarettenkonsum und der Entwicklung einer Alzheimer-Krankheit im höheren Alter nachweisen. Das gleichzeitige Vorhandensein von Herz-Kreislauf-Erkrankungen oder Atemwegserkrankungen übte keinen Einfluss auf diesen Zusammenhang aus, sodass es sich um einen unabhängigen Effekt des Tabakkonsums handelte. Ein Teil der Studienteilnehmer verstarb im Laufe der Untersuchung, und es konnte eine feingewebliche Analyse der Gehirne durchgeführt werden. Dabei zeigte sich, dass die Zahl der amyloiden Plaques im Gehirn der mittelschweren und schweren Raucher gegenüber den Nichtrauchern deutlich erhöht war, womit ein direkter Zusammenhang zwischen dem Rauchverhalten und der Entstehung der alzheimer typischen Hirnveränderungen belegt war.

Etwas komplizierter liegt der Fall bei unserer zweiten großen Volksdroge – dem Alkoholgenuss in all seinen unterschiedlichen Formen. Auf die verheerenden Folgen eines überdauernden und schwerwiegenden Alkoholkonsums auf die Gesundheit des Gehirns wurde bereits in Kapitel 2 hingewiesen: Nicht nur der akute übermäßige Alkoholkonsum beeinträchtigt demnach die geistige Fitness und die kognitiven Fähigkeiten (was mindestens jeder Autofahrer wissen sollte), sondern auch der chronische Konsum im Übermaß kann die Hirnzellen in einem solchem Maße unwiederbringlich zerstören, dass eine Demenz die Folge ist. Es gibt jedoch auch Hinweise darauf, dass ein leichtgradiger bis allenfalls mäßiger Alkoholkonsum eine Schutzwirkung vor Demenz ausüben und damit zu geistiger Fitness im Alter beitragen kann.

ZUM HINTERGRUND

Würde man die Menge des durchschnittlichen Alkoholkonsums auf einer X-Achse auftragen und das Risiko des geistigen Abbaues im Alter auf der Y-Achse vermerken, so würde sich vermutlich eine Linie ergeben, die einem etwas nach rechts gekippten »J« sehr ähnlich sieht. Dieser Risikoverlauf findet sich zum Beispiel auch bei dem Zusammenhang von Alkoholkonsum und der Entwicklung von Herz-Kreislauf-Erkrankungen oder Schlaganfällen. Es wird vermutet, dass dieser Zusammenhang über eine Schutzwirkung des Alkohols auf die Gefäße erklärt werden könnte.

Diese Schutzwirkung durch geringe Mengen Alkohol wird erst ab einem bestimmten Grenzwert – der von Person zu Person unterschiedlich sein kann – von den schädlichen Folgen des Alkoholkonsums überholt. Dabei könnte auch ein Einfluss des Alkohols auf den Fettstoffwechsel von Bedeutung sein, der wiederum mit der Entstehung von Arteriosklerose in Zusammenhang steht. Bedenken Sie jedoch, dass Alkohol – ganz neutral betrachtet – eine hochgiftige Substanz ist. Rein naturwissenschaftlich gesehen ist Alkohol sogar eine der giftigsten Drogen, die wir kennen. Entsprechend kann übermäßiger Konsum praktisch alle Organsysteme des Körpers nachhaltig und irreparabel schädigen. Die medizinischen Fachgesellschaften empfehlen inzwischen die Einhaltung folgender Grenzwerte, um gesundheitliche Folgeschäden des Alkoholkonsums zu vermeiden:

- Der tägliche Konsum sollte 20 Gramm reinen Alkohol bei Männern und 10 Gramm reinen Alkohol bei Frauen nicht überschreiten (Zur Orientierung: 20 Gramm reiner Alkohol entsprechen in etwa einer Flasche Bier bzw. einem eher kleineren Glas Wein).

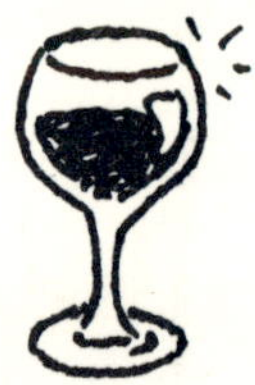

- Sie sollten mindestens zwei alkoholfreie Tage pro Woche einhalten.
- Wenn Sie sehr regelmäßig Alkohol konsumieren, sollten Sie in gewissen Abständen Ihr Trinkverhalten selbstkritisch hinterfragen. Fragen Sie sich schonungslos, ob Sie Ihre Trinkmenge in der letzten Zeit gesteigert haben oder warum es Ihnen nicht gelingt, Ihren Alkoholkonsum für einen oder mehrere Tage auszusetzen. Auch wenn eine

ehrliche Antwort u. U. peinlich sein kann, sollten Sie sich nicht scheuen, im Zweifelsfall psychologische Hilfe in Anspruch zu nehmen.

UNTER DER LUPE!

Immer wieder erfährt man in den Medien, dass bestimmte alkoholische Getränke (so zum Beispiel Rotwein) eher eine schützende oder positive Wirkung auf die Gesundheit haben sollen als andere Getränke. Jeder Weintrinker wird diese Meldungen mit Freude zur Kenntnis genommen haben. Um wissenschaftlich gesichertes Wissen handelt es sich hierbei jedoch nicht – allenfalls kann man von schwach belegten Hypothesen oder Vermutungen sprechen. Aus Sicht des kritischen Zweiflers ist in diesem Zusammenhang aber auch die Frage berechtigt, ob die Menschheit nichts Wichtigeres zu erforschen hat als diese Dinge bzw. wer an der Entstehung und Verbreitung dieser Hypothesen eigentlich ein Interesse haben könnte. Kurzum: Wenn Sie gerne Rotwein trinken, so tun Sie das – aber bitte in Maßen! Wenn Sie allerdings Demenzvorbeugung betreiben wollen, dann gibt es gewiss bessere Möglichkeiten, als den Kauf einer Flasche Bordeaux oder Rioja.

Neben dem Alkohol und dem Nikotin gibt es noch eine Reihe weiterer legaler Genussmittel und »Psychostimulanzien«, deren Konsum zum Glück nicht giftig ist. Über unsere »Lieblingsgetränke« Kaffee, Tee oder Kakao gibt es einige interessante wissenschaftliche Erkenntnisse, die neben den unmittelbaren Wirkungen auf die Denkleistung auch eine langfristig schützende Wirkung auf die geistige Leistungsfähigkeit möglich erscheinen lassen. Aber auch hierbei handelt es sich streng

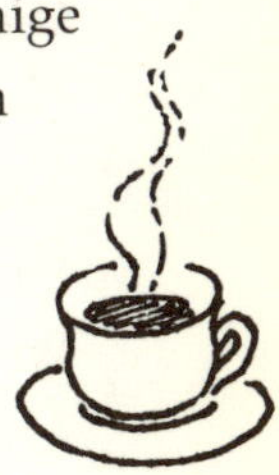

genommen noch nicht um gesichertes Wissen. Mehr über dieses Thema erfahren Sie im Kapitel 6.

DAS WICHTIGSTE IN KÜRZE!

Die Wirkung von Zigaretten- und Alkoholkonsum auf die geistige Fitness ist überwiegend schädlich. Allenfalls wird eine geringfügige Schutzwirkung von leichtem (bis mäßigem) Alkoholkonsum vermutet. Eine Empfehlung zu regelmäßigem (oder gar täglichem!) Alkoholkonsum kann hieraus jedoch keineswegs abgeleitet werden. Kaffee, Tee oder Kakao können Sie dagegen unbesorgt genießen!

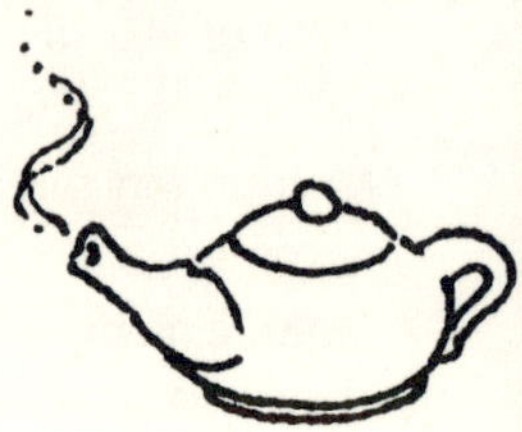

Die Rolle körperlicher Erkrankungen und ihrer richtigen Behandlung

Für eine Reihe von körperlichen Krankheiten – die zum Teil bereits im mittleren Lebensalter auftreten können und im höheren Alter häufig zunehmen – wird ein Zusammenhang mit der Entwicklung von Demenz im Alter angenommen, der in einigen Fällen auch als gesichert gelten darf. Hierzu zählen:

- Die arterielle Hypertonie: *gesicherter Zusammenhang.*
- Blutzuckerkrankheit (Diabetes mellitus): *angenommener Zusammenhang.*
- Die Erhöhung bestimmter Blutfettwerte (insbesondere bestimmte Formen des Cholesterins): *angenommener Zusammenhang.*

- Die Gefäßkrankheiten des Gehirns und Schlaganfälle: *gesicherter Zusammenhang.*
- Stark erhöhtes Körpergewicht und Fettleibigkeit: *angenommener Zusammenhang.*
- Unfälle mit Kopfverletzungen: *angenommener Zusammenhang.*

Auf den vorhergehenden Seiten haben Sie schon einiges über den Zusammenhang dieser Erkrankungen mit dem Abbau geistiger Fähigkeiten im Laufe des Lebens erfahren. Insbesondere das sogenannte »metabolische Syndrom« scheint hier eine Rolle zu spielen. Diabetes mellitus, Übergewicht, Erhöhung der Blutfette und arterielle Hypertonie treten häufig zusammen auf und werden daher in der medizinischen Literatur unter diesem Begriff zusammengefasst. Die Entstehung des metabolischen Syndroms – aber auch der Gehirngefäßerkrankungen – lässt sich auf ein Zusammenwirken von genetischen Einflüssen und sogenannten Lebensstilfaktoren (insbesondere Ernährung und körperliche Bewegung) zurückführen. Die Entstehung und der Verlauf dieser Erkrankungen können daher zumindest teilweise durch eigenes Verhalten beeinflusst werden. Dies gilt auch für die regelmäßige Einnahme ärztlich verordneter Medikamente, wenn diese Erkrankungen einmal eingetreten sind. Besonders gut gesichert ist der Zusammenhang zwischen einer konsequenten medikamentösen Behandlung einer arteriellen Hypertonie und Gehirnerkrankungen: Ein jahre- oder gar jahrzehntelang schlecht oder gar nicht behandelter erhöhter Blutdruck kann das Risiko einer Demenz im Alter erheblich steigern und auch bereits bei jüngeren Menschen zu kognitiven Defiziten beitragen. Umgekehrt bietet hier die richtige Behandlung eine klar definierte und einfach durchzuführende Schutzmöglichkeit.

Andererseits kann die Einnahme bestimmter Medikamente auch die geistige Leistungsfähigkeit vorübergehend verschlechtern. Dies darf allerdings nicht mit einer Erhöhung des Demenzrisikos verwechselt werden, da bei Absetzen oder richtigem Einstellen dieser Medikamente die kognitiven Störungen in der Regel wieder voll rückbildungsfähig sind. Setzen Sie aber bitte unter keinen Umständen eigenmächtig Ihre ärztlich verordneten Medikamente ab, selbst wenn Sie im Kleingedruckten des Beipackzettels Hinweise auf einen möglichen Einfluss Ihres Medikaments auf Störungen der mentalen Fähigkeiten finden! Vielmehr empfehle ich Ihnen das folgende Vorgehen:

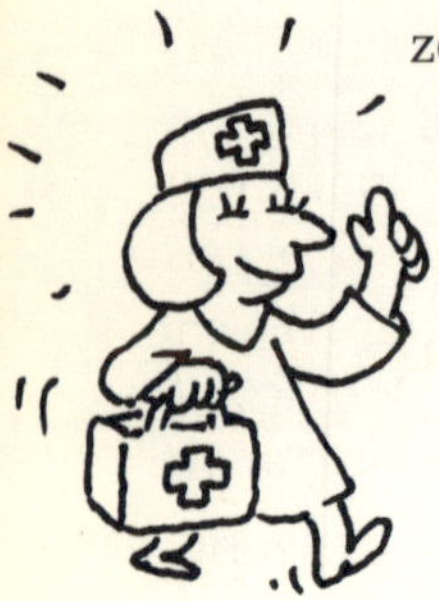

1. Wenn Sie bei sich ein Nachlassen der kognitiven Fähigkeiten, z. B. im Bereich des Gedächtnisses, des Konzentrationsvermögens oder der Aufmerksamkeit, festgestellt haben, so überlegen Sie kurz, ob Ihnen Ihr Arzt in den letzten Wochen oder Tagen ein neues Medikament verschrieben hat. Dies gilt insbesondere, wenn Sie bereits mehrere Medikamente (mehr als drei) täglich regelmäßig einnehmen.
2. Machen Sie Ihren Arzt so bald wie möglich auf Ihre Beobachtung aufmerksam, und fragen Sie ihn, ob er einen Zusammenhang zwischen der Medikamenteneinnahme und den beobachteten Veränderungen für möglich hält. Viele

Ärzte sind sogar dankbar für solche Hinweise, da diese Dinge in der täglichen Routine einer Arztpraxis oder einer Klinik nicht immer regelmäßig erfragt werden.

3. Folgen Sie dann den Empfehlungen Ihres Arztes, der Ihnen in den meisten Verdachtsfällen auch ein anderes – ebenso wirksames, aber besser verträgliches – Medikament verschreiben kann.

DAS WICHTIGSTE IN KÜRZE!

Verschiedene chronische körperliche Erkrankungen können langfristig einen negativen Einfluss auf Ihre kognitive Leistungsfähigkeit nehmen. Dies gilt insbesondere, wenn Sie nicht ausreichend behandelt und ärztlich überwacht werden. Dagegen kann eine konsequente Behandlung dieser Erkrankungen (z. B. Bluthochdruck) zum Erhalt der geistigen Leistungsfähigkeit beitragen. Bei neu aufgetretenen Verschlechterungen Ihrer geistigen Leistungsfähigkeit sollten Sie mit Ihrem Arzt mögliche Zusammenhänge mit der Einnahme eines bestimmten Medikamentes besprechen.

Gibt es die Pille für die geistige Fitness?

Eine vernünftige Möglichkeit, sich durch die Einnahme von Medikamenten vor dem Abbau Ihrer geistigen Fähigkeiten zu schützen, haben Sie im vorhergehenden Abschnitt kennengelernt: Die konsequente Behandlung chronischer Erkrankungen – soweit diese ärztlich angeordnet ist – kann hier viel Gutes bewirken! Was weiß man jedoch über die Wirksamkeit einer vorbeugenden Einnahme von Medikamenten oder anderen chemischer Substanzen bei Personen, die ansonsten ganz gesund sind? Angepriesen werden hier die unterschiedlichsten Vitaminpillen, Multivitaminpräparate und

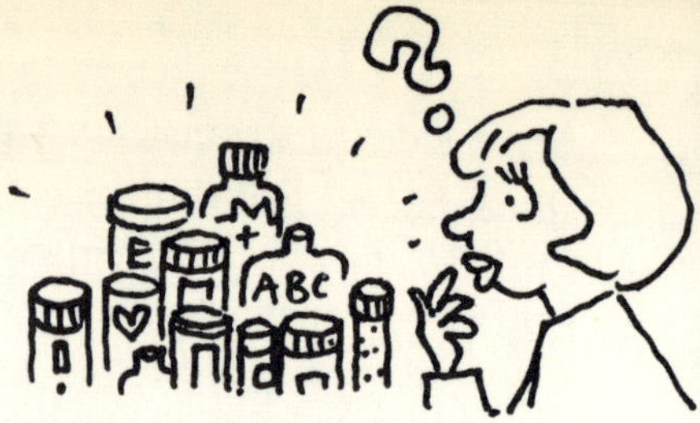

andere Kapseln und Dragees mit diversen Inhaltsstoffen. Das meiste davon ist frei verkäuflich. Sie erhalten es in der Apotheke, im Drogeriemarkt, im Internet und inzwischen sogar in vielen Lebensmittelgeschäften. Abgesehen davon, dass es sich bei dem Vertrieb dieser Produkte natürlich um ein gutes Geschäft handelt, sieht die Antwort auf die eingangs gestellte Frage für die Käufer dieser Pillen zurzeit eher ernüchternd aus. Bislang gibt es nämlich nur sehr wenige belastbare wissenschaftliche Belege dafür, dass die Einnahme dieser Präparate gesunde Menschen tatsächlich vor dem Verlust ihrer geistigen Fähigkeiten schützt (vgl. Kapitel 6). In einigen Fällen kauft man sich mit den bunten Pillen und Dragées sogar zusätzliche Risiken ein, wie im Folgenden am Beispiel des häufig zur Demenzvorbeugung empfohlenen Vitamins E dargestellt werden soll:

ZUM HINTERGRUND

Tatsächlich wurden in der Vergangenheit einige seriöse wissenschaftliche Untersuchungen vorgelegt, die eine Wirksamkeit von Vitamin E bei der Vorbeugung der Alzheimer-Krankheit nahelegten. Diese Schutzwirkung entfaltete sich jedoch nur bei einer jahrelangen und hoch dosierten Einnahme von Vitamin E. Hoch dosiert bedeutet hier die Einnahme von mindestens 800 IE (Internationalen Einheiten) täglich. Im Jahre 2005 veröffentlichte Dr. E. R. Miller mit einigen Kollegen in der renommierten Fachzeitschrift *Annales of Internal*

Medicine eine Metaanalyse aller verfügbaren Daten von insgesamt 135.967 Teilnehmern von insgesamt 19 klinischen Studien mit Vitamin E. Das Ergebnis sorgte für einigen Wirbel in der Fachwelt, denn Dr. Miller fand heraus, dass oberhalb einer Vitamindosis von 400 IE pro Tag die Gesamtsterblichkeit der Vitamin-E-Schlucker signifikant nach oben ging. Konkret bedeutet dies, dass Vitamin E das Leben der Studienteilnehmer nicht verlängerte, sondern verkürzte!

Vor diesem Hintergrund ist die Einnahme von Vitamin E zum Schutz vor dem geistigen Abbau natürlich als sinnlos oder sogar als gefährlich zu bewerten. Sie kann unter gar keinen Umständen empfohlen werden! Auch für viele andere der frei verkäuflichen Vitaminpräparate und Nahrungsergänzungsstoffe liegen hinsichtlich der Demenzprävention entweder enttäuschende oder gar keine wissenschaftlichen Daten vor. Näheres zu diesem Thema erfahren Sie im Kapitel 6 (»Vitamine und andere Pillen – Hilft Schlucken vor dem geistigen Abbau?«).

Neben den Vitaminen und Nahrungsergänzungsstoffen sind immer wieder auch verschiedene verschreibungspflichtige Medikamente hinsichtlich einer vorbeugenden Wirkung im Gespräch, da sich aus epidemiologischen Studien Hinweise auf eine mögliche Schutzwirkung gegen die Alzheimer-Krankheit ergeben hatten. Hierbei handelt es sich z.B. um bestimmte Rheumamittel (sogenannte nicht steroidale Antirheumatika, NSAR oder NSAID), um bestimmte Hormonpräparate (insbesondere Östrogene und östrogenartige Medikamente) und um blutfettsenkende Medikamente (sogenannte Statine). Die Einnahme dieser Medikamente ist für viele Patienten mit chronischen Entzündungs- und Schmerzzuständen, Beschwerden nach der Menopause oder bei behandlungsbedürftigen Fettstoffwechselkrankheiten segensreich. Wohlgemerkt handelt es sich um Hinweise auf eine Schutzwirkung. Eine vorbeugende Wirkung gegen die Alzheimer-Demenz ist jedoch bei keinem dieser Medikamente bislang wissenschaftlich gesichert (vgl. Kapitel 6). Von der Einnahme von Östrogenen zur Demenzvorbeugung oder -behandlung ist nach dem heutigen Kenntnisstand sogar abzuraten, da die Risiken der Behandlung den Nutzen überschreiten. Zum Nutzen einer Demenzvorbeugung mit Blutfettsenkern (Statinen) fehlen bislang größere Behandlungsstudien, sodass keine eindeutige Empfehlung gegeben werden kann.

Auch bei den sogenannten *Antidementiva* handelt es sich um verschreibungspflichtige Medikamente. Zugelassen sind in Deutschland drei verschiedene Medikamente aus der Gruppe der Acetylcholinesterasehemmstoffe (Rivastigmin, Donepezil, Galantamin) sowie die Substanz Memantine. Bei diagnostisch gesicherter Demenz können diese Medikamente nachweislich die Symptome der Krankheit verbessern, und die Kosten der Behandlung werden daher von der Krankenkasse übernommen. Andere Medikamente werden unter dem Begriff der *Nootropika* zusammengefasst. Hierbei handelt es sich um eine bunt gemischte Gruppe von zumeist älteren und schon lange bekannten Substanzen (Piracetam, Nycergolin, Nimodipin u. a.), die vor der Einführung der Antidementiva häufig bei Demenz verschrieben wurden. Im Gegensatz zu den Antidementiva fehlt für die Nootropika jedoch bislang ein überzeugender Wirksamkeitsnachweis.

UNTER DER LUPE!

Eine naheliegende Frage ist natürlich, ob Antidementiva nicht auch vorbeugend gegen Demenz wirken und damit bei Gesunden die geistige Fitness erhalten können. Die Antwort auf diese Frage ist sowohl in Bezug auf die Antidementiva als auch hinsichtlich der Nootropika ein klares »Nein«. Diese Medikamente können allenfalls die Symptome einer Demenz abmildern, greifen jedoch nicht ursächlich in die Entstehung dieser Krankheiten ein. Aufgrund ihres tatsächlichen oder – im Falle der Nootropika – vermeintlichen Potenzials, die kognitiven Funktionen bei Demenzkranken zu verbessern, werden Antidementiva und Nootropika inzwischen auf vielen Internetseiten, aber auch auf einem dubiosen Schwarzmarkt als Wundermittel zum »Gehirndoping« angepriesen. Manch einer, der in unserer hochgetakteten Leistungsgesellschaft erfolgreich sein will (oder muss), erhofft sich von der Einnahme dieser Medikamente eine Steigerung seiner geistigen Fitness und damit letztlich eine bessere Wettbewerbsfähigkeit.

Weitere Marketingbegriffe, unter denen vermeintliche geistige Fitmacher in Pillenform feilgeboten werden, sind »Cognitive Enhancer« oder »Smart Drug«. Neben den Demenzmitteln werden auf diesem grauen Pharma-Markt auch andere hochwirksame Arzneimittel angeboten, die ursprünglich zur Behandlung von Depressionen oder Aufmerksamkeitsstörungen bei Kindern und Jugendlichen entwickelt wurden. Vor dem Erwerb und der Einnahme dieser Medikamente muss an dieser Stelle dringend gewarnt werden! Die Behandlung von Depressionen und überdauernden kognitiven Störungen gehört in die Hand eines erfahrenen Arztes und erfordert immer eine gesicherte Diagnose. Vor einer Selbstmedikation wird daher ausdrücklich abgeraten. Auch zur Steigerung der geistigen Fitness dürfen Sie diese Medikamente unter gar keinen Umständen einnehmen, was immer Ihnen die bunten Werbeseiten im Internet auch versprechen. Bestenfalls betreiben Sie damit ein riskantes Humanexperiment, dessen einziges »Versuchskaninchen« Sie selber sind! Während die Wirkung dieser Medikamente auf die kognitive Leistungsfähigkeit von Gesunden zweifelhaft oder ungewiss ist, können sie alle bei unkontrollierter Einnahme schwerwiegende Nebenwirkungen hervorrufen.

DAS WICHTIGSTE IN KÜRZE!
Die vorbeugende Wirkung von Vitaminpräparaten und anderen Ernährungsergänzungsstoffen zum Schutz vor dem geistigen Abbau ist zweifelhaft und kann daher nicht empfohlen werden. Gesunde Menschen sollten insbesondere von der Einnahme sogenannter »Cognitive Enhancer« bzw. »Smart Drugs« die Finger lassen!

Ist Stress schädlich für das Gehirn?

Könnte es sein, dass ein negativer psychologischer Dauerstress das Gehirn schädigt und damit zum Abbau geistiger Fähigkeiten beitragen kann? Ergebnisse aus der neurobiologischen Grundlagenforschung weisen darauf hin, dass eine dauerhaft erhöhte Konzentration von sogenannten Stresshormonen (z. B. Kortisol) die Funktion empfindlicher Hirnzellen (z. B. im Hippocampus) beeinträchtigen kann und diese möglicherweise sogar zerstört. Ein solcher Zusammenhang wird auch für die Folgen akut einwirkender, massiver psychologischer Stressereignisse (z. B. nach schweren Unfällen oder Folter) in der gegenwärtigen wissenschaftlichen Diskussion ernsthaft erwogen. Die resultierenden seelischen Störungen werden als posttraumatische Belastungsstörung (PTBS, *posttraumatic stress disorder/PTSD*) beschrieben. Aber auch psychologischer Dauerstress kann einen negativen Einfluss auf manche chronische Erkrankung haben, die ihrerseits wiederum das Demenzrisiko erhöhen kann (z. B. arterielle Hypertonie). Chronischer Stress kann aber auch auf andere Weise negativ auf eine Reihe von Stoffwechselfunktionen einwirken (z. B. über den Hormonhaushalt). Hinsichtlich der Frage, ob diese physiologischen Stressreaktionen auch das Demenzrisiko erhöhen, ist die wissenschaftliche Datenlage jedoch noch sehr unsicher, und es kann daraus keine eindeutige Empfehlung abgeleitet werden. Dies gilt insbesondere für den »normalen« und alltäglichen psychologischen Stress – ob er nun bei der Arbeitsstelle oder im privaten Rahmen erlebt wird. Auf jeden Fall gehört die gelegentlich geäußerte Behauptung, dass ungelöste oder verdrängte seelische Konflikte eine Demenz verursachen können, in das Reich der Fabel verwiesen! Die Entstehung einer Demenz kann nicht psychologisch erklärt werden. Gleichwohl kann ein angemessenes und gezieltes Stressmanagement (zum Beispiel durch Entspannungsverfahren) bei Gesunden das Wohlbefinden und die Gesundheit fördern und erhalten und damit auch zur geistigen Leistungsfähigkeit beitragen.

EIN PERSÖNLICHER TIPP!

Menschen finden bei unterschiedlichen Tätigkeiten und in ganz unterschiedlichen Situationen Entspannung. Manchen kann dabei das Erlernen eines Entspannungsverfahrens eine große Hilfestellung sein. Am bekanntesten sind das Autogene Training und Yoga. Die entsprechenden Übungen sind aber für viele Menschen schwer zu lernen oder durchzuführen. In diesen Fällen kann ich die Progressive Muskelrelaxation (PMR) sehr empfehlen. Sie ist einfacher zu lernen als Autogenes Training und auch häufig in Alltagssituationen besser anwendbar.

DAS WICHTIGSTE IN KÜRZE!

Akuter und chronischer psychologischer Stress werden als Risikofaktoren für eine Verschlechterung der geistigen Leistungsfähigkeit diskutiert. Diese Zusammenhänge können aber nicht als wissenschaftlich gesichert gelten. Dies gilt auch für den Einfluss bestimmter seelischer Erkrankungen (z. B. Depressionen). Es gibt viele gute Gründe dafür, beim Vorliegen von Depressionen und auch bei negativen Folgen von psychologischem Dauerstress die professionelle Hilfe von Psychologen, Psychiatern und Psychotherapeuten in Anspruch zu nehmen. Die Prognose ist hier grundsätzlich gut. Unabhängig davon kann ein gutes Stressmanagement auch das allgemeine Wohlbefinden steigern und beugt vermutlich anderen Zivilisationskrankheiten vor.

• 5 •

WIE VIEL VERGESSLICHKEIT IM ALTER IST EIGENTLICH NORMAL?

»IST das eigentlich noch normal?« Diese Frage treibt viele Menschen bereits ab dem mittleren Erwachsenenalter um. Nicht jede »Vergesslichkeit« ist gleich schon krankhaft. Umgekehrt kann ein zu langes Abwarten auch Chancen der Vorbeugung und Frühbehandlung verbauen. In diesem Kapitel sollen Sie daher normale und besorgniserregende Beispiele für »Gedächtnisprobleme« kennen lernen und etwas darüber erfahren, wie sich das Gedächtnis und andere geistige Fähigkeiten auch ohne krankhafte Ursache im Laufe des Lebens verändern können. Nicht über alles lohnt es sich daher, sich Sorgen zu machen. Umgekehrt gibt es aber auch einige Warnzeichen, die man kennen sollte, und Sie erhalten die Gelegenheit zur kritischen Selbstprüfung.

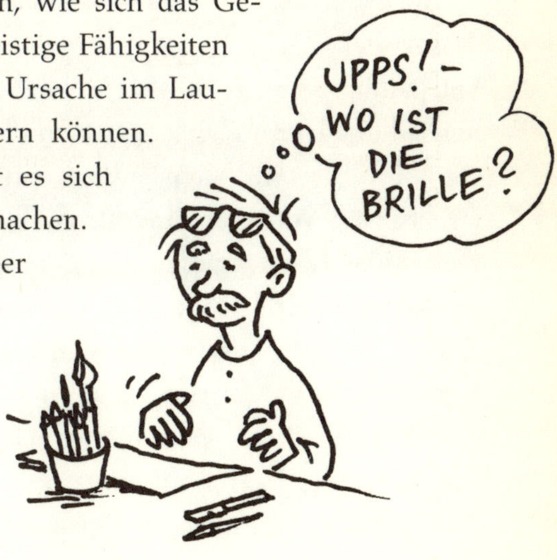

Besonnen reagieren ist die Hauptsache!

Bestimmt kennen Sie diese Situation: Sie wollen einem Bekannten von einem tollen Film oder interessanten Buch erzählen, Ihnen fällt aber auf Teufel komm raus der Name des Streifens oder der Titel des Buches nicht ein. Möglicherweise sagen Sie dann: »Nicht zu glauben, es liegt mir auf der Zunge, aber ich komme jetzt einfach nicht drauf.« Dieses Phänomen »Es liegt mir auf der Zunge« oder auch »Tip of the tongue« beschreibt also folgende Situation:

> Sie wollen etwas sagen, wissen genau, dass es da irgendwo in Ihrem Kopf ist, möglicherweise ist schon ein »Schatten« dieser Erinnerung vorbeigehuscht, aber Sie konnten ihn nicht erfassen, die Antwort will Ihnen partout nicht einfallen. Ist es ein Wort, nach dem Sie suchen, dann können Sie vielleicht den Anfangsbuchstaben benennen oder einzelne Silben oder sogar das Wort beschreiben, nur fällt Ihnen das korrekte Wort eben nicht ein.

Entspannen Sie sich! Das Auftreten dieses Phänomens ist ganz normal und kommt bei jedem Menschen in jeder Altersklasse vor. Obwohl es im Alter häufiger auftritt, ist dies kein Nachweis für das Vorliegen einer krankhaften Gedächtnisstörung. Viele Menschen reagieren zwar mit der Sorge: »Mir fällt es partout nicht ein – ich kriege wohl langsam Alzheimer«, aber das »Es liegt mir auf der Zunge«-Phänomen hat zunächst mit Krankheit nichts zu tun, sondern tritt dann auf, wenn das Gehirn unter Druck steht und schnell die Antwort finden soll. Versuchen Sie jetzt krampfhaft, »Dampf« zu machen und die Antwort zu finden, und grübeln darüber nach, so wird sich kein Erfolg einstellen. Wenden Sie sich nun aber etwas ganz anderem zu und denken gar nicht mehr über Ihr vorheriges Problem nach, so fällt Ihnen die Antwort meist nach einigen Minuten – manchmal sogar nach Tagen – wieder ein. Die Erinnerung war nämlich gar nicht aus dem Gedächtnis verschwunden oder »gelöscht«, man musste ihr nur helfen, herauszukommen. Im Gehirn passiert hier Folgendes: Durch das Grübeln und die angestrengte Aufmerksamkeit wird Gehirnaktivität gebunden und das Gehirn regelrecht »auf allen Leitungen blockiert«. Wenn man sich aber ablenkt und etwas anderes denkt, fängt das Gehirn an, die Aufträge, die noch in der »Warteschleife« sind, nach und nach abzuarbeiten. Nun hat das Gehirn durch die Ablenkung und das »nicht mehr daran denken« die Möglichkeit, sich zu entspannen, es hat wieder Kapazitäten frei und die Blockierung wird aufgehoben.

ZUM HINTERGRUND

Interessanterweise kommt das »Es liegt mir auf der Zunge«-Phänomen eher bei Personennamen vor, es tritt aber auch bei Eigennamen wie Orten oder Buchtiteln auf. Dies hat damit zu tun, dass Eigennamen für sich genommen meistens »bedeutungslos« sind, d. h. weitgehend für sich stehen und keinen Raum für weitere Vorstellungen oder Assoziationen lassen, wie es z. B. bei Berufsbezeichnungen der Fall ist. Wer sich Ihnen als Bäcker vorstellt, ruft bei Ihnen gleich eine Vielzahl an Gedanken und Verknüpfungen hervor und Sie können sich den genannten Beruf besser merken und ihn auch leichter wieder abrufen. Aus diesem Grund sind auch neue Eigennamen schwerer zu merken, insbesondere, wenn es sich um Personen oder Begriffe aus einem anderen Kulturkreis oder einer Fremdsprache handelt.

Allen geistigen »Aussetzern« ist eines gemein: Sie können Angst machen. Gerade in der heutigen Zeit, in der die Begriffe »Demenz« und »Alzheimer« in vielen Medien vertreten sind und in der gleichzeitig eine Vielzahl von täglichen neuen Eindrücken und Anforderungen zu Reizüberflutung führt, beginnen viele Menschen, sich um ihr Gedächtnis ernsthafte Sorgen zu machen. Aber eine übertriebene Aufregung ist hier fehl am Platz! Machen Sie sich deutlich, dass Vergessen zum normalen Leben dazugehört. Vieles weist darauf hin, dass eine geringere Dichte an Nervenzellen und deren synaptischen Verbindungen im Gehirn sowie ein Nachlassen gewisser kognitiver Fähigkeiten bereits ab dem 20. Lebensjahr zur normalen Entwicklung gehören. Allerdings werden diese Veränderungen im frühen Erwachsenenalter oft noch besser kompensiert als im späteren Alter und treten so erst gehäuft im letzten Drittel des Lebens in Erscheinung. Sollte Ihnen also ab und an mal »das Wort fehlen«, ist dies noch lange kein Anzeichen für Demenz. Wie Sie bereits in Kapitel 1 erfahren haben, zählen Gedächtnisprobleme zwar zu den Leitsymptomen der Demenz, aber diese müssen sehr stark ausgeprägt sein und es muss noch eine Reihe von weiteren Krankheitsanzeichen hinzukommen.

Lassen Sie also nicht zu, dass das Unbehagen über einige kleine Gedächtnisaussetzer Ihr Leben dominiert! Wenn Sie sich allerdings andauernd große Sorgen machen und darunter leiden, so können Sie Ihre Gedächtnisleistungen von qualifiziertem Fachpersonal überprüfen lassen. Anlaufstellen hierfür sind sogenannte Gedächtnis-Ambulanzen (»Memory-Clinic«) sowie der neurologische oder psychiatrische Facharzt. Oft kann man im Rahmen einer solchen Untersuchung klären, was die wirkliche Ursache der Gedächtnisprobleme ist. Viele andere Gründe können nämlich zu Störungen des Gedächtnisses führen, ohne dass tatsächlich eine Demenzerkrankung vorliegt. Zu nennen sind da u. a. Schlafmangel, Stress, unzureichende Flüssigkeitszufuhr, übermäßiger Alkoholkonsum, Wechselwirkungen von Medikamenten, Depressionen oder andere Ursachen, die Sie bereits im Kapitel 4 kennengelernt haben. Manchmal können auch rein psychologische Gründe eine Rolle spielen.

ZUM HINTERGRUND

Insbesondere sehr empfindsame Menschen beginnen gelegentlich, sich umfassend über eine bestimmte Krankheit und deren Verlauf zu informieren. Erster Anlass kann eine geringfügige Sorge sein, nachdem man ein vermeintliches Symptom dieser Krankheit an sich entdeckt zu haben glaubt. Mit ansteigender Informationsmenge beginnt man dann, sich selbst zunehmend kritischer zu beobachten, und bemerkt auch bei sich selber eine zunehmende Zahl der beschriebenen Symptome. Schließlich ist man überzeugt: »Das habe ich!« Im Falle der »Alzheimer-Phobie« können dann allein die damit verbundene ständige Angst und Anspannung dazu führen, dass man sich tatsächlich schlechter konzentriert und sich daher auch weniger merken kann. Die umfassende Untersuchung der kognitiven Funktionen kann auch in solch einem Fall abklären, ob das befürchtete Krankheitsbild tatsächlich vorliegt, und im Falle eines Ausschlusses zu großer Erleichterung und Angstlösung führen.

Auf keinen Fall sollte man sich zurückzuziehen und »einigeln«, wenn es zu Störungen des Gedächtnisses kommt. Wer sich selber im Verdacht hat, dass etwas »im Kopf« nicht stimmt, darf sich nicht aus Scham oder Angst isolieren. Wer jetzt sogar soziale Kontakte abbricht oder zunehmend weniger vor die Tür geht, etwa aus Angst, einen Bekannten nicht mit Namen ansprechen zu können oder nicht mehr zu wissen, was eingekauft werden soll, reduziert schrittweise die eigene Lebensqualität. Die Isolation von der Umwelt nimmt dem Gehirn dann zunehmend auch Möglichkeiten geistiger Anregung und sozialer Kontakte. Wie Sie in Kapitel 4 schon erfahren haben, sind aber gerade die geistige und auch die soziale Aktivität sehr wichtig, um geistig fit zu bleiben.

Eine weitere psychologische Erklärung von vermeintlichen Gedächtnisstörungen kann auch das Phänomen der »selbsterfüllenden Prophezeiung« sein. Wer z. B. der Meinung ist, das eigene Gedächtnis sei schlecht und könne nichts mehr leisten, und sich daher auch zunehmend weniger anstrengt, sein Gedächtnis zu benutzen, der kommt völlig aus der Übung und wird irgendwann tatsächlich größere Funktionseinschränkungen bekommen. Den Wahlspruch »Use it or lose it!« haben Sie schon kennengelernt. Wer sein Gedächtnis nicht mehr benutzt und herausfordert, der darf sich nicht wundern, wenn er sich irgendwann nicht mehr darauf verlassen kann.

DAS WICHTIGSTE IN KÜRZE!

Vorübergehende Gedächtnisschwierigkeiten (z. B. »Es liegt mir auf der Zunge«-Phänomen) treten bei jedem Menschen im Laufe des Lebens auf. Sollten Sie aber andauernd beunruhigt sein, weil sich die Probleme mit dem Gedächtnis häufen, so kann eine fachärztliche Beratung Klarheit schaffen. Ziehen Sie sich aber niemals aus Angst vor Ihren Gedächtnisschwierigkeiten von Ihrer Umwelt zurück!

Der Prozess des Älterwerdens und Veränderungen im Alter

Betrachtet man den Prozess des Alterns aus biologischer und psychologischer Sicht, so geht er mit einer Vielzahl von Veränderungen einher. Dazu gehören Veränderungen der Sinneswahrnehmung, Veränderungen des Bewegungsapparates, aber auch Veränderungen der Geschwindigkeit und »Leichtigkeit« des Lernens sowie der Informationsverarbeitung. Allerdings kann der Alternsprozess individuell sehr unterschiedlich verlaufen. Oft unterscheiden sich zwei Personen innerhalb einer Altersgruppe stärker als verschiedene Altersgruppen untereinander. Es gibt viele Beispiele von Menschen, die bis weit über das 80. Lebensjahr hinaus geistig fit waren oder es noch sind. Papst Benedikt XVI., Marcel Reich-Ranicki oder Helmut Schmidt sind bekannte Beispiele. Der Heidelberger Philosoph Hans-Georg Gadamer brillierte noch im Alter von 100 Jahren bei öffentlichen Vorträgen. Andere Menschen sind in diesem Alter schon längst dauerhaft auf fremde Hilfe angewiesen und können nicht mehr selbstständig leben.

Die folgenden Abschnitte sollen Ihnen einen Überblick über die zahlreichen Alterungsprozesse geben, die im Laufe der Zeit auf jeden von uns zukommen. Der Schwerpunkt liegt auf der Beschreibung der mentalen Veränderungen. Körperliche Beeinträchtigungen werden nicht erläutert. Aber bitte keine Angst! Dieses soll keine Aufzählung aller möglichen Verluste oder entstehenden Defizite werden. Vielmehr soll vermittelt werden, dass das Alter trotz zahlreicher entstehender Veränderungen auch positive Entwicklungschancen und individuelle Möglichkeiten der Beeinflussung bereithält.

Veränderungen auf der Ebene der Nervenzellen (neuronale Ebene)

Auch das Gehirn verändert sich im Laufe der Lebenszeit und zeigt »Verschleißerscheinungen«. Die Anzahl aktiver Nervenzellen verringert sich, die Konzentration von Botenstoffen im Gehirn kann abnehmen und auch die Kontaktstellen zwischen den Nervenzellen, die Synapsen, können reduziert sein. Als Folge dieser Veränderungen läuft die Verarbeitung von Informationen langsamer, die Reaktionsfähigkeit lässt nach und abgespeichertes Wissen wird nicht mehr so schnell abgerufen. Ältere Menschen schneiden also in manchen kognitiven Funktionen – wie Wahrnehmung, Denken, Erkennen und Erinnern – im Vergleich zu jüngeren Personen schlechter ab, auch wenn sie nicht an einer Gehirnkrankheit, z. B. der Alzheimer-Krankheit, leiden. Das Schwinden der Nervenzellen und Synapsen ist aber nicht nur eine Alterserscheinung: Dieser »altersassoziierte« Verlust im Gehirn beginnt wahrscheinlich schon ab dem 20. Lebensjahr. In welchen Bereichen des Gehirns er besonders stark ausgeprägt ist, ist noch Gegenstand der Forschung. Vor allem Untersuchungen mit bildgebenden Verfahren des Gehirns (z. B. Magnetresonanztomografie) weisen darauf hin, dass vor allem das Stirnhirn (Frontallappen) über die Lebensspanne an Volumen einbüßt. Im Kapitel 1 haben Sie erfahren, dass durch den Frontallappen u. a. wichtige Funktionen des Arbeitsgedächtnisses unterstützt werden.

Zur Erinnerung: Das Arbeitsgedächtnis, auch Ultrakurzzeitgedächtnis genannt, kann man sich als das Zentrum der bewussten Informationsverarbeitung vorstellen. Hier werden Informationen abgelegt und wieder abgerufen, ankommende Hinweise bewertet, interpretiert und weiterverarbeitet. Das Arbeitsgedächtnis spielt eine Rolle beim Problemlösen, hilft beim Erwerb neuen Wissens und unterstützt beim Formulieren und Abwägen aktueller Ziele. Es steuert die Aufmerksamkeit und hält die Konzentration aufrecht.

Aber auch das Hippocampus zeigt eine (geringgradige) altersassoziierte Volumenabnahme, die aber abzugrenzen ist von der Hippocampus-Schädigung bei der Alzheimer-Krankheit. Das Hippocampus haben Sie ebenfalls im Kapitel 1 kennengelernt. Es ist eine kleine Struktur im mittleren Schläfenlappen des menschlichen Gehirns, die dafür verantwortlich ist, dass Informationen aus dem Arbeitsgedächtnis dauerhaft im Langzeitgedächtnis gespeichert werden.

Zur Erinnerung: Das Hippocampus unterstützt die Abspeicherung, aber auch den Abruf der abgelegten Informationen. Menschen, deren Hippocampus verletzt oder zerstört ist, haben deswegen Schwierigkeiten, sich neue Dinge zu merken und diese dauerhaft abzuspeichern. Im normalen Verlauf des Älterwerdens ist auch das Hippocampus durch einen Abbau von Nervenzellen und Synapsen betroffen. Dieser findet aber in anderen Bereichen des Hippocampus statt als die krankhaften Veränderungen bei der Alzheimer-Demenz und ist nicht so ausgeprägt. Wie Sie wissen, kommt es bei Alzheimer-Patienten durch die Erkrankung zunächst in diesem Gehirnareal zu pathologischen Veränderungen und zum ausgeprägten Verlust von Nervenzellen. Deswegen zählen Merkfähigkeitsstörungen und Orientierungslosigkeit zu den ersten Symptomen der Alzheimer-Demenz.

Wie schön wäre es doch, wenn man durch eine Neubildung von Nervenzellen dem Abbau entgegenwirken könnte. Aber kann das überhaupt funktionieren? Der spanische Arzt Santiago Ramon y Cajal, der 1906 den Nobelpreis für Medizin für seine Leistungen in der Erforschung des Nervensystems bekam, sagte noch, bezogen auf das Nervensystem: »Alles kann sterben – nichts regenerieren.« Dieser Ansicht wurde lange nicht widersprochen. Man ging davon aus, dass Nervenzellen im Laufe der embryonalen Entwicklung und der frühen Säuglingszeit gebildet werden und im Laufe des Lebens nach und nach absterben. Neuere Forschungsergebnisse weisen nun darauf hin, dass das Gehirn in den Bereichen Hippocampus und Bulbus olfactorius (Riechkolben) bis ins hohe Alter hinein neue Nervenzellen und Synapsen bilden kann. Man bezeichnet dieses Phänomen als »adulte Neurogenese«.

ZUM HINTERGRUND!

Der Stammzellforscher Professor Gerd Kempermann aus Dresden konnte mit Tierexperimenten nachweisen, dass diese Neurogenese durch körperliche Aktivität gefördert werden kann. Mäuse, die in Käfigen mit Laufrädern gehalten wurden, zeigten eine 2- bis 3-fach erhöhte Neurogenese im Vergleich zu den Tieren, die keine Bewegungsmöglichkeiten hatten. Auch scheint die Überlebensrate der neu gebildeten Neuronen von der mentalen Aktivität abzuhängen. Eine stimulierende und interessante Umwelt mit vielen Versteckmöglichkeiten und verschiedenen Materialien (»enriched environment«, vgl. Kapitel 4) führte bei den Mäusen dazu, dass mehr neu gebildete Nervenzellen überlebten und im Hippocampus eingesetzt werden konnten. Bleiben stimulierende Außenreize aus, stirbt ein großer Teil der neu gebildeten Zellen wieder ab. Lernreize und die Erfahrung einer komplexen Umwelt, also geistige Aktivität, sorgen dagegen für das Überleben der Nervenzellen. Dies machte sich bei Lerntests bemerkbar, in denen die Mäuse besser abschnitten als ihre »Kollegen«, die in reizarmer Umgebung lebten.

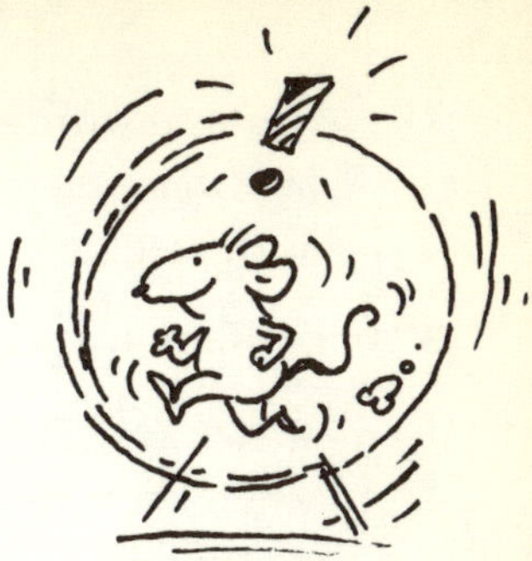

Adulte Neurogenese ist somit ein wichtiger Mechanismus, der dem Plastizitäts-Phänomen zugrunde liegt. Dieses haben Sie schon im vorhergehenden Kapitel kennengelernt. Adulte Neurogenese ist vor allem in denjenigen Hirnregionen von Bedeutung, die aktiv und unmittelbar in überlebensnotwendige Lernprozesse einbezogen sind. Im Gehirn von Singvögeln z. B. spielt adulte Neurogenese eine wesentliche Rolle beim Erlernen und Verfeinern der Paarungslieder. Ob die Ergebnisse der Tests an Mäusen und Singvögeln ohne Weiteres auf den Menschen übertragen werden können, ist ungewiss. Selbst wenn dies so wäre und auch im menschlichen Gehirn im Rahmen der adulten Neurogenese immer wieder Nervenzellen produziert würden, könnte dies den altersbedingten Verlust von Neuronen nicht komplett kompensieren. Nicht alles, was verloren geht, wird auch wieder ersetzt. Aber Sie selbst könnten durch ein aktives Leben mit körperlicher und geistiger Betätigung die Nervenzell-Neubildung unterstützen.

DAS WICHTIGSTE IN KÜRZE!

Das Gehirn des Menschen unterliegt einer Reihe von altersbedingten Veränderungen, die aber von den krankhaften Schädigungen im Rahmen von Demenzkrankheiten abgegrenzt werden müssen. Gleichwohl lässt sich auch beim normalen Altern ein Verlust von Nervenzellen und Synapsen in Hirnregionen feststellen, die für Lernen und Gedächtnisbildung von Bedeutung sind. Neuere Forschungsergebnisse lassen eine Neubildung von Nervenzellen auch in den Gehirnen älterer Menschen möglich erscheinen. Für neuronalen Nachschub könnte man dann durch geistige und körperliche Aktivität sorgen.

Altersbedingte Veränderungen im kognitiven Bereich

Der Prozess des Alterns manifestiert sich nicht nur in einem Nachlassen körperlicher Kräfte, sondern auch in Veränderungen der geistigen Leistungsfähigkeit. Gerade im Bereich Gedächtnis glauben ältere Personen häufig am ehesten zu bemerken, dass sie nicht mehr so leistungsfähig sind wie in ihrer Jugend. Das scheinbare Nachlassen der Gedächtnisfunktionen äußert sich oft darin, dass man sich Namen, Telefonnummern oder Termine nicht mehr gut merken kann. Der Kalender oder auch der Notizblock werden zu ständigen Begleitern – was man sich nicht gleich einträgt oder notiert, ist gleich wieder »perdu«. Oft kann man sich auch an alltägliche Begebenheiten der Vortage nicht mehr erinnern. Erinnern Sie sich noch daran, was Ihnen Ihre Bekannte beim Telefongespräch vor zwei Tagen alles erzählt hat? Wissen Sie noch, was Sie vor drei Tagen zu Mittag gegessen haben?

Allerdings sind auch nicht alle Informationen, die dem »Reich des Vergessens« anheimfallen, wirklich wichtig und von großer Bedeutung. Der Verlust von Informationen im

Gehirn – eben das Vergessen – ist ganz normal und nicht nur ein Phänomen des Alters. Um die tägliche Flut von Informationen bewältigen zu können, muss unser Gehirn aussortieren und relativ zügig wichtige von unwichtigen Informationen trennen. Nur die wichtigen oder emotional bedeutsamen Informationen werden schließlich im Langzeitgedächtnis gespeichert. Im Alter hat man nur oft das subjektive Gefühl, dass diese »Gedächtnisaussetzer« viel gravierender seien als zu früheren Zeiten. Dabei liegt dies nur daran, dass man im Alter viel mehr über »Vergessenes« nachgrübelt und so einer verschütteten Information oder einem entfallenen Namen subjektiv mehr Gewicht beimisst.

Eine große Rolle bei der Gedächtnisbildung spielt auch die Aufmerksamkeit. Wer aufmerksam bei der Sache ist und sich konzentriert, kann sich Dinge besser merken und diese später leichter abrufen. Oft ist gar nicht das Gedächtnis schlecht, sondern es fehlt an Aufmerksamkeit.

Bestimmt kennen Sie diese oder eine ähnliche Situation: Morgens, bevor Sie aus dem Haus gehen, trinken Sie immer eine Tasse Kaffee mit zwei Stück Zucker und lesen dazu die Zeitung. Bevor Sie sich an den Küchentisch setzen, greifen Sie ganz automatisch zur Zuckerdose, werfen die zwei Stück Zucker in den Kaffeebecher und schlagen dann die Zeitung auf. In dieser morgendlichen Gewohnheit kann es nun ab und an mal passieren, dass Sie sich nicht mehr sicher sind, ob der Zucker schon in der Tasse ist oder nicht. Frustriert nehmen Sie dies als unzweifelhaften Beweis, dass Ihr Gedächtnis allmählich zum Sieb wird.

Woran liegt das aber wirklich? Ihr morgendlicher Ablauf ist schon so zur Routine geworden, dass Sie dafür praktisch keine Aufmerksamkeit mehr aufwenden brauchen. Sie handeln ganz »automatisch«. Aber ohne Aufmerksamkeit auf eine Handlung zu richten, können Sie sich später häufig gar nicht mehr an den konkreten Handlungsablauf erinnern. Daher kann es durchaus sein, dass Sie es einmal nicht genau wissen, ob Sie schon Zucker in den Kaffee getan haben oder nicht. Alzheimer-Krankheit im Frühstadium? Nein, gewiss nicht!

Vielen Menschen passiert es auch, dass sie nicht mehr wissen, wo sie bestimmte Dinge abgelegt haben. Nun müssen sie viel Zeit damit verbringen, diese zu suchen.

Herr Brand braucht zum Lesen seine Brille und ist schon den ganzen Morgen auf der Suche nach ihr. Normalerweise liegt sie entweder an seinem Bett, neben dem Waschbecken, beim Fernsehsessel oder auf der Arbeitsplatte in der Küche. Aber heute ist sie an keinem der gewohnten Orte auszumachen. Herr Brand wird langsam ungeduldig und versteht die Welt nicht mehr. Wo kann das verflixte Ding bloß sein? Ist er denn schon so vergesslich, dass er seine eigene Brille nicht mehr findet? Sind das schon die ersten Anzeichen für eine beginnende Demenz? Als Herr Brand zum wiederholten Male durch die Wohnung fegt, fragt ihn seine Frau, was er denn suche. »Meine Brille, ich kann sie nirgends finden!«, sagt Herr Brand. Daraufhin antwortet seine Frau: »Die hast du doch schon auf der Nase!« Und tatsächlich, als Herr Brand sich ins Gesicht fasst, »findet« er seine Brille.

Und wie kam es dazu? Ganz einfach: Herr Brand hat sich seine Brille während des Frühstücks aufgesetzt, als er sich gerade mit seiner Frau über den geplanten Opernabend unterhielt. Das Gespräch war so anregend, dass er sich nicht mehr an seine Brille erinnern konnte, da seine Aufmerksamkeit nur auf seine Frau gerichtet war (was ja prinzipiell eine gute Sache ist). Auch diese Episode ist gewiss kein Grund zur Sorge.

Subjektive Theorien des Alterns sind vor allem bei Menschen im jüngeren und mittleren Erwachsenenalter häufig von der Vorstellung geprägt, dass es im Alter zu generellen Einbußen der kognitiven Fähigkeiten kommt. Demgegenüber zeigt die psychogerontologische Forschung, dass eine solch pauschale Sichtweise nicht den Tatsachen entspricht. Dass es grundsätzlich auch beim gesunden Altern zu Funktionseinbußen kommen kann und sich die eine oder andere Fähigkeit verschlechtert, wurde bereits oben erwähnt. Aber die Alternsforscher sind sich dahingehend einig, dass sich Verschlechterungen nicht global, sondern vor allen bei bestimmten Teilleistungen zeigen. Es handelt sich insbesondere um diejenigen geistigen Funktionen, bei denen Geschwindigkeitskomponenten und Reizüberflutung eine Rolle spielen. Auch die altersbedingten Veränderungen der Gedächtnisleistungen müssen sehr differenziert betrachtet werden, denn nicht alle Gedächtnisfunktionen werden schlechter. Im Kapitel 1 haben Sie schon die unterschiedlichen Gedächtnisfunktionen und Systeme kennengelernt. Zum besseren Verständnis des folgenden Abschnitts finden Sie hier die wichtigsten Fakten noch einmal zusammengefasst.

DAS WICHTIGSTE IN KÜRZE (Wiederholung aus Kapitel 1)

Das menschliche Gedächtnis ist in unterschiedlichen Systemen organisiert. Unterschieden werden das Ultrakurzzeitgedächtnis (sensorisches Gedächtnis), das Kurzzeitgedächtnis (Arbeitsgedächtnis) und das deklarative Langzeitgedächtnis mit seinen Unterformen episodisches, semantisches und autobiografisches Gedächtnis. Weiterhin sind nicht deklarative Formen des Langzeitgedächtnisses (prozedurales Gedächtnis, Konditionierung und Priming) bekannt. Während im deklarativen Langzeitgedächtnis eher bewusst erinnerte »Tatsachen« gespeichert sind, beinhaltet das nicht deklarative Langzeitgedächtnis eher Fertigkeiten, motorische Abläufe und Assoziationen. Die Gedächtnisformen werden im Gehirn durch die Vernetzung unterschiedlicher anatomischer Strukturen ermöglicht, die bei verschiedenen Demenzformen unterschiedlich betroffen sein können.

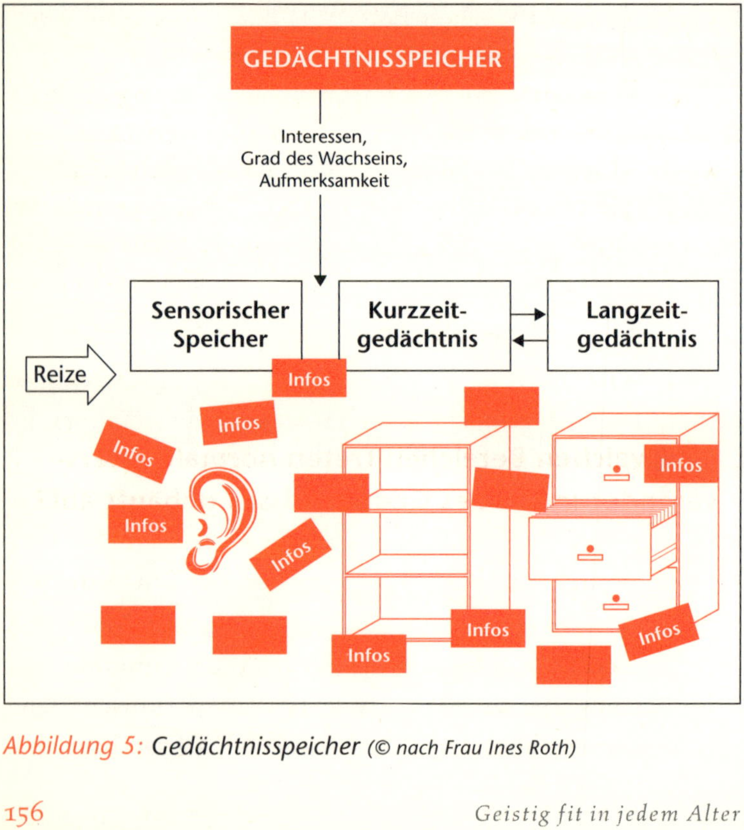

Abbildung 5: *Gedächtnisspeicher* *(© nach Frau Ines Roth)*

Eine der größten Sorgen älterer Menschen ist, dass die Gedächtnisleistungen so weit abnehmen, dass die Fähigkeit zum selbstständigen Leben nicht mehr gegeben ist. Obschon – wie oben dargestellt – das Gedächtnis im Alter gewissen Änderungen unterliegt, kann von einem allgemeinen Abbau aller Gedächtnisleistungen im Alter nicht gesprochen werden.

ZUM HINTERGRUND

Eine groß angelegte Studie – die Basler Interdisziplinäre Altersstudie – untersucht seit 1993 in regelmäßigen Abständen die Gedächtnisleistungen von Frauen und Männern zwischen 65 und 85 Jahren. Als wichtige Erkenntnis hat diese Studie bisher herausgefunden, dass sich insbesondere das nicht deklarative Gedächtnis bis ins hohe Alter nicht verändert. Die laufend gemachten Erfahrungen oder Handlungsabfolgen werden unbewusst aus dem nicht deklarativen Langzeitgedächtnis abgerufen und diese Fähigkeit bleibt auch bei älteren Menschen ohne Einschränkung erhalten. Generell kann das im Langzeitgedächtnis gespeicherte Wissen mit relativ geringen Verlusten bis ins hohe Alter erfolgreich abgerufen und angewandt werden.

In welchen Bereichen treten normale Altersveränderungen des Gedächtnisses gehäuft auf?

Allerdings sind Ältere benachteiligt, wenn es um Aufgaben oder Verarbeitungsprozesse geht, die in hohem Maße das Arbeitsgedächtnis einbeziehen oder auf die Funktion des Hippocampus angewiesen sind (z. B. rasches Einspeichern und Weiterverarbeiten von Informationen). Dies liegt u. a.

an der Reduktion von Nervenzellen und synaptischen Verbindungen in den zuständigen Hirnregionen (s. o.). Obwohl die Funktionseinbußen wesentlich geringer ausgeprägt sind als bei einer Demenz, können damit die Kommunikationsfähigkeit der Nervenzellen und deren Reizübertragung eingeschränkt werden. Es kommt u. a. zu einer Verlangsamung von Informationsaufnahme und -verarbeitung und nachlassender Reaktionsgeschwindigkeit. Die Verzögerungen in der Wahrnehmung und Verarbeitung der Informationen sowie in der Auswahl einer Reaktion (d. h. Antwort oder Handlung) auf diese Informationen sind umso größer, je komplexer die Situation und je vielfältiger die zu verarbeitenden Informationen sind. Wird zum Beispiel ein Zeitschriftenartikel gelesen, so dauert der Prozess des Lesens, Verstehens und Abspeicherns der relevanten Informationen länger. Darüber hinaus nimmt die Menge an Informationen, die gleichzeitig aufgenommen und verarbeitet werden können, mit zunehmendem Alter ab. Entsprechend brauchen ältere Menschen auch länger, um zu entscheiden, welche aufgenommenen Informationen z. B. zur Lösung eines Problems relevant oder irrelevant sind. Die nachlassende Fähigkeit, unwichtige Informationen auszublenden, kann u. a. dazu führen, dass Neues nicht mehr so gut »herausgefiltert« und behalten werden kann. Das Gehirn wird durch zu viele, teils irrelevante, Informationen überflutet. Infolgedessen braucht man mehrere Anläufe und mehr Zeit, die richtigen Informationen auszuwählen und zu verarbeiten.

HINTERGRÜNDIGES

Wie furchtbar peinlich war es doch, was Frau Schäfer bei ihrem Besuch in Wien passiert ist! Plötzlich stand sie im falschen Hotelzimmer und fragte sich, ob sie noch recht bei Sinnen sei. Auf diese Reise hatte sie sich schon sehr lange gefreut und sie war dementsprechend aufgeregt. Da es sich um ein neues Hotel handelte, erhielten die Gäste keine Zimmerschlüssel mehr, sondern Chipkarten, um die Türen ihrer Zimmer zu öffnen. Frau Schäfer war von den vielen neuen Eindrücken im Hotel und auch in der Stadt so fasziniert, dass sie die Zimmerkarte unbedacht irgendwo in ihrer Tasche verschwinden ließ und sie später nicht mehr wiederfand. Hätte sie einen traditionellen Zimmerschlüssel bekommen, so wäre dieser sicher im Schlüsseletui verstaut worden. Da Frau Schäfer aber ihre Karte nicht finden konnte, bat sie eine Reinigungskraft, das Zimmer für sie aufzusperren. Doch als Frau Schäfer dann im Zimmer stand, stellte sie fest, dass dort jemand anderes wohnt. Sie hatte sich das falsche Zimmer aufschließen lassen, obwohl sie doch recht sicher gewesen war, die richtige Zimmernummer angegeben zu haben! Das Gehirn von Frau Schäfer war durch die vielen neuen Eindrücke im Wiener Hotel überfordert und hat sich die wesentlichen Dinge wie Stockwerk und Zimmernummer nicht merken können. Hätte Frau Schäfer sich z. B. mehr Zeit zum Einprägen der Lage ihres Hotelzimmers genommen, wäre dies nicht passiert.

Schon ab dem 20. Lebensjahr nimmt die Geschwindigkeit bei der Übertragung von Nervenimpulsen und der Informationsverarbeitung stetig ab und die Reaktionsgeschwindigkeit auf Umweltreize reduziert sich insgesamt. Auf bestimmte Reize hin erfolgen Reaktionen nun langsamer. Wenn Sie z. B. eine Quizshow ansehen, so wussten Sie früher die Antworten bestimmt »wie aus der Pistole geschossen« und konnten die richtigen Antworten sogar noch vor den Antworten der Kandidaten nennen. Heute wissen Sie die Antworten immer noch – d.h., Sie haben sie keineswegs vergessen –, aber sie fallen Ihnen nicht mehr so schnell ein.

HINTERGRÜNDIGES

Fragt man ältere Menschen z. B. nach ihrem Geburtsdatum oder wie ihre Telefonnummer lautet, so ist die Zeitspanne bis zur Antwort in der Regel etwas länger als bei jüngeren Personen. Dies haben psychologische Experimente gezeigt. Natürlich kann ein »schneller Alter« einen »langsamen Jungen« immer noch schlagen, aber im Durchschnitt aller Personen gilt: Ältere Personen brauchen etwas mehr Zeit, bis sie auf eine Frage die richtige Antwort geben. Seien Sie also nicht zu ungeduldig mit sich selbst! Nehmen Sie sich Zeit zum Überlegen und seien Sie nicht verzweifelt, wenn Ihre Antworten nicht mehr wie aus der Pistole geschossen kommen. Es handelt sich hier um eine ganz normale Alterserscheinung! Der 50-jährige Marathonläufer kommt auch ein wenig später ins Ziel als sein 20-jähriger Mitläufer. Aber der Jubel des Publikums ist ihm trotzdem gewiss ...

Mit zunehmendem Lebensalter kann es auch schwieriger werden, zwei verschiedene Dinge schnell hintereinander oder parallel zu tun. Die mentale Koordinationsfähigkeit – eine Voraussetzung für das sogenannte »Multitasking« – lässt nach. Jüngere Menschen können demnach ihre Aufmerksamkeit leichter aufteilen und auch mal zwei oder mehr Dinge auf einmal tun.

ZUM HINTERGRUND

Bestimmt ist Ihnen folgende Situation auch schon einmal passiert: Sie gehen vom Wohnzimmer in die Küche, um Ihre

Brille zu holen, damit Sie einen Artikel in einer Zeitschrift lesen können. Auf dem Weg zur Küche fällt Ihnen plötzlich ein, dass Sie noch unbedingt Ihren Cousin anrufen müssen, denn der hat ja heute Geburtstag. Dann stehen Sie in der Küche und wissen gar nicht mehr, was Sie dort eigentlich wollten. Wenn Sie nun zurück ins Wohnzimmer gehen, wird es Ihnen auf dem Weg dahin bestimmt wieder einfallen, spätestens, wenn Sie die aufgeschlagene Illustrierte sehen, und Sie gehen in die Küche zurück, um sich endlich Ihre Brille zu holen. Diese Situation ist ein typisches Beispiel dafür, dass das ältere Gehirn sich manchmal nur noch auf eine Sache gleichzeitig konzentrieren kann. Werden zu viele Anforderungen auf einmal gestellt, gerät die eine oder andere Sache aus dem Fokus der Aufmerksamkeit und häufig auch in Vergessenheit. Erhält man dann aber einen Hinweisreiz, wie z. B. durch die Zeitschrift im Wohnzimmer, fällt das Vergessene wieder ein.

Auch dann, wenn Aufgaben unter Zeitdruck zu lösen sind, schneiden ältere Menschen im Durchschnitt schlechter ab. Dies zeigt sich nicht nur bei klassischen psychologischen Testverfahren mit geschwindigkeitsabhängigen Aufgaben (z. B. Tests, bei denen Teilnehmer Zahlen in der richtigen Reihenfolge sortieren und mit einer Linie verbinden sollen), sondern auch im ganz normalen Alltag. Zeitdruck ist kein guter Begleiter! Sicher kennen Sie auch die folgende Situation: Am Fahrkartenautomaten müssen Sie noch schnell eine Fahrkarte für die einfahrende Straßen- oder S-Bahn lösen, während sich der Zug schon nähert. Dies bewirkt einen so starken Zeitdruck, dass die Bedienung des Automaten oft nicht klappt. In der Eile werden die falschen Tasten gedrückt oder das bereits abgezählte Geld ist in den Taschen nicht wiederzufinden. Oder wenn Sie in Eile den Koffer für eine Reise packen müssen: Vielleicht werden Sie am Zielort feststellen, dass Sie etwas Wichtiges (Anzugshose, schicke Schuhe, Badeanzug) vergessen haben. Hätten Sie in Ruhe gepackt, wäre Ihnen das nicht passiert.

HINTERGRÜNDIGES

Frau Karsten hat am eigenen Leib erfahren, was passiert, wenn man in Eile und mit den Gedanken ganz woanders ist. Sie hat ihre Sparkassen-Karte verloren. Die ganze Wohnung hat sie abgesucht und auch den Weg zur Bank ist sie mehrmals abgegangen – aber die Karte bleibt verschwunden. Sie ließ die Karte sperren und wollte am nächsten Tag in der Filiale eine neue beantragen. Als sie am folgenden Morgen dem Kundenberater ihr Anliegen vorträgt, lächelt dieser verschmitzt, nachdem er ihren Namen in den Computer eingegeben hat. Er bittet sie kurz zu warten und verschwindet im Nebenzimmer. Als er zurückkommt, hat er die Sparkassen-Karte von Frau Karsten in der Hand. »Die haben Sie im Automaten stecken lassen, als Sie das letzte Mal Geld abgehoben haben. Nach 30 Sekunden wird die Karte automatisch eingezogen und landet hier in der Filiale.« Frau Karsten freut sich natürlich, dass die Karte wieder aufgetaucht ist und sie keine neue Karte beantragen muss, dann hätte sie ja auch wieder eine neue Geheimzahl bekommen. Sie erinnert sich an den besagten Tag zurück, und es fällt ihr ein, dass sie wirklich sehr in Eile gewesen ist. Ihre Tochter war krank und sie sollte die Enkelin vom Kindergarten abholen. Vorher musste sie noch für das Abendessen einkaufen und ein Paket vor Schalterschluss zur Post bringen. In der Hektik des Vormittags hat Frau Karsten dann zwar das Geld aus dem Automaten genommen, die Karte jedoch stecken lassen. So etwas ist ihr vorher noch nie passiert!

Wenn Ihnen so etwas auch schon passiert ist, dann sollten Sie sich nicht in erster Linie um Ihre geistige Gesundheit sorgen, sondern dem Wahlspruch folgen: »Versuchs mal mit Gemütlichkeit …!«

Wie sieht es aus mit der Intelligenz im Alter?

Die vorhergehenden Beispiele verdeutlichen, dass einzelne Bereiche der kognitiven Funktionen mit zunehmendem Lebensalter tatsächlich Veränderungen unterliegen können. Wie steht es jedoch um die geistige Fitness »im Ganzen« – gemeinhin unter dem Begriff »Intelligenz« bekannt. Lässt diese im Alter etwa auch nach? Doch was versteht man eigentlich unter Intelligenz im wissenschaftlichen Sinne? Schaut man in ein psychologisches Wörterbuch, so wird hier Intelligenz als Fähigkeit bezeichnet, sich in neuen Situationen aufgrund von Einsichten zurechtzufinden oder Aufgaben mithilfe des Denkens zu lösen. Eine wichtige Voraussetzung für intelligentes Handeln ist es, sich bei der Bewältigung von Aufgaben nicht lediglich auf die Erfahrung zu verlassen, sondern durch die Erfassung von Beziehungen zur Lösung kommen. Intelligent verhält sich derjenige, der sein Denken auf neue Anforderungen einstellen kann. Mithilfe von verschiedenen Intelligenztests kann man die intellektuelle Leistungsfähigkeit bestimmen und in Hinsicht auf die durchschnittliche Leistungsfähigkeit der gesamten Bevölkerung beurteilen. Der Intelligenzquotient (IQ) stellt dabei das Maß für die intellektuelle Leistungsfähigkeit dar. Wer z. B. im Test einen IQ zwischen 90 und 109 erzielt, gilt als durchschnittlich intelligent und von einer überdurchschnittlichen Intelligenz spricht man ab IQ-Werten von 120.

Bei der Intelligenz handelt es sich also um ein globales Maß, dessen Zustandekommen auf dem Zusammenwirken verschiedener Komponenten beruht. Insbesondere das Modell des amerikanischen Intelligenzforschers Louis L. Thurstone geht davon aus, dass Intelligenz aus vielen verschiedenen Faktoren zusammengesetzt ist (z. B. verbales Verständnis, Raumvorstellung, Wahrnehmungsgeschwindigkeit und schlussfolgerndes Denken). Dagegen beinhaltet das Intelligenzmodell des Psychologen Raymond B. Cattell nur zwei Komponenten:

- die kristalline (auch: kristallisierte, pragmatische oder Power-) Intelligenz
- die fluide (auch: flüssige, mechanische oder Speed-) Intelligenz.

Die kristalline Intelligenz (hierzu zählen z. B. Wortschatz, Allgemeinwissen oder Erfahrung) wird als stark wissens- und kulturabhängig angesehen und umfasst über die Lebensspanne hinweg erworbene kognitive Fähigkeiten sowie die Fähigkeit, erworbenes Wissen auf Problemlösungen anzuwenden. Die fluide Intelligenz (hierzu zählen z. B. Schnelligkeit der Wahrnehmung, Reaktionszeit, schlussfolgerndes Denken) bezieht sich auf die Basisfunktion des Denkens, nämlich die Fähigkeit, sich neuen Situationen anzupassen und neuartige Probleme zu lösen. Diese Funktion ist sehr geschwindigkeitsorientiert.

Die kristalline Intelligenz weist praktisch keinen altersabhängigen Abbau auf und kann sogar im hohen Alter durch Training noch gesteigert werde. Das kann heute als gesichertes Wissen gelten. Zu Defiziten kommt es nur, wenn die im Laufe des Lebens erworbenen Fähigkeiten und Funktionen nicht mehr genutzt werden und brachliegen. Hier greift tatsächlich das Prinzip »Use it or lose it«. Wer es etwas altmodischer mag, der sagt auch: »Wer rastet, der rostet.« Dies bedeutet jedoch auch, dass eine Lebensweise mit andauernder geistiger Beschäftigung dazu geeignet ist, die kristalline Intelligenz zu erhalten und ggf. noch weiter auszubauen. Dagegen nehmen die fluiden Intelligenzfunktionen bereits ab dem 3. Lebensjahrzehnt fortschreitend ab. Allerdings können auch diese in gewissem Umfang durch regelmäßiges Training und Übungen positiv beeinflusst werden. Die folgende Abbildung soll den Verlauf der beiden Intelligenzkomponenten verdeutlichen:

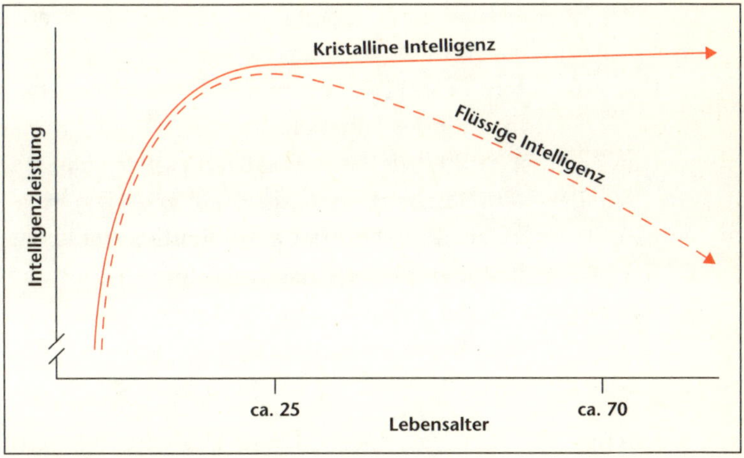

Abbildung 6: Veränderung kognitiver Leistungen mit dem Alter
(modifiziert nach P. B. Baltes (1987)

Entsprechend kann also nicht von einem generellen Verlust mentaler Leistungsfähigkeit mit zunehmendem Alter ausgegangen werden. Vielmehr ist anzunehmen, dass die unterschiedlichen kognitiven Fähigkeiten im Alter unterschiedlichen Veränderungen unterliegen.

HINTERGRÜNDIGES

Der 70-jährige Herr Weber ist genervt und frustriert, da er kürzlich mit dem neuen Fahrkartenautomaten der Deutschen Bahn nicht zurechtgekommen ist. Die neuen Automaten haben nun ein »Touch-Screen-Display«, und es müssen mehr als zwei Tasten gedrückt werden, um eine Fahrkarte für den Bus oder die Straßenbahn zu erhalten. Als Herr Weber mit dieser neuen Situation erstmals konfrontiert wurde, kam er anfangs also überhaupt nicht zurecht und musste sich etwas beschämt durch einen Bahnmitarbeiter helfen lassen. Es hat eine Weile gedauert, bis er durch das neue »Service-Angebot« des Automaten durchgeblickt hat. Früher wäre ihm das nicht passiert! Das Alter ist aber auch dafür verantwortlich, dass Herr Weber über einen großen Erfahrungsschatz und viel Allgemeinwissen verfügt. Aus diesem Grund steht er »seiner« Firma, in der er 40 Jahre – zuletzt in leitender Funktion – angestellt war, immer noch als externer Berater zur Verfügung. Herr Weber weiß über jedes Ablagesystem Bescheid, kennt die meisten Vorlieben der langjährigen Kunden und kann bei auftretenden Problemen auf seinen reichhaltigen Erfahrungsschatz zurückgreifen. Immer wieder ruft ihn der Junior-Chef an und fragt, wie er denn in dieser oder jener Situation handeln würde. Ohne ihn wäre so manches in der letzten Zeit nicht so glatt gelaufen …

Was Hänschen nicht lernt, lernt Hans z. B. durch Weiterbildung: Lernen im Alter

Der Wissenschaftler Dr. Winfried Saup hat sich mit der Lernfähigkeit und dem Wissensdurst älterer Erwachsenen beschäftigt. Lernen heißt auch für Ältere, neue Erfahrungen zu sammeln und ihren Wissenshorizont zu erweitern. Dies trägt zur Entwicklung der Persönlichkeit bei. Lernen und Fortbildung im Alter sind also selbstverständlich immer noch möglich, allerdings gibt es eine große Variationsbreite in der Lernfähigkeit. Frau Professor Ursula Lehr, eine der führenden Gerontologinnen, benannte zahlreiche Faktoren, die die Lernleistung von Älteren beeinträchtigen können. Der körperliche Gesundheitszustand, die geistigen Funktionen (einschließlich des Vorliegens oder der Abwesenheit von Hirnkrankheiten), die Selbsteinschätzung, die Kontakte mit anderen – all das beeinflusst die Lernfähigkeit und die Ausdauer.

EIN PERSÖNLICHER TIPP!

Wissen Sie eigentlich, ob es in Ihrer Stadt eine »Senioren-Akademie«, eine »Akademie für Ältere« oder Ähnliches gibt? Hören Sie sich doch einmal um, oder schauen Sie gezielt im Telefonbuch oder Internet nach. Wenn Sie das Glück haben, in einer Universitätsstadt zu leben, könnten Sie sich dort auch einmal nach der Möglichkeit erkundigen, als »Gasthörer« an einzelnen Vorlesungen teilzunehmen. Übrigens: Auch die meisten Volkshochschulen bieten anspruchsvolle und span-

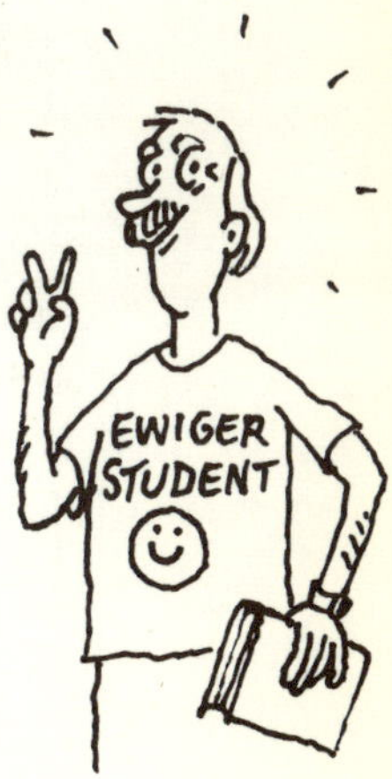

nende Kurse zu interessanten Themen an. Werfen Sie doch mal wieder einen Blick in das Programmheft Ihrer örtlichen Volkshochschule.

Ältere lernen zwar langsamer als Jüngere und sie brauchen mehr Zeit beim Lösen von Aufgaben. Aber sie lösen die Aufgaben nicht schlechter! Mehr Zeit wird auch benötigt, um sich neue Dinge zu merken oder neue Denkoperationen zu begreifen. Oft sind auch mehr Wiederholungen nötig, bis der gelernte Stoff verinnerlicht ist und »richtig sitzt«. Diese längere Lerndauer resultiert aus der generellen Verlangsamung der Informationsverarbeitung (s. o.).

Das Entscheidende ist jedoch: Einmal Gelerntes können Ältere genauso gut behalten wie Jüngere! Insbesondere das Erlernen von Dingen, die mit bereits vorhandenem Wissen oder bestehenden Erwartungen in Einklang stehen, fällt Älteren nicht schwerer. Erst wenn es darum geht, neue Schemata zu erlernen, z. B. neue Problemlösestrategien oder eine neue Fremdsprache, sind Jüngere im Vorteil. Bei Älteren ist auch der Lernprozess im Vergleich zu Jüngeren störanfälliger, und sie werden rascher abgelenkt oder irritiert, wenn

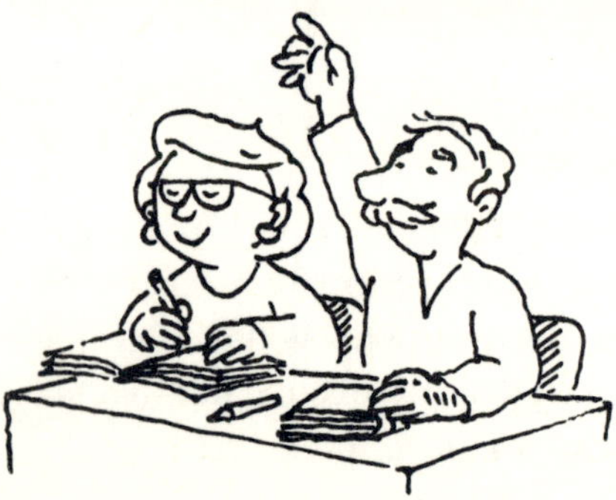

viele Reize zusammentreffen. Eine ruhige Lernumgebung ist für sie daher besonders wichtig. Ebenso profitieren sie von übersichtlichem und klar strukturiertem Lernmaterial. Auch das Interesse am Lernstoff spielt eine große Rolle. Ältere lernen weniger gut als Jüngere, wenn sie der Lerninhalt nicht interessiert oder dieser keinen Sinn ergibt. Da haben es Schulkinder leichter. Ihnen fällt es meist gar nicht so schwer, Dinge (nur) für die Schule zu lernen, die ihrer Meinung nach keinen Sinn für das Leben haben. Ein weiterer wichtiger Faktor, der es Älteren oft etwas schwieriger macht, ist die innere Einstellung: Wer glaubt, schon zu lange aus der Übung und geistig nicht mehr fit zu sein, traut sich weniger zu und geht dann vielleicht nicht mit dem richtigen Elan an die Aufgabe heran.

Das SOK-Modell: Wie man beginnende Schwächen kompensieren kann

Das SOK-Modell (Modell der Selektiven Optimierung und Kompensation) wurde von dem Forscherehepaar Baltes zu Beginn der 1990er-Jahre entwickelt und beschreibt, mit welchen Strategien erfolgreiches Altern gelingen kann. Das Modell beschreibt, wie im Alter auftretende Einbußen ausgeglichen und gesteckte Ziele doch noch erreicht werden können. Frau und Herr Professor Baltes konnten nachweisen, dass ältere Menschen, die sich bewusst oder unbewusst an diesem Modell orientieren, im Alter eine signifikant höhere Lebenszufriedenheit haben. Im Folgenden werden die drei Komponenten des SOK-Modells noch einmal erläutert:

- Selektion meint die bewusste Auswahl aus einer Vielzahl von Möglichkeiten, die realistischerweise nur noch teilweise verwirklicht werden können. Wer selektiert, muss Prioritäten setzen, kann aber wenigsten einen Teil seiner Ziele erreichen. Der passionierte Hobby-Klavierspieler wollte schon immer das gesamte Repertoire von Beethovens Klaviersonaten beherrschen, kam aber aus beruflichen Gründen nur wenig zum Üben. Im Ruhestand stellt er fest, dass ihm sowohl gesundheitliche Umstände (eine Sehnenerkrankung der Finger) als auch die verbliebene Lebenszeit untersagen, diesen Wunsch jemals zu verwirklichen. So macht er sich an die Auswahl bestimmter Stücke, die noch gespielt werden können. Er entscheidet sich für solche Stücke, die nicht sonderlich kompliziert sind und ihm eher liegen.
- Optimierung meint, eine Handlung oder Tätigkeit möglichst oft auszuführen und zu üben, um in der ausgesuchten Sache möglichst gut zu sein. Techniken werden sozusagen verfeinert. Bei unserem Hobby-Pianisten sieht die Optimierung so aus, dass er die ausgewählten Stücke besonders häufig übt, damit das Spiel flüssig und leicht von der Hand geht. Dies kostet zwar Zeit, aber als Ruheständler kann er sich ja seine Zeit freier einteilen als ein Berufstätiger.
- Kompensation ermöglicht es, die gesetzten Ziele trotz eingeschränkter Funktion oder altersbedingten Nachlassens der Kräfte trotzdem zu erreichen. Bezogen auf den Klavierspieler bedeutet dies, dass er die schwindende motorische Geschwindigkeit und durch die Sehnenerkrankung eingebüßte Virtuosität kompensiert, indem er vor

schnelleren Passagen generell alles etwas langsamer (d. h. in Ritardandi) spielt. Damit erscheinen die nachfolgenden Musikteile schneller und der ästhetische Gesamteindruck des Stückes bleibt erhalten. Der Gebrauch externer Gedächtnishilfen (systematische Notizen, die Nutzung von Erinnerungsfunktionen bei elektronischen Geräten etc.) ist ein Beispiel für Kompensation im Falle nachlassender Gedächtnisleistungen.

DAS WICHTIGSTE IN KÜRZE!
Altersbedingte Einbußen treten nicht in allen Gedächtnisbereichen und kognitiven Fähigkeiten gleichzeitig auf. Die kristalline Intelligenz nimmt mit dem Alter sogar zu. Das SOK-Modell liefert einen Vorschlag, mit etwaigen Einbußen umzugehen.

Was ist eigentlich eine »Leichte kognitive Beeinträchtigung«?

In den vorhergehenden Abschnitten haben Sie etwas über die normalen Veränderungen der mentalen Funktionen im Alter erfahren und auch einige Beispiele hierzu kennengelernt. Darüber hinaus gibt es jedoch auch dauerhafte Einschränkungen, z. B. der Gedächtnisfunktionen im Alter, die bereits über das normale Maß hinausgehen, obwohl sie noch nicht zu erheblichen Alltagsbeeinträchtigungen führen. Diese Veränderungen werden in der Medizin unter dem Begriff *»Leichte kognitive Beeinträchtigung«* zusammengefasst. Definitionsgemäß handelt es sich dabei um leichtgradige, aber durchgehend nachweisbare Störungen von Gedächtnis, Aufmerksamkeit und Konzentration oder sprachlichen Fähigkeiten, die nicht oder noch nicht das Ausmaß einer Demenz erreichen.

Im Folgenden lernen Sie einen Fragebogen zur Selbstprüfung bei Verdacht auf (leichte) kognitive Störungen kennen. Der Fragebogen trägt den Namen *AD8 Screening Interview* und kann dazu dienen, erste Hinweise auf das Vorliegen medizinisch bedeutsamer kognitiver Beeinträchtigung zu geben. Das AD8 Screening Interview wurde erst vor Kurzem von Dr. J. E. Galvin in Washington (USA) entwickelt und wird hier erstmals in deutscher Sprache vorgestellt.

JETZT SIND SIE DRAN!

Beim Ausfüllen des AD8 Screening Interview sollten Sie wie folgt vorgehen:

- Sie sollen bei den einzelnen Fragen *Veränderungen* einschätzen, die in den letzten Monaten oder Jahren aufgetreten sind. Bitte beachten Sie, dass die Antwort »Ja, eine Veränderung« bedeutet, dass in diesem Bereich in den letzten Jahren oder Monaten eine tatsächliche Veränderung eingetreten ist, die auf kognitive Probleme (Denkvorgänge und Gedächtnis) zurückgeführt werden könnte (wenn Sie also z. B. *schon immer* Probleme mit der Steuererklärung oder der Bedienung eines Computers hatten, so ist dies nicht als Veränderung zu werten).
- Bei der Einschätzung, ob in einem bestimmten Bereich eine Veränderung eingetreten ist, sollten Sie sich nur auf die bloße *Feststellung* (Ja oder Nein) beschränken. Mögliche Erklärungen oder Suche nach Ursachen (z. B. »Ich hatte aber so viel Stress«) spielen an dieser Stelle keine Rolle.
- Idealerweise sollten Sie das AD8 Screening Interview *selbst* ausfüllen und es gleichzeitig einer *nahestehenden Person* (Ehepartner, Sohn/Tochter, guter Freund) geben. Bitten Sie dabei diese nahestehende Person, die Fragen an Ihrer Stelle zu beantworten. Sprechen Sie nicht vorher über die Fragen und sprechen Sie sich nicht in anderer Weise ab. Sie und die nahestehende Person sollten die Fragen ganz unabhängig ausfüllen. Erst danach dürfen Sie vergleichen.
- Für die Beantwortung dürfen Sie sich *so viel Zeit wie nötig* nehmen.
- Sie dürfen die Antwort auf eine Frage noch mal korrigieren, wenn Sie nach nochmaligem Überlegen zu einer anderen Antwort gekommen sind.
- Anweisung, wie zusammengezählt wird, bekommen Sie auf der nächsten Seite.

JETZT SIND SIE DRAN!

Bitte beachten Sie, dass »Ja, eine Veränderung« bedeutet, dass in diesem Bereich in den letzten Jahren oder Monaten eine Veränderung eingetreten ist, die auf kognitive Probleme (Denkvorgänge und Gedächtnis) zurückgeführt werden könnte.

	JA, eine Veränderung	NEIN, keine Veränderung	Ich weiß nicht
Problem bei der Beurteilung komplizierter Sachverhalte (z. B. Entscheidungen zu treffen, schlechte finanzielle Entscheidungen, Probleme beim Nachdenken und Sichbesinnen).	☐	☐	☐
Weniger Interesse an Hobbys und Freizeitaktivitäten.	☐	☐	☐
Ich »klebe« immer an den gleichen Dingen und wiederhole diese häufig (z. B. Fragen, Geschichten von früher oder Feststellungen).	☐	☐	☐
Ich habe (große) Schwierigkeiten, die Bedienung eines Werkzeuges, Haushaltsgerätes, technischen Gerätes oder sonstigen Gerätes zu erlernen (z. B. DVD-Spieler, Computer, Mikrowelle, Fernbedienung etc.).	☐	☐	☐
Ich vergesse den Monat oder das Jahr, in dem wir leben.	☐	☐	☐
Ich habe Schwierigkeiten, kompliziertere finanzielle Angelegenheiten zu regeln (z. B. Kontoführung, Steuererklärung, Rechnungen bezahlen).	☐	☐	☐
Ich habe Schwierigkeiten, mich an Verabredungen zu erinnern und diese einzuhalten.	☐	☐	☐
Ich habe *täglich* Probleme beim Denken und mit dem Gedächtnis.	☐	☐	☐
Bitte tragen Sie hier Ihren Punktwert ein (AD8 Score)			

Wie Sie das AD8 Screening Interview auswerten und interpretieren:

- Geben Sie sich für jede Frage, die Sie mit »JA, eine Veränderung« beantwortet haben einen Punkt. Zählen Sie alle Punkte zusammen und tragen Sie den Gesamtwert links unten in die Tabelle ein. Dies ist Ihr AD8 Score.
- Wenn Ihr AD8 Score 0 oder 1 beträgt, dann brauchen Sie sich weiter keine Sorgen zu machen. Es handelt sich um den Normalwert. Wenn Ihr AD8 Score 2 oder größer ist, liegt möglicherweise eine (leichte) kognitive Beeinträchtigung bei Ihnen vor und Sie sollten sich weiter beraten lassen. Ansprechstellen sind z. B. der Hausarzt oder spezialisierte Ärzte (Fachärzte für Neurologie und Psychiatrie, Gedächtnisambulanzen).
- Mit dem AD8 Screening Interview kann keine Diagnose gestellt werden. Es ist lediglich ein Instrument zur Selbstprüfung, um erste Hinweise auf eine medizinische Ursache von »Gedächtnisstörungen etc.« zu erfassen. Gerade Hinweise auf *Veränderungen* in den abgefragten Bereichen sind hier von großer Bedeutung. Umgekehrt kann dieses Interview aber eine kognitive Beeinträchtigung oder Erkrankung auch nicht mit hundertprozentiger Sicherheit ausschließen.
- Wenn Sie zwischen Ihren eigenen Angaben und den Angaben, die die nahestehende Person über Sie gemacht hat, Übereinstimmung feststellen, so ist dies eine gute gegenseitige Kontrolle für die tatsächliche Gültigkeit der Antworten. Selbst- und Fremdeinschätzung stimmen aber nicht immer überein. Wenn Sie in (einzelnen) Punkten Widersprüche feststellen, so fragen Sie die Person doch einfach mal, wie sie/er darauf kommt. Fangen Sie aber um Gottes willen nicht an zu streiten, sondern nehmen Sie dies als Anlass, um gemeinsam zu überlegen, ob Sie weitere Beratung in Anspruch nehmen sollten.

Die Diagnose einer Leichten kognitiven Beeinträchtigung gehört auf jeden Fall in die Hände eines erfahrenen Facharztes für Psychiatrie oder Neurologie. Darüber hinaus gibt es heute in den meisten größeren Städten und Universitätskliniken sogenannte Gedächtnisambulanzen (auch »Memory-Clinic« genannt), die über ausreichende Kompetenzen und Erfahrung zur Feststellung dieses Syndroms verfügen. Auf der Internetseite des Beltz-Verlages (www.beltz.de) finden Sie eine Liste aller Gedächtnisambulanzen im deutschsprachigen Raum. Hier können Sie gegebenenfalls einen Untersuchungstermin vereinbaren.

Für die Diagnose einer Leichten kognitiven Beeinträchtigung liegen heute international verbindliche Diagnosekriterien vor, die sich von den in Kapitel 1 vorgestellten Diagnosekriterien der Demenz unterscheiden. Die Kriterien für die *Leichte kognitive Beeinträchtigung* werden im Folgenden dargestellt. Um die Diagnose zu stellen, müssen alle Kriterien gleichzeitig erfüllt sein.

- Die Betroffenen (oder ein naher Angehöriger) beobachten ein dauerhaftes Nachlassen der kognitiven Fähigkeiten (z. B. Gedächtnisfunktion) und fühlen sich hierdurch subjektiv beeinträchtigt.
- In einer neuropsychologischen Testuntersuchung wurde ein für das Lebensalter und den Bildungsstand deutlich unterdurchschnittliches Leistungsvermögen in mindestens einer der folgenden Funktionen festgestellt: Gedächtnis und Lernen, Aufmerksamkeit und Konzentration, abstraktes Denken und Urteilsvermögen, fragliche Fähigkeiten.

- Die alltagspraktischen Fähigkeiten und sozialen Aktivitäten sind durch diese Störungen (noch) nicht (bedeutsam) beeinträchtigt.
- Die Störung besteht durchgehend seit mindestens sechs Monaten.
- Medizinische und psychiatrische Erkrankungen, die die Störung erklären könnten, sind ausgeschlossen (z. B. Stoffwechselkrankheiten, Schlaganfälle, Depressionen, andere schwere körperliche Erkrankungen).

Die Diagnose einer Leichten kognitiven Beeinträchtigung erfordert also eine Reihe von Untersuchungen, zu denen ein ausführliches ärztliches Gespräch, eine psychologische Testuntersuchung und zumeist auch eine bildgebende Untersuchung des Gehirns (Computertomografie oder Kernspintomografie) zählen. Darüber hinaus sollten verschiedene Bluttests durchgeführt werden, die insbesondere dem Ausschluss der im letzten Punkt genannten anderen körperlichen Erkrankungen dienen. Es wird weiterhin empfohlen, in ca. sechsmonatigen Abständen Nachuntersuchungen vorzunehmen, um den Verlauf der Störung zu erfassen.

Obwohl viele Betroffene unter diesem Zustand leiden und sich große Sorgen machen, handelt es sich bei der Leichten kognitiven Beeinträchtigung nicht um eine Krankheitsdiagnose im engeren Sinne. Bei einem Teil der Betroffenen kann es sich zwar um ein Frühstadium der Alzheimer-Krankheit oder einer anderen Demenzform handeln. Bei anderen bleibt diese Störung jedoch über lange Zeit stabil oder kann sich sogar wieder verbessern. Dieses Phänomen wurde von Professor Johannes Schröder und Professor Andreas Kruse in

Heidelberg im Rahmen der »Interdisziplinären Längsschnittstudie im Erwachsenenalter« – kurz ILSE – untersucht.

ZUM HINTERGRUND

Im Rahmen der ILSE wurden 500 freiwillige ältere Versuchsteilnehmer über einen Zeitraum von 15 Jahren in regelmäßigen Abständen auf ihre geistige Leistungsfähigkeit und ihren körperlichen Gesundheitszustand untersucht. Zum ersten Untersuchungszeitpunkt waren die Teilnehmer im Durchschnitt ca. 65 Jahre alt. Bei 16 % von ihnen wurde zu Beginn der Untersuchung eine Leichte kognitive Beeinträchtigung festgestellt. Im Laufe der Untersuchung nahm dieser Anteil mit zunehmendem Alter der Teilnehmer allmählich zu und kletterte auf über 20 %. Ein Teil derjenigen, die zum ersten Untersuchungszeitpunkt eine Leichte kognitive Beeinträchtigung hatten, entwickelten tatsächlich eine Demenz – zumeist eine Alzheimer-Krankheit. Bei anderen wiederum war auch nach 15 Jahren immer noch eine Leichte kognitive Beeinträchtigung festzustellen, die jedoch zum Glück noch nicht in eine Demenz übergegangen war. Bei ca. einem Viertel dieser Personen besserten sich die kognitiven Fähigkeiten sogar, ohne dass in der Zwischenzeit eine spezielle Behandlung erfolgt wäre. Die Leichte kognitive Beeinträchtigung hatte sich hier im Laufe der Jahre sozusagen in nichts aufgelöst.

Die Ergebnisse der ILSE-Studie machen insbesondere zweierlei deutlich:

1. Bei der Leichten kognitiven Beeinträchtigung handelt es sich um ein Risikosyndrom, das bei etwa 20 % der älteren Menschen beobachtet werden kann und bei einem Teil der Betroffenen über einen Zeitraum von mehreren Jahren fortschreitet und schließlich in eine Demenz mündet.

2. Nicht bei jedem der Betroffenen liegt tatsächlich eine beginnende Demenzerkrankung vor. Der Zustand bleibt hier entweder stabil oder kann sich im Verlauf sogar wieder normalisieren.

In vielen Gedächtnisambulanzen können heute weiterführende Spezialuntersuchungen vorgenommen werden (z. B. bestimmte Spezialauswertungen der Kernspintomografie oder anderer bildgebender Verfahren des Gehirns), die den Verdacht auf das Vorliegen einer beginnenden Alzheimer-Krankheit untermauern können. Ob in Ihrem Fall die Durchführung der Spezialuntersuchungen sinnvoll ist, sollten Sie in einem ausführlichen Gespräch mit Ihrem betreuenden Arzt klären. Was Sie selbst tun können, wenn bei Ihnen eine Leichte kognitive Beeinträchtigung festgestellt wurde, und warum das Leben trotzdem weitergeht, erfahren Sie am Ende des folgenden Kapitels.

DAS WICHTIGSTE IN KÜRZE!

Bei der Leichten kognitiven Beeinträchtigung (englisch: *mild cognitive impairment oder MCI*) handelt es sich um diskrete, aber überdauernde kognitive Defizite, die bei älteren Menschen zumeist im Bereich der Gedächtnisfunktion auftreten können, aber noch nicht das Ausmaß einer Demenz haben. In manchen Fällen ist diese Störung gutartig, in anderen Fällen schreitet sie fort und kann in eine Demenz münden. Mehr Klarheit kann eine fachärztliche Beratung oder Untersuchung bringen.

· 6 ·

AKTIV DER DEMENZ VORBEUGEN – WAS JEDER HEUTE SCHON TUN KANN!

IM Kapitel 4 haben Sie erfahren, welche Risiko- und Schutzfaktoren für die geistige Fitness im Alter heute schon bekannt und wissenschaftlich belegt sind. In diesem Kapitel sollen Sie noch einen Schritt weiter gehen: Dieser Schritt – wahrscheinlich der entscheidende Schritte – beinhaltet die Umsetzung dieser Erkenntnisse in ganz konkretes Handeln! Die konsequenteste Umsetzung des Wissens um die Einflussfaktoren besteht in einer Förderung der Schutzfaktoren und in der Ausschaltung oder Verringerung der Risikofaktoren. Dieses ist zwar logisch, aber in der Praxis keinesfalls trivial! Deswegen sollen Sie in diesem Kapitel noch einmal ganz konkrete Informationen und Hilfestellungen zum Gelingen Ihrer guten Vorsätze bekommen.

Ganz konkrete Maßnahmen zum Erhalt Ihrer geistigen Fitness beinhalten u. a. geistige und kognitive Aktivitäten, sportliche Tätigkeiten und Ernährungstipps. Ergänzende Beschreibungen von wissenschaftlichen Studien sollen bei Bedarf erklären, warum gerade diese Herangehensweisen empfohlen werden. Dabei haben wir insbesondere auf die Auswahl solcher wissenschaftlicher Studien Wert gelegt, in denen die Wirksamkeit vorbeugender Maßnahmen methodisch und wissenschaftlich überzeugend belegt wurde. Wie bereits erwähnt: Während im Kapitel 4 die wichtigsten Einflussfaktoren für den Erhalt der geistigen Fitness im Mittelpunkt standen, geht es in diesem Kapitel um die Durchführung praktischer Maßnahmen, um genau diese Faktoren zu modifizieren. Aber auch die Wirksamkeit dieser Maßnahmen muss wissenschaftlich belegt sein. Kritisch beleuchtet werden daher u. a. auch solche Maßnahmen, die zurzeit massiv in den Medien beworben werden, obwohl Wirksamkeitsbelege zum Teil fehlen. Auch Volksweisheiten zum Thema »Erhalt der geistigen Fitness« halten nicht immer, was sie versprechen, und kommen unter die Lupe.

Am Ende sollen Sie selbst entscheiden, welche Aktivitäten Ihren Alltag ab jetzt zum Erhalt Ihrer geistigen Fitness begleiten sollen. Schritt für Schritt sollen Sie ermutigt werden, die angestrebten Veränderungen umzusetzen. Hierbei helfen Ihnen gezielte Strategien, um Ihren »inneren Schweinehund« zu überwinden. Schließlich sollen Sie ja das, was Sie sich vorgenommen haben, möglichst auch in die Tat umsetzen.

»Fitmacher« für das Gehirn

Geistig aktiv: Es muss nicht immer der Bildungsurlaub sein!
Unter geistiger Aktivität können alle diejenigen Tätigkeiten verstanden werden, die das Gehirn fordern und bei denen man »mitdenken« muss. Nicht nur das Lesen von Büchern und Zeitungen oder Strategiespiele wie Schach oder Bridge regen die grauen Zellen an. Auch alltägliche Beschäftigun-

gen wie Briefeschreiben oder andere produktive und kreative Tätigkeiten wie Kochen, Nähen oder Gartenarbeit halten das Gehirn auf Trab. Viele wissenschaftliche Untersuchungen haben sich mit den positiven Auswirkungen von geistigen Aktivitäten befasst und erstaunliche Entdeckungen gemacht. Hierzu zählt unter anderem die inzwischen schon legendäre Nonnenstudie von Dr. David A. Snowdon und seinen Kollegen aus Kentucky.

Erkenntnisse aus dem Kloster

Die Nonnenstudie untersucht das Altern und die ursächlichen Faktoren der Alzheimer-Demenz bei Frauen in den USA im Rahmen einer Längsschnittstudie. Von 1986 bis heute wurden über 600 amerikanische katholische Nonnen der School Sisters of Notre Dame im Alter zwischen 76 und 107 Jahren bezüglich ihrer kognitiven Leistungsfähigkeit im Verlauf des Klosterlebens untersucht. Bemerkenswerterweise erklärten sich die meisten Nonnen bereit, ihr Gehirn nach ihrem Tod der Wissenschaft zur Verfügung zu stellen, um Gehirnschnitte anzufertigen und anatomische Untersuchungen durchzuführen. Weiterhin wurden Daten zum Lebenslauf der Teilnehmerinnen und deren geistigen Aktivitäten im Laufe des Lebens erhoben und für die Auswertung herangezogen. Auf diese Weise wurden einzigartige Schlussfolgerungen über den Zusammenhang von Lebensführung und Hirnveränderungen möglich. Eine weitere Besonderheit der Studie liegt in der Gleichförmigkeit der Lebensführung der Nonnen über einen sehr langen Zeitraum und in der hohen Anzahl von untersuchten Personen. Hierdurch war der Einfluss einer Reihe von Störfaktoren, die in anderen Untersuchungen die Ergebnisse verzerrten, auf ein Minimum gesunken. Ein bemerkenswertes Ergebnis der Hirnuntersuchungen in der Nonnenstudie war die Abweichung des pathologischen Gehirn-Befunds (Anreicherung von amyloiden Alzheimer-Plaques) von der regelmäßig gemessenen kognitiven Leistungsfähigkeit zu Lebzeiten bei einigen der Ordensschwestern:

Ein Beispiel für gesundes Altern: Schwester Matthia
Schwester Matthia leistete mit 104 Jahren immer noch ihr tägliches Arbeitspensum, schien geistig rege und wach. Sie strickte Fäustlinge für die Bedürftigen, gab Nähkurse und setzte einen Standard dafür, was im Alter noch möglich ist. Als sie im Alter von 105 Jahren starb, zeigte ihr Gehirn allerdings schon deutliche Spuren der Alzheimer-Krankheit – ohne dass man ihr dies jedoch zu Lebzeiten angemerkt hätte. War das Klosterleben eine Art Bremse für die Demenz?

Der Fall von Schwester Bernadette: Widerstand gegen den geistigen Verfall
Schwester Bernadette starb 85-jährig an einem Herzinfarkt. Kurz zuvor hatten die Forscher mit ihr Tests durchgeführt, um ihre kognitive Leistungsfähigkeit festzustellen. Dabei schnitt sie weit überdurchschnittlich ab. Bis ins hohe Alter schien sie über eine scharfe Intelligenz und über ein vorzügliches Gedächtnis zu verfügen. Doch als die Wissenschaftler den Schädel von Schwester Bernadette öffneten, trauten sie ihren Augen nicht: Ihr Gehirn war von Alzheimer-Plaques geradezu übersät. Nach der offiziellen Klassifizierung hatte ihr Gehirn den Demenzgrad 6 erreicht – das absolute Alzheimer-Endstadium.

Insgesamt zeigte die Nonnenstudie der US-Forscher: Unter den besonderen Bedingungen des Klosterlebens – strenge und regelmäßige Rituale, Verzicht auf »irdische Exzesse«, tägliche Konzentration auf Glaube sowie Arbeit und geistige Beschäftigung bis ins hohe Alter – lebten die Nonnen besonders gesund. Sie schienen durch ihre Lebensweise geradezu eine Immunität gegen viele typische Alterskrankheiten entwickelt zu haben. Eine weitere Erklärung könnte die bereits beschriebene Kognitive-Reserve-Theorie sein. Die Nonnen verfügten vermutlich aufgrund ihrer aktiven und geistig anregenden Lebensweise über ein ansehnliches »Polster« an Reservekapazitäten und können entstehende Defizite der kognitiven Leistungsfähigkeit erfolgreicher kompensieren und den Erhalt dieser Fähigkeiten bis ins hohe Alter verlängern.

ZUM HINTERGRUND
GEISTIGE ANSTRENGUNG IN DER VERGANGENHEIT – POSITIVE GEWINNE FÜR DIE ZUKUNFT

Auch die Studie von Herrn Dr. Robert Wilson vom *Rush-Alzheimer's-Disease-Center* in Chicago haben Sie bereits im Kapitel 4 kennengelernt. Vielleicht erinnern Sie sich: Dr. Wilson hatte nachgewiesen, dass geistige Aktivität auch dann noch vor Demenz schützt, wenn sie erst in höherem Alter begonnen wird. In einem weiteren Forschungsprojekt hat er sich – ähnlich wie die Nonnenstudie – mit dem Zusammenhang geistig anregender Tätigkeiten und dem Auftreten von alzheimertypischen Hirnveränderungen beschäftigt. Ebenso wie bei der Nonnenstudie wurden die ca. 1.000 Teilnehmer des »Gedächtnis- und Altern-Projektes« von Wilsons Team regelmäßig im Hinblick auf ihre kognitive Leistungsfähigkeit untersucht und hatten sich zuvor bereit erklärt, ihr Gehirn nach dem Tode der Wissenschaft zur Verfügung zu stellen. Zusätzlich wurden diese Teilnehmer mithilfe von Fragebögen zu Art und Häufigkeit ihrer geistigen Aktivitäten in der Vergangenheit befragt (beginnend ab dem 6. Lebensjahr bis hin zur Gegenwart). Analysen der gewonnenen Daten ergaben, dass in der Vergangenheit aktive Personen seltener eine Alzheimer-Demenz entwickelten und seltener Leichte kognitive Beeinträchtigungen sowie einen geringeren kognitiven Abbau aufwiesen. Aber auch die gegenwärtige geistige Aktivität hatte darüber hinaus – wie bereits im Kapitel 4 dargestellt – einen positiven Einfluss auf den Erhalt der kognitiven Fähigkeiten in den unmittelbar folgenden Lebensjahren.

Kennen Sie Ihren Kognitiven Aktivitätswert?

Der unten abgedruckte Fragebogen könnte so – oder in ähnlicher Form – auch bei dem »Gedächtnis- und Altern-Projekt« von Dr. Wilson benutzt worden sein. Wenn Sie Lust haben, können Sie anhand dieses Fragebogens jetzt Ihren persönlichen »Kognitiven Aktivitätswert« ermitteln. Wohlbemerkt: Es geht hier um Ihre gegenwärtigen geistigen Aktivitäten! Kreuzen Sie an, wie häufig Sie die aufgelisteten Aktivitäten im Moment bzw. im Laufe des vergangenen Jahres ausführen. Das gibt Ihnen einen ersten Überblick darüber, wie aktiv Sie heute schon sind. Am Ende des Fragebogens sind noch ein paar Zeilen frei – hier können Sie weitere Tätigkeiten notieren, die Sie regelmäßig absolvieren.

JETZT SIND SIE DRAN!

Bitte kreuzen Sie an, wie häufig Sie folgende Tätigkeiten ausführen …	einmal im Jahr (oder weniger)	mehrere Male im Jahr	mehrere Male im Monat	mehrere Male in der Woche	täglich oder fast täglich
Buch / Bücher gelesen.	☐	☐	☐	☐	☐
Zeitschriften / Zeitungen gelesen. (Tages-, Wochenzeitung, Magazin, Fachzeitung etc.)	☐	☐	☐	☐	☐
am Computer gearbeitet (Internet-Recherche, Textverarbeitung etc.)	☐	☐	☐	☐	☐
an Weiterbildungen teilgenommen (VHS, Sprachkurs, Computerkurs, Universität)	☐	☐	☐	☐	☐
Gehirnjogging gemacht (Sudoku, Kreuzworträtsel etc.)	☐	☐	☐	☐	☐
Briefe oder andere Texte geschrieben	☐	☐	☐	☐	☐
musiziert	☐	☐	☐	☐	☐
Spiele gespielt (Brettspiele incl. Schach, Kartenspiele, PC etc.)	☐	☐	☐	☐	☐
Arbeiten im Haushalt erledigt	☐	☐	☐	☐	☐
handwerklich oder künstlerisch tätig gewesen bzw. Handarbeiten getätigt (z. B. Basteln, Konstruieren, Malen, Nähen, Stricken)	☐	☐	☐	☐	☐
Ausflüge/ Exkursionen unternommen, Kulturveranstaltungen besucht (z. B. Theater, Museum, Reisen, Führungen)	☐	☐	☐	☐	☐

soziale Aktivitäten (ehrenamtlich oder im Verein tätig gewesen, Seniorenclubs besucht etc.)	☐	☐	☐	☐	☐
weitere Aktivitäten (bitte notieren):	☐	☐	☐	☐	☐
weitere Aktivitäten (bitte notieren):	☐	☐	☐	☐	☐
weitere Aktivitäten (bitte notieren):	☐	☐	☐	☐	☐

AUSWERTUNG: Sie können das Ausfüllen des Fragebogens lediglich als eine Reflexionshilfe – sozusagen als eine Art Gedächtnisstütze – benutzen, um sich über Ihre gegenwärtigen geistig stimulierenden Aktivitäten etwas bewusster zu werden. Dieses könnte dann Ihr Ausgangspunkt für das »Bilanz ziehen« am Ende dieses Kapitels (Abschnitt »Veränderungen leicht gemacht«) sein. Sie können aber auch eine quantitative Auswertung des Fragebogens vornehmen: Geben Sie sich hierzu für jede der vorgegebenen Tätigkeit auf der vorhergehenden Liste einen Punktwert entsprechend der folgenden Auflistung. Die von Ihnen ggf. selbst hinzugefügten Tätigkeiten sollten sie dabei zunächst nicht berücksichtigen:

Häufigkeit der Tätigkeit:	
Einmal im Jahr (oder weniger):	1 Punkt
Mehrere Male im Jahr:	2 Punkte
Mehrere Male im Monat:	3 Punkte
Mehrere Male in der Woche:	4 Punkte
Täglich oder fast täglich:	5 Punkte

Zählen Sie nun die Punktwerte für alle 12 Tätigkeiten zusammen und dividieren Sie den Gesamtwert durch die Anzahl aller aufgeführten Tätigkeiten (d.h. durch 12). Die resultierende Zahl ist Ihr *Kognitiver Aktivitätswert (KAW).* Beispiel: Wenn Sie alle angegebenen Tätigkeiten lediglich einmal im Jahr (oder weniger) ausgeübt haben, erhalten Sie einen Gesamtpunktwert von 12. Da 12/12 die Zahl 1 ergibt, wäre Ihr KAW in diesem Fall 1 (d.h., er wäre sehr niedrig).

Wenn Sie wie beschrieben vorgehen, erhalten Sie Ihren persönlichen KAW, der irgendwo zwischen 1 und 5 liegt. Dabei bedeutet 1 eine sehr niedrige geistige Aktivität und 5 zeigt eine sehr hohe gegenwärtige geistige Aktivität an. Legt man die Erhebungen von Dr. Wilson im Rahmen des »Gedächtnis und Altern-Projektes« zugrunde, dann liegt der KAW eines durchschnittlichen amerikanischen Rentners im Alter von ca. 80 Jahren ungefähr bei 3. Sollten Sie 80 Jahre alt oder deutlich jünger sein, dann wäre also von Ihnen ein KAW von ca. 3 mindestens zu erwarten, wenn Sie nicht unterdurchschnittlich abschneiden wollen. Je weiter sich Ihre KAW von der Zahl 3 in die eine oder andere Richtung entfernt, desto höher oder niedriger ist die damit verbundene Schutzwirkung hinsichtlich einer Abnahme geistiger Fitness in den Folgejahren. So besaßen in der Untersuchung von Dr. Wilson Studienteilnehmer mit einem KAW von 2,2 ein 2,6-fach erhöhtes Risiko, innerhalb der nächsten 5 Jahre eine Alzheimer-Krankheit zu entwickeln, wenn Sie mit Studienteilnehmern verglichen wurden, die es auf einen KAW von 4 gebracht hatten.

Und was schließen wir daraus?

Wer sein Leben lang aktiv war und auch im Alter nicht damit aufhört, verringert sein Risiko für einen geistigen Abbau. Und auch dies ist eine sehr wichtige Botschaft: Für den Beginn eines aktiven Lebensstils ist es nie zu spät! Wer also erst im Alter dazu kommt, regelmäßig zu lesen, Ausstellungen zu besuchen, einem Schach-Club beizutreten oder eine kreative

Handarbeit auszuüben, tut immer noch etwas für seine grauen Zellen. Besonders wirksam sind hier Tätigkeiten, die mit dem (aktiven) Suchen und Verarbeiten von Informationen einhergehen. Von den im obigen Fragebogen aufgeführten Tätigkeiten betrifft dies insbesondere:

- das Lesen von Büchern;
- das Lesen von Tageszeitungen und anspruchsvollen Magazinen;
- Internet-Recherchen am Computer (allgemein: interaktive Arbeit mit dem PC);
- Weiterbildungen, Kurse, Seminare;
- Musizieren (insbesondere das Einüben neuer Musikstücke);
- Strategiespiele (z. B. Schach, anspruchsvolle Kartenspiele);
- Haushaltstätigkeiten, soweit es sich nicht um reine Routinetätigkeiten handelt (z. B. das Planen und Kochen eines mehrgängigen Menüs);
- handwerkliche Tätigkeiten, soweit es sich nicht um reine Routinetätigkeiten handelt (z. B. das Planen und die Konstruktion einer Umbaumaßnahme);
- Exkursionen, Reisen, Teilnahme an Führungen;
- Theater und Museumsbesuche;
- soziale Aktivitäten, soweit sie den Austausch von Informationen beinhalten (z. B. Gruppendiskussionen, aktive Vereinsarbeit.

Das bedeutet nicht, dass andere Tätigkeiten (wie z. B. das Lesen anspruchsloser Texte in einer Wochenillustrierten oder das routinierte Spielen eines bereits auswendig geübten Musikstückes) keine positive Wirkung entfalten. Sie fordern das

Gehirn allerdings weniger und tragen damit zur Ausbildung von kognitiver Reservekapazität vermutlich in geringerem Maße bei. Darüber hinaus gibt es auch im Alltag bisweilen einfache Möglichkeiten, sein Gehirn mehr zu fördern, in dem Sie auf manche Segnungen der Technik ganz bewusst verzichten: so könnten Sie sich die wichtigsten Telefonnummern wieder selber einprägen, anstelle sich auf den elektronischen Speicher Ihres Telefons zu verlassen. Vielleicht fallen Ihnen noch weitere Möglichkeiten ein …?

EIN PERSÖNLICHER TIPP!

Möglicherweise werden Sie es nun mit Doktor Heinrich Faust in Goethes berühmter Tragödie halten, von dem der legendäre Stoßseufzer überliefert ist: »Die Botschaft hör ich wohl, allein mir fehlt der Glaube!« Dann möchte ich Ihnen empfehlen, es einfach einmal auszuprobieren. Schließlich haben Sie nichts zu verlieren und gewinnen bestenfalls spannendere und interessantere Freizeiterfahrungen hinzu. Möglicherweise gehören Sie aber auch zu den Personen, die die Botschaft vernommen haben und auch fest daran glauben, aber irgendwie doch nicht in die Gänge kommen (passendes Bibelwort: »Der Geist ist willig, aber das Fleisch ist schwach!« Matthäus 26, Vers 41)? Dann sei Ihnen bereits an dieser Stelle die Lektüre des unten folgenden Abschnitts »Veränderungen leicht gemacht« ans Herz gelegt!

Wem das noch nicht ausreicht …

Haben Sie eventuell festgestellt, dass Sie in Ihrem Alltag bereits zahlreiche Aktivitäten durchführen, die die grauen Zellen aufrüsten? Liegt Ihr »Kognitiver Aktivitätswert« schon heute in astronomischen Höhen? Möchten Sie trotzdem noch mehr tun? Bei den folgenden Tätigkeiten muss das menschliche Gehirn absolute Spitzenleistungen erbringen und sie können daher insbesondere den Ehrgeizigen unter den Lesern dieses Buches empfohlen werden:

- Das Lernen eines Musikinstrumentes (z. B. Klavierspielen).
- Das Lernen einer Fremdsprache.
- Das Erlernen einer Computer-Programmiersprache und das Programmieren eigener Programme.
- Schachspielen im Verein und unter Wettkampfbedingungen.
- Projektmanagement für ehrenamtliche und karitative Projekte.
- Seniorenstudium an der Universität.
- Falls Sie etwas Geld übrig haben, legen Sie sich Ihr eigenes Wertpapierdepot an und managen Sie es regelmäßig (Achtung, Sie dürfen sich nicht ärgern, wenn Sie etwas »verzocken« …!).
- Das Schreiben eines Buches (und ggf. Veröffentlichung im Selbstverlag).
- Das Bearbeiten eines historischen Projektes (inkl. ausführlicher Archiv-Recherche), z. B. über ein regionales oder biografisch relevantes Thema (Stadtgeschichte, Ahnenforschung etc.).

Diese Liste ist naturgemäß unvollständig. Sie soll Ihnen aber eine kleine Orientierung – evtl. sogar eine konkrete Anregung – darüber geben, womit Sie Ihr Gehirn auf Trab halten können, wenn Ihnen alles andere schon zu langweilig ist. Entscheidend ist auch hier: Zögern Sie unter gar keinen

Umständen, wenn Sie zwar die Neugierde und das Interesse haben, sich die Umsetzung aber möglicherweise nicht zutrauen. Schon viele Menschen ohne Abitur, Studium oder gar Doktortitel haben z. T. noch im Rentenalter erstaunliche und ganz großartige Projekte bewältigt. Das Wichtigste ist auch hier, sich zu trauen und einfach mal anzufangen!

(Weiter-)Bildung im Alter

Besonders aktivierend für das Gehirn sind Beschäftigungen, die mit dem Lernen neuer Zusammenhänge, neuer Fakten und neuer Fertigkeiten einhergehen. Dies gilt gerade auch für Menschen im Seniorenalter. Das altbekannte Sprichwort über das kleine Hänschen, dem das Lernen nur in der Jugend leichtfällt, entbehrt nach heutigen Erkenntnissen jeder Grundlage. Im Kapitel 5 haben Sie bereits Grundlegendes über die Lernfähigkeit älterer Menschen erfahren. Beim Erlernen eines Musikinstruments oder einer Fremdsprache sowie beim Computerkurs wird das Gehirn mit vielen neuen und unbekannten Informationen konfrontiert. Dadurch werden vermutlich gerade diejenigen Hirnregionen stimuliert, in denen der altersbedingte Funktionsverlust relativ groß ist. Und auch wenn der erste Anfang schwer ist, so sollten Sie sich nicht entmutigen lassen: Je größer die Anstrengung und je anspruchsvoller die Aufgabe, desto größer ist vermutlich der Übungseffekt.

Forscher der Universität Bern in der Schweiz unter der Leitung von Professor Jäncke haben die Auswirkungen intensiven Musizierens auf das Gehirn untersucht. Im Rahmen dieser Studie wurden ältere Personen, die noch nie im Leben ein Musikinstrument gespielt haben, zum Klavierspielen angeleitet. Bereits nach einer Woche Üben zeigten sich Veränderungen in der Hirnaktivität: Die Hirnrindengebiete, die für die Bewegung der Hände zuständig sind, arbeiteten effizienter. Das Gehirn reagierte also auf die neuen Stimulationen und Anforderungen und strukturierte seine Aktivität neu. Dieses Phänomen haben Sie bereits unter dem Begriff »Plastizität des Gehirns« im Kapitel 4 kennengelernt. Das Gehirn ist aber nicht nur flexibel, es ist geradezu offen für alles Neue und passt sich den neuen Gegebenheiten – in diesem Fall der neuen Herausforderung »Klavierspielen« – bereits in relativ kurzer Zeit an. Und dabei spielt es keine Rolle, ob man erst mit 70 die Freude am Musizieren entdeckt! Im Vergleich zu Nichtmusikern weisen regelmäßig übende Musiker in bestimmten Hirngebieten mehr Hirnmasse auf, verfügen über eine erhöhte Aufmerksamkeit und ein verbessertes Arbeitsgedächtnis. In Kenntnis dieser Zusammenhänge könnte man sogar vermuten, dass Musiker besser gegen Altersdemenz geschützt sind.

Neben dem Erlernen eines Musikinstrumentes stellt auch die Aufnahme eines Studiums oder einer sonstigen anspruchsvollen Fortbildung jenseits des 50. Lebensjahres eine besondere Herausforderung dar. Wer bei dem Gedanken an ein Studium im höheren Lebensalter an seine eigene Schul- oder Ausbildungszeit erinnert wird, darf jedoch beruhigt sein: Beim Studieren im Alter geht es doch zumeist nicht darum, Kenntnisse in kurzer Zeit abzuspeichern, um diese dann in Prüfungen zu präsentieren und dafür gute Zensuren zu erlangen. Dieses Vorgehen beim Wissenserwerb ist beim Seniorenstudium eher zweitrangig. Für Senioren sollten Interesse und Neugierde an bestimmten Fachgebieten, Freude am Lernen und den eigenen Fortschritten und der soziale Austausch im Vordergrund stehen. Denn Senior-Studenten suchen nach neuen Lebensinhalten, möchten ihr Allgemeinwissen erweitern oder bestimmtes Fachwissen erlangen. Lernen ermöglicht es ihnen, neue Erfahrungen zu sammeln, sich mit veränderten Umwelten auseinanderzusetzen und sich selbst und ihre Fähigkeiten zu entwickeln. Mancher ältere Mensch verspricht sich auch Hintergrundwissen für die Ausübung einer ehrenamtlichen Tätigkeit.

Die Auswirkungen des Studiums der älteren Generation sind daher zumeist positiv: Besonders in der Alltagsgestaltung und für das soziale Kontaktnetz lassen sich positive Effekte nachweisen. Das Studium regt zum Nachdenken und zur Beschäftigung mit vielerlei Themen an. Es werden neue Interessen entwickelt und neue Erkenntnisse gewonnen, die auch als relevant für die Alltagsgestaltung angesehen werden. Der Lebensalltag wird durch ein Studium interessanter und abwechslungsreicher. Auch fühlen sich viele Senioren in ihrer Leistungsfähigkeit bestätigt und entdecken, dass sie noch vieles ausprobieren können.

UNTER DER LUPE!
GEHIRNJOGGING: MEHR AUGENWISCHEREI ALS TATSÄCHLICHER NUTZEN?

»Ein gesundes Gehirn kann bis ins hohe Alter trainiert und fit gehalten werden. Mithilfe des Gedächtnistrainings können Sie u. a. Lern- und Merkfähigkeit, Reaktionsvermögen, Aufmerksamkeit und Konzentration sowie logisches Denken verbessern. Sie erreichen mehr geistige Power und Beweglichkeit.« So versprechen es jedenfalls die kommerziellen Programme zum Gedächtnistraining. Das regelmäßige Training soll sich auch positiv auf den Alltag auswirken. Wer regelmäßig übt und dabei besonders knifflige Rätsel löst, brauche angeblich auch seinen Hausschlüssel nicht mehr suchen. Aber leider ist die Wirklichkeit mal wieder nicht ganz so rosig, wie es uns die Werbung verspricht! Durch das Gehirnjogging werden nämlich zumeist nur ganz spezielle Gehirnleistungen trainiert. Nur diese werden mit der Zeit immer besser. Wer z. B. viel Sudoku spielt, wird im Sudoku-Spiel messbar und objektiv seine Leistung steigern. Ob diese Fähigkeiten dann auch andere mentale Aufgaben erleichtern oder gar im Alltagsleben zu einer Verbesserung bestimmter Fertigkeiten führen, ist ungewiss.

Dieses sogenannte »Transferproblem« ist Gegenstand aktueller wissenschaftlicher Untersuchungen. Das am Institut für Allgemeine Psychologie und Neuropsychologie der Universität Bern entwickelte Computerprogramm »Brain Twister« trainiert Reaktionsgeschwindigkeit und Konzentration. Die Schweizer Forscher konnten nachweisen, dass ältere Spieler später auch bei anderen mentalen Leistungen von den Übungen profitieren und bei ungewohnten Situationen rascher als sonst reagieren. Von einer Übertragung (= Transfer) der Übungsgewinne auf alle kognitiven Fähigkeiten oder auf komplexe Alltagsanforderungen kann damit allerdings (noch) nicht die Rede sein. Sudokuspielen verbessert also nicht automatisch Gedächtnis oder Reaktionsgeschwindigkeit, sondern trainiert zunächst nur die Fähigkeit, die beim Sudokuspielen erforderlich ist: das logische Denken. Leider halten die Trainingseffekte nach gegenwärtigem Kenntnisstand auch nur so lange an, wie tatsächlich trainiert wird. Ein paar Wochen ohne Übung machen alle bisher erreichten Erfolge zunichte!

Dabei spielt es auch keine Rolle, in welcher Art und Weise Gedächtnistraining absolviert wurde: sei es im Gruppenkurs mit anderen, als Selbstlektüre mit Übungsaufgaben in Buchform oder als Computerversion.

Die amerikanische Wissenschaftlerin Karlene Ball und ihre Kollegen gingen daher bei ihrer Studie mit 2832 gesunden über 65-jährigen Personen noch einen Schritt weiter. Sie wollten nicht nur die positiven Effekte von Gedächtnistraining untersuchen, sondern auch herausfinden, ob diese Trainings Auswirkungen auf Selbstständigkeit und Vitalität im Alter haben. Unmittelbares Ziel der Trainings waren eine Verbesserung der jeweiligen kognitiven Fähigkeit und die Steigerung der Problemlösefähigkeit. Zusätzlich sollten schließlich Lebensqualität und Selbstständigkeit im Alltag (Mobilität, Haushaltsmanagement, finanzielles Management, Einkaufen, Essenszubereitung) verbessert werden.

Die Untersuchung bestätigte frühere Ergebnisse: Lediglich die trainierte Fähigkeit verbessert sich, und wer seine Fertigkeiten ab und zu durch Wiederholung der Übungen auffrischt, kann seine Leistungen auf einem Level halten. Wird nicht mehr trainiert, so lassen die Trainingserfolge nach. Ein Transfer der trainierten Fertigkeiten auf andere geistige Leistungen oder auf das Verhalten im Alltag kann auf diese Weise nicht erreicht werden.

Obwohl es inzwischen auch von Wissenschaftlern entwickelte Trainingsprogramme (z. B. das Brain-Fitness-Programm der Firma Posit Science aus San Francisco) oder Internetseiten (z. B. www.lumosity.com) gibt, auf denen man sein Gedächtnis gezielt trainieren kann, fehlen bislang wissenschaftlich überzeugende Belege für eine vorbeugende Wirksamkeit eines reinen Gedächtnistrainings – sei dies nun am Computer oder mithilfe des Notizblocks. Es kann daher bislang nicht davon ausgegangen werden, dass regelmäßige Gedächtnisübungen den Beginn einer Demenz hinauszögern oder sogar verhindern können. Gewiss wollen wir unter gar keinen Umständen vom Gehirnjogging abraten. Für das Selbstwertgefühl kann es sehr positiv sein, wenn man sich in manchen Leistungen verbessert. Im Einzelfall mag es auch positive Auswirkungen auf den Alltag geben, die ein tolles Übungsergebnis sein können. Allerdings sollte man in diese Rätsel- oder Rechenaufgaben nicht zu viele Hoffnungen stecken: Bisher kann die geistige Leistungsfähigkeit im Allgemeinen nicht verbessert werden und über die Tauglichkeit zur Demenzprävention liegt bislang kein Beweis vor.

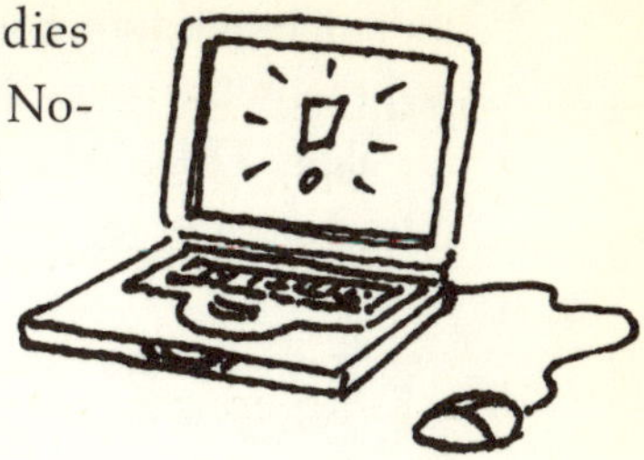

Falls Sie sich doch für den Kauf eines elektronischen Gedächtnistrainingsprogramms entscheiden – sei es aus Gründen des Zeitvertreibs oder aus reiner Neugier –, so achten Sie wenigstens auf Benutzerfreundlichkeit. Denn nicht alle angebotenen Produkte sind auch wirklich für (alle) Senioren geeignet.

EIN PERSÖNLICHER TIPP!

Das Display des Computerspiels sollte nicht zu klein und die abgebildeten Zahlen oder Buchstaben sollten ohne aufwendige Lesehilfe gut zu entziffern sein. Falls Erfolgsmeldungen über akustische Signale gegeben werden, dann sollten sich diese nicht unbedingt in einem hohen Frequenzbereich befinden und für Personen mit Hörschwierigkeiten noch leicht wahrnehmbar sein. Auch die manuelle Bedienbarkeit sollte für ältere Personen – die ggf. bereits durch Arthrose o. Ä. in ihrer Fingerfertigkeit beeinträchtigt sind – bequem zu handhaben sein. Bei manchen der Spiele müssen z. B. die Übungen mithilfe eines kleinen Stiftes absolviert werden, mit dem der Spieler immer wieder auf das Display tippt. Probieren Sie vor dem Kaufen aus, ob Sie mit diesem System zurechtkommen! Denn manche der angebotenen Übungsspiele scheinen eher für die jüngere Kundschaft ausgelegt zu sein, ohne Rücksicht auf altersbedingte Einschränkungen der Motorik und Sinneswahrnehmung.

UNTER DER LUPE
KREUZWORTRÄTSEL: HERAUSFORDERUNG ODER ROUTINE?

Den meisten Nutzen zieht das Gehirn aus der Bewältigung von Aufgaben, die ihm neu und unbekannt sind. Kommt Langeweile oder Routine auf, trägt dies vermutlich wenig zum Aufbau kognitiver Reservekapazität bei. Denksportaufgaben, die sehr automatisiert durchgeführt werden, wie z. B. die »klassischen« Kreuzworträtsel in Zeitungen oder Magazinen, fordern unseren Verstand zu wenig. Hier wiederholen sich meistens dieselben Fragen, und die Antworten kommen, ohne nachzudenken. Man muss sich nicht mehr so anstrengen. Ein wirkungsvolles Training für die grauen Zellen stellen diese Rätsel nicht dar. Außerdem werden auch bei dieser Aktivität nur diejenigen Fertigkeiten trainiert, die geübt werden. Im Fall der Kreuzworträtsel handelt es sich um das Erinnern von Allgemeinwissen (u. a. Städtenamen, Kfz-Kennzeichen, Sprichwörter, Namen von Dichtern …). Geübt wird also der Abruf von Informationen aus dem semantischen Langzeitgedächtnis (vgl. Kapitel 1).

DAS WICHTIGSTE NOCH MAL IN KÜRZE:

Kognitiv stimulierende geistige Aktivitäten dienen dem Erhalt der kognitiven Leistungsfähigkeit und der Herausbildung von kognitiver Reservekapazität. Dabei regen insbesondere neue geistige Herausforderungen das Gehirn an. Die Aktivitäten sollten möglichst alltagsnah sein. »Gehirnjogging« trainiert nur einzelne Fertigkeiten des Gehirns, und man ist nur so lange gut in einer Sache, wie man sie auch trainiert. Auch Kreuzworträtsel werden schnell zur Routine und langweilen das Gehirn. Besser sind geistige Abwechslung und Aktivitäten, bei denen es um die Aufnahme neuer Informationen geht, bzw. um die Verknüpfung neuer mit bereits bekannten Informationen.

Dem Gehirn Beine machen: Walken, Kegeln, Dauerlauf – Die Möglichkeiten sind vielfältig!

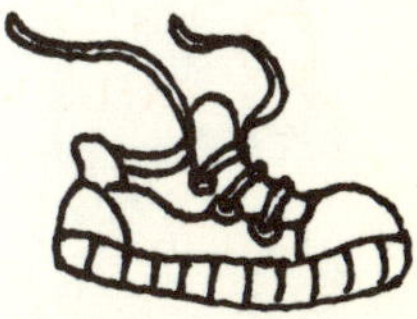

Sport und körperliche Aktivitäten sind nicht nur gesund und machen Spaß, sondern verringern auch das Risiko, im Alter an Demenz zu erkranken. Über diese Zusammenhänge haben Sie schon im Kapitel 4 Ausführliches erfahren. Wic Dr. Jeffrey M. Burns aus Amerika berichtete, lassen sich durch körperliche Fitness altersbedingte negative Veränderungen im Gehirn deutlich abschwächen. Er und seine Kollegen haben in einer aktuellen Studie mithilfe bildgebender Verfahren das Gehirnvolumen und das Fitnessniveau von Versuchspersonen verglichen und herausgefunden, dass die körperlich aktiveren auch ein größeres Gehirnvolumen aufwiesen. Dieses Hirnvolumen könnte einen »Puffer« gegen altersbedingte Veränderungen darstellen, vermuten die Hirnforscher.

ZUM HINTERGRUND

Dass sich insbesondere ausdauerorientierte körperliche Aktivität, wie beispielsweise Laufen oder Wandern, positiv auf die Gehirnfunktion auswirkt und sogar das Demenzrisiko reduzieren kann, wird von der in Australien forschenden deutschen Ärztin Professor Nicola Lautenschlager bestätigt. Die Studienteilnehmer von Professor Lautenschläger absolvierten sechs Monate lang dreimal die Woche 50 Minuten lang ein leichtes körperliches Training. Viele der Teilnehmer gingen sogar nur regelmäßig spazieren. Die Gedächtnisleistungen der körperlich Aktiven waren nach sechs Monaten besser als die der »Sportmuffel«. Auch an deutschen Hochschulen beschäftigt man sich mit der Frage, in welcher Weise sportliche Betätigung auf die kognitive Leistungsfähigkeit wirkt und welche Aktivitäten am besten als Schutzmaßnahmen gegen Demenzerkrankungen geeignet sind. So nahmen in der kürzlich an der Jacobs-Universität in Bremen durchgeführten Studie »Bewegtes Altern« Menschen zwischen 65 und 76 Jahren dreimal wöchentlich an unterschiedlichen sportlichen Angeboten wie Walken, Entspannungstraining und Koordinationssport teil. Bei anschließenden Leistungstests schnitten körperlich fittere Menschen mit einer besseren Koordination tatsächlich auch in puncto geistiger Fitness besser ab.

Wie genau Sport auf die Leistungsfähigkeit des Gehirns wirkt, ist noch weitgehend unbekannt und wird momentan intensiv erforscht. Eine wichtige Rolle könnten dabei bestimmte für Wachstum und Neuverknüpfung von Nervenzellen verantwortliche Substanzen spielen, die durch körperliche Aktivität vermehrt produziert werden und im Blut nachweisbar sind. Denkbar ist auch eine Verbesserung der Hirndurchblutung oder eine hemmende Wirkung auf die Ablagerung von schädlichen Proteinen (amyloiden Plaques) im Gehirn (vgl. Kapitel 2 und 4).

Welche Sportart ist für mich die richtige?

Doch welche Aktivitäten eignen sich am besten zur Verlangsamung oder gar Vorbeugung von kognitiver Leistungsabnahme im fortschreitenden Alter? Hierzu erhalten Sie im Folgenden ganz konkrete Hinweise:

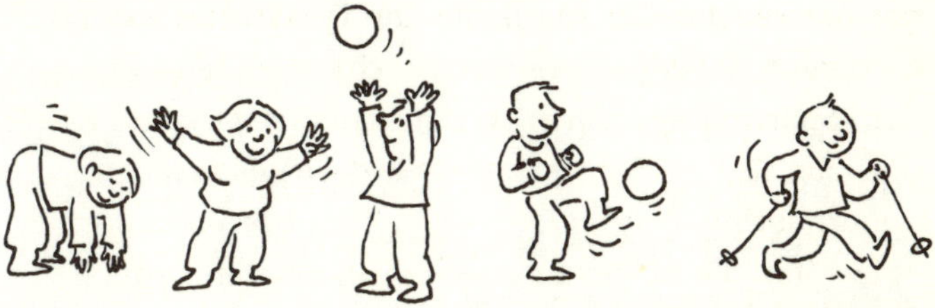

- Es scheinen insbesondere sogenannte *aerobe* körperliche Aktivitäten zu sein, die zum Erhalt der geistigen Fitness beitragen. Aerobe körperliche Aktivität ist diejenige Aktivität, die im mittleren Leistungsbereich einer Person angesiedelt ist, also weder zu einer Unter- noch zu einer Überforderung führt.
- Es müssen nicht unbedingt sportliche Aktivitäten im engeren Sinne sein, die eine Schutzwirkung entfalten. Gewiss können Joggen, Fahrradfahren und Schwimmen zu den diesbezüglich nützlichen und empfehlenswerten sportlichen Betätigungen gezählt werden. Auch ein kräftiger Spaziergang, Kegeln, Wandern oder »Nordic Walking« verfehlen ihre Wirkung jedoch nicht. Entscheidend ist, dass diese Tätigkeiten regelmäßig und im aeroben Leistungsbereich durchgeführt werden. Am besten eignet sich ein handelsüblicher Pulsfrequenzmesser für sportli-

che Aktivitäten, um den aeroben Belastungsbereich für Ihre individuellen körperlichen Aktivitäten festzustellen. Diese sind leicht zu bedienen und preiswerte Modelle gibt es in jedem Fachgeschäft oder im Kaufhaus.

- Die Trainingseinheiten sollten mindestens 30 Minuten andauern und mehrmals (mindestens dreimal) in der Woche durchgeführt werden, damit die geistige Fitness hiervon profitiert. Von manchen Experten wird sogar tägliche, mindestens eine halbe Stunde andauernde, moderate körperliche Betätigung empfohlen. Wem eine halbe Stunde Dauerlauf – oder Ähnliches – am Stück zu viel ist, der kann die Zeit auch mit unterschiedlichen Aktivitäten füllen, diese ggf. sogar über den Tag verteilen, gemäß dem Motto: Ein wenig ist besser als gar nichts!
- Auch Gruppenaktivitäten, die von vielen Sportvereinen, Krankenkassen oder Begegnungsstätten angeboten werden, eignen sich aufgrund fachkundiger Leitung besonders gut in dieser Hinsicht und fördern noch zusätzlich den sozialen Kontakt. Ein Blick in die Tageszeitung oder das Internet lohnt sich auf jeden Fall, um auf entsprechende Angebote in Ihrer unmittelbaren Umgebung aufmerksam zu werden.
- Man darf sich körperlich natürlich nicht überfordern! Bei Zweifeln bezüglich einer bestimmten Sportart oder der eigenen körperlichen Leistungsfähigkeit sollte in jedem Fall vorher der Hausarzt um Rat gefragt werden. Wenn Sie noch ungeübt sind, beginnen Sie auf jeden Fall langsam und steigern Sie erst allmählich.
- Auch Personen, die bislang in ihrem Leben körperlich inaktiv waren, können noch von dem positiven Effekt des

körperlichen Trainings auf die geistige Fitness profitieren. In der Seattle-Studie von Dr. Eric Larson, die Sie bereits im Kapitel 4 kennengelernt haben, waren es sogar gerade die ursprünglich weniger Aktiven, die für ihre geistige Fitness am meisten von der regelmäßigen körperlichen Aktivität profitierten.

- Für welche Aktivität Sie sich auch immer entscheiden: Diese sollte in erster Linie Spaß machen! So können bestimmte Aktivitäten wie Schwimmen, Joggen oder Tanzen, die beispielsweise bereits in der Jugend gerne ausgeübt wurden, nochmals wiederbelebt werden. Bereits ein täglicher Waldspaziergang, morgendliche Gymnastik oder die Fahrradfahrt zum nächsten Supermarkt können Schritte in die richtige Richtung sein.

EIN PERSÖNLICHER TIPP!

Körperliche Aktivität und Sport können anstrengend sein und dies erfordert manchmal eine besondere Motivation. Sehr motivierend ist es, Sport in der Gruppe zu betreiben. An den meisten Orten gibt es z. B. Lauftreffs, die teilweise privat organisiert, aber immer offen für »Neue« sind. Auch die gemeinsame Vorbereitung auf einen Volkslauf oder Ähnliches kann ein starker Ansporn sein. Es muss nicht gleich ein Marathon sein! Die Teilnahme an einem öffentlichen 5-, 10- oder 15-km-Lauf ist auch ein großartiges Erlebnis. Wer einmal bei so einem Laufereignis unter dem Jubel des Publikums verschwitzt über die Ziellinie trabte, ist schnell von der tollen Atmosphäre fasziniert und meistens auch längerfristig mit dem »Lauf-Virus« infiziert. Auch die angemessene Ausrüstung mit den richtigen Schuhen, fescher Sportkleidung und sonstigen Accessoires ist gerade für Anfänger einer neuen Sport- oder Bewegungsaktivität oft ein starker Motivator. Lassen Sie sich in einem Fachgeschäft oder großen Sportabteilungen beraten. Wenn Sie dann zum ersten Mal in Ihrem neuen, modischen »Sport-Outfit« vor dem Spiegel stehen, fühlen Sie sich schon gleich viel fitter! Sport und Bewegung sind eben meistens auch soziale Aktivitäten.

Sind Sie körperlich aktiv?

Körperliche Aktivität hilft also ohne jeden Zweifel dabei, dem kognitiven Abbau entgegenzuwirken. Aber Sport und körperliche Aktivität können noch mehr! Regelmäßige Bewegung reduziert zusätzlich das Risiko für eine Reihe von Krankheiten wie Übergewicht, Herz- und Kreislauferkrankungen oder Diabetes, welche ihrerseits die Wahrscheinlichkeit für Demenzerkrankungen im Alter erhöhen. Vergleichen Sie hierzu auch die Angaben im Kapitel 4.

JETZT SIND SIE DRAN!

Bitte kreuzen Sie im folgenden Fragebogen an, wie häufig Sie welche Art von Sport oder Bewegung ausüben. Mit dieser Tabelle können Sie Ihre wöchentliche Bewegungsintensität systematisch erfassen. Diese Methode wurde in leicht abgewandelter Form von der Arbeitsgruppe um Professor Kenneth Rockwood am *Department for Community Health and Epidemiology* aus Halifax (Kanada) im Rahmen der »Kanadischen Studie für Gesundheit und Altern« zur Ermittlung des Bewegungsverhaltens der Versuchsteilnehmer entwickelt und eingesetzt.

Beim Ausfüllen der Tabelle berücksichtigen Sie bitte Folgendes:

- *Leichte körperliche Aktivität* umfasst Tätigkeiten, bei denen Sie zwar eine Vielzahl von Muskeln und Muskelgruppen gleichzeitig bewegen, die Sie aber ohne größere Anstrengungen und bequem durchführen können. Spazierengehen gehört hierzu. Weitere Beispiele finden Sie in der Tabelle.
- *Mittelschwere körperliche Aktivität* umfasst Tätigkeiten, die Sie ebenfalls unter Einsatz einer Vielzahl von Muskeln und Muskelgruppen ausüben müssen, bei denen Sie jedoch schon ein klein wenig ins Schwitzen kommen. Sie merken dies auch daran, dass Ihr Puls etwas schneller und Ihre Atmung etwas tiefer wird. Gemächliches Schwimmen oder entspanntes Tanzen, aber auch leichte Gartenarbeit würden hierzu zählen. Weitere Beispiele finden Sie in der Tabelle.
- Bei der *schweren körperlichen Aktivität* sollten Sie schon richtig ins Schwitzen kommen, ohne sich aber wirklich völlig zu verausgaben. Die meisten sportlichen Aktivitäten zählen hierzu. Weitere Beispiele finden Sie in der Tabelle.

JETZT SIND SIE DRAN!

Bitte versuchen Sie sich einmal so gut wie möglich an das vergangene halbe Jahr zu erinnern! Kreuzen Sie danach an, wie häufig Sie folgende Tätigkeiten für 30 Minuten Dauer oder länger (insgesamt an einem Tag) ausgeführt haben.

	dreimal pro Woche oder mehr	zweimal pro Woche	einmal pro Woche	weniger als einmal pro Woche
LEICHTE KÖRPERLICHE AKTIVITÄT				
a) Besorgungen zu Fuß (Einkauf, Bank, Post)	☐	☐	☐	☐
b) Spaziergang	☐	☐	☐	☐
c) Hund ausgeführt	☐	☐	☐	☐
d) Kegeln oder Bowling	☐	☐	☐	☐
d) Yoga	☐	☐	☐	☐
e) Sonstiges	☐	☐	☐	☐
Summe (= Anzahl × Häufigkeit):				
MITTELSCHWERE KÖRPERLICHE AKTIVITÄT				
a) Radfahren (normales Tempo)	☐	☐	☐	☐
b) (Nordic) Walking und zügiges Gehen	☐	☐	☐	☐
c) mäßige Gymnastik, Aerobic	☐	☐	☐	☐
d) Tanzen	☐	☐	☐	☐
e) Treppensteigen	☐	☐	☐	☐
f) gemächliches Schwimmen	☐	☐	☐	☐
g) leichte Gartenarbeit	☐	☐	☐	☐
h) Sonstiges	☐	☐	☐	☐
Summe (= Anzahl × Häufigkeit):				

SCHWERE KÖRPERLICHE AKTIVITÄT

a) (intensives) Radfahren	☐	☐	☐	☐
b) (intensives) Schwimmen	☐	☐	☐	☐
c) Joggen, Laufen	☐	☐	☐	☐
c) intensive Gymnastik/Aerobic	☐	☐	☐	☐
d) Fitnessstudio	☐	☐	☐	☐
e) Ball- und andere Mannschaftsportarten (Fußball, Volleyball etc.)	☐	☐	☐	☐
f) Tennis, Badminton, Squash etc.	☐	☐	☐	☐
g) Skifahren	☐	☐	☐	☐
h) schwere Gartenarbeit	☐	☐	☐	☐
i) Sonstiges	☐	☐	☐	☐
Summe (= Anzahl × Häufigkeit):				

AUSWERTUNG UND INTERPRETATION:

- Nachdem Sie den Fragebogen ausgefüllt haben, rechnen Sie zunächst – jeweils für die drei Schweregrad-Kategorien getrennt – für jede Spalte die Summe der einzelnen Häufigkeiten aus. In die hintere – ganz rechte – Spalte tragen Sie als Summe grundsätzlich immer den Wert »< 1« ein
- Danach rechnen Sie – ebenfalls getrennt für die Schweregrad-Kategorien – die wöchentliche Gesamthäufigkeit der körperlichen Aktivität aus. Die hintere Spalte berücksichtigen Sie dabei grundsätzlich nicht.

Tragen Sie dann die wöchentliche Gesamthäufigkeit der Aktivitäten pro Woche in die folgende Tabelle ein:

Schweregrad	Häufigkeit pro Woche
Leichte körperliche Aktivität/Woche	
Mittelschwere körperliche Aktivität/Woche	
Schwere körperliche Aktivität/Woche	

Ein *Beispiel* für die korrekte Auswertung finden Sie im Folgenden:

> Bitte versuchen Sie sich einmal so gut wie möglich an das vergangene halbe Jahr zu erinnern! Kreuzen Sie danach an, wie häufig Sie folgende Tätigkeiten für 30 Minuten Dauer oder länger (insgesamt an einem Tag) ausgeführt haben.

	dreimal pro Woche oder mehr	zweimal pro Woche	einmal pro Woche	weniger als einmal pro Woche
LEICHTE KÖRPERLICHE AKTIVITÄT				
a) Besorgungen zu Fuß (Einkauf, Bank, Post)	☐	☒	☐	☐
b) Spaziergang	☐	☒	☐	☐
c) Hund ausgeführt	☒	☐	☐	☐
d) Kegeln oder Bowling	☐	☐	☐	☒
d) Yoga	☐	☐	☐	☒
e) Sonstiges	☒	☐	☐	☒
Summe (= Anzahl × Häufigkeit):	> 6	4	0	< 1
MITTELSCHWERE KÖRPERLICHE AKTIVITÄT				
a) Radfahren (normales Tempo)	☒	☐	☐	☐
b) (Nordic) Walking und zügiges Gehen	☐	☒	☐	☐
c) mäßige Gymnastik, Aerobic	☐	☐	☐	☒
d) Tanzen	☐	☐	☐	☒
e) Treppensteigen	☐	☐	☐	☒
f) gemächliches Schwimmen	☐	☐	☒	☐
g) leichte Gartenarbeit	☐	☐	☐	☒
h) Sonstiges	☐	☐	☒	☐
Summe (= Anzahl × Häufigkeit):	> 3	2	2	< 1

SCHWERE KÖRPERLICHE AKTIVITÄT

a) (intensives) Radfahren	☐	☐	☐	☒
b) (intensives) Schwimmen	☐	☐	☐	☒
c) Joggen, Laufen	☐	☐	☐	☒
c) intensive Gymnastik/Aerobic	☐	☐	☒	☐
d) Fitnessstudio	☐	☐	☐	☒
e) Ball- und andere Mannschaftsportarten (Fußball, Volleyball etc.)	☐	☐	☐	☒
f) Tennis, Badminton, Squash etc.	☐	☐	☐	☒
g) Skifahren	☐	☐	☐	☒
h) schwere Gartenarbeit	☐	☐	☐	☒
i) Sonstiges	☐	☐	☐	☒
Summe (= Anzahl × Häufigkeit):	0	0	1	< 1

Die Auswertung für das dargestellte Beispiel sähe dann wie folgt aus:

Schweregrad	Häufigkeit pro Woche
Leichte körperliche Aktivität/Woche	≥10
Mittelschwere körperliche Aktivität/Woche	≥ 7
Schwere körperliche Aktivität/Woche	1

Entsprechend Ihren eigenen Zahlen können Sie sich dann einer der folgenden Gruppen zuordnen:

- *Gruppe mit geringer Bewegungsintensität:* Dieser Gruppe gehören Sie an, wenn die Häufigkeit der mittelschweren Aktivität pro Woche addiert mit der Summe der schweren körperlichen Aktivität pro Woche kleiner als 3 ist.
- *Gruppe mit mittlerer Bewegungsintensität:* Dieser Gruppe gehören Sie an, wenn die Häufigkeit der mittelschweren

Aktivität pro Woche addiert mit der Summe der schweren körperlichen Aktivität pro Woche 3 oder mehr beträgt und gleichzeitig die Häufigkeit der schweren körperlichen Aktivität pro Gruppe kleiner als 3 ist.

- *Gruppe mit hoher Bewegungsintensität:* Dieser Gruppe gehören Sie an, wenn die Häufigkeit der schweren Aktivität pro Woche mindestens 3 beträgt unabhängig von der Häufigkeit Ihrer Aktivitäten im geringen oder mittleren Intensitätsbereich.

Die Person aus unserem Beispielfall wäre damit der Gruppe mit mittlerer Bewegungsintensität zuzuordnen.

In der oben bereits erwähnten »Kanadischen Studie für Gesundheit und Altern« von Professor Kenneth Rockwood, an der insgesamt 9008 Senioren im Alter von über 65 Jahren teilnahmen, ging bereits die Zugehörigkeit zur Gruppe mit mittlerer Bewegungsintensität mit einem geringeren Risiko für die Entwicklung einer kognitiven Beeinträchtigung oder Demenz einher. Die Risikoreduktion betrug in einem vorausschauenden Zeitraum von fünf Jahren etwa 40 % und war am deutlichsten für die Entwicklung einer Alzheimer-Demenz ausgeprägt. In der Studie zeigte sich darüber hinaus ein interessanter »Dosis-Wirkungs-Effekt«, insofern die Zugehörigkeit zur Gruppe mit hoher Bewegungsintensität mit einer weiteren Risikoreduktion verbunden war. Das heißt, je körperlich aktiver ein Teilnehmer war, desto niedriger war sein Alzheimer-Risiko.

EIN PERSÖNLICHER TIPP!

Auf der Basis des obigen Fragebogens können Sie nun beginnen, Ihr Bewegungsverhalten systematisch abzuwandeln oder umzustellen. Die Angaben im Fragebogen könnte dann Ihr Ausgangspunkt für das »Bilanzziehen« am Ende dieses Kapitels (Abschnitt »Veränderungen leicht gemacht«) sein. Wenn Sie Ihre Bewegungsintensität allmählich erhöhen und sich mehr und mehr an die Gruppe mit mittlerer oder hoher Bewegungsintensität annähern, tragen Sie damit aktiv zu einem Erhalt Ihrer geistigen Fitness bei.

Ebenso kann das Ausfüllen des obigen Fragebogens Ihnen natürlich auch nur als eine erste Orientierung dienen. Tatsächlich ersetzt es natürlich keine individuelle und professionelle Bewegungsberatung. Eine solche sollten Sie insbesondere dann in Anspruch nehmen, wenn Sie an einer Erkrankung leiden, die bei der Bewegungs- und Trainingsplanung von Bedeutung sein kann (z. B. Herz- und Kreislauferkrankungen, Erkrankungen des Bewegungsapparates etc.). Jedoch auch wenn Sie körperlich gesund sind, kann eine individuelle Bewegungsberatung Ihnen wertvolle Hinweise für eine gesundheitserhaltende Umstellung Ihrer Ernährungsgewohnheiten geben. Viele Sportvereine und praktisch alle Fitnessstudios bieten eine solche individuelle und professionelle Bewegungsberatung und auf Wunsch auch eine systematische Trainingsplanung an. Schauen Sie doch mal gleich in Ihrem Telefonbuch oder im Internet nach Adressen und Telefonnummern von Sportvereinen oder Fitnessstudios in Ihrer Nähre. Interessante Informationen erhalten Sie auf der Internetseite der Aktion »Richtig fit ab 50!« (www.richtigfit-ab50.de). Dies könnte sich auch für den Erhalt Ihrer geistigen Fitness auszahlen!

Körperliche und geistige Aktivität kombiniert: Das Beispiel »SimA«-Projekt

Die positiven Aspekte sowohl geistiger als auch sportlicher Betätigung wurden nun ausführlich vorgestellt. Doch wie sieht es aus, wenn man beide Tätigkeiten miteinander kombiniert? Die folgende Studie von Professor Wolf S. Oswald aus Erlangen kann darüber Auskunft geben. Sie hat den Zusammenhang zwischen geistiger und körperlicher Aktivität im Hinblick auf die Entwicklung von Demenz untersucht. Das Projekt trägt den Titel »Bedingungen der Erhaltung und Förderung von Selbstständigkeit im höheren Lebensalter« und wird der Kürze halber als »SimA«-Projekt bezeichnet. Die über 75-jährigen Teilnehmer wurden im Rahmen des Projektes u. a. entweder einem Gedächtnistrainingsprogramm oder einem Psychomotorik-Trainingsprogramm zugeordnet. Das Psychomotorik-Trainingsprogramm beinhaltete gezielte körperliche Aktivierung sowie Bewegungs- und Entspannungsübungen. Eine dritte Gruppe erhielt beides: ein Trainingsprogramm, das eine Kombination dieser Einzeltrainings (z. B. Kombination von Gedächtnis- und Psychomotorik-Trainingsprogramm) umfasste.

Nach Abschluss einer einjährigen Trainingsphase gab es bei allen Trainingsgruppen eine Verbesserung auf den trainierten Gebieten. Allerdings waren eine langfristige Förderung der Selbstständigkeit und eine Vorbeugung vor einer demenziellen Erkrankung nur für die Teilnehmer derjenigen Trainingsgruppen festzustellen, die an einer Kombination aus Gedächtnis- und Psychomotorik-Training teilgenommen hatten. Diese Personen waren 13 Jahre nach dem Beginn von »SimA«-Studie nicht nur geistig fitter, sondern hatten auch im Vergleich zu den anderen Gruppen die geringste Rate an demenziellen Erkrankungen. Auch stellte man in dieser Gruppe Erfolge auf Gebieten fest, die nicht direkt Inhalt des Trainings gewesen waren – es war also ein Transfereffekt nachweisbar! So verbesserten sich diese Teilnehmer zusätzlich in den Bereichen Alltagskompetenz, Gesundheitszustand und auch allgemeiner Befindlichkeit, obwohl nur Gedächtnis und Psychomotorik trainiert wurden.

Aus den ermutigenden Ergebnissen der »SimA«-Studie zogen Professor Oswald und seine Kollegen den Schluss, dass eine Verbindung von geistiger und körperlicher Aktivität langfristig den durch das Altern verursachten Defiziten entgegenwirken kann. Allerdings sind die Transfereffekte vermutlich nur dann effektiv und lang anhaltend, wenn die Übungen dauerhaft und regelmäßig durchgeführt werden. Möchte man selbst aktiv werden, ist es also laut »SimA« ratsam, solche Tätigkeiten auszuwählen, die sowohl geistig als auch körperlich stimulierend sind und die man regelmäßig ausüben kann. Eine Internetadresse, auf der Sie mehr Informationen zu »SimA« finden und auch ein Übungsbuch bzw. eine Übungsanleitungssoftware bestellen können, finden Sie im Anhang.

DAS WICHTIGSTE IN KÜRZE!

Körperliche Aktivitäten halten auch den Geist fit. Dabei sollte die Aktivität im aeroben Leistungsbereich mindestens an drei Tagen in der Woche für 30 Minuten ausgeübt werden. Am besten ist eine kombinierte Aktivität, die geistige und körperliche Anregungen verbindet. Das soziale Miteinander, besonders bei sportlichen Tätigkeiten, tut auch dem Gehirn gut.

Geistige Fitness kann schmecken: Tipps für den Speiseplan

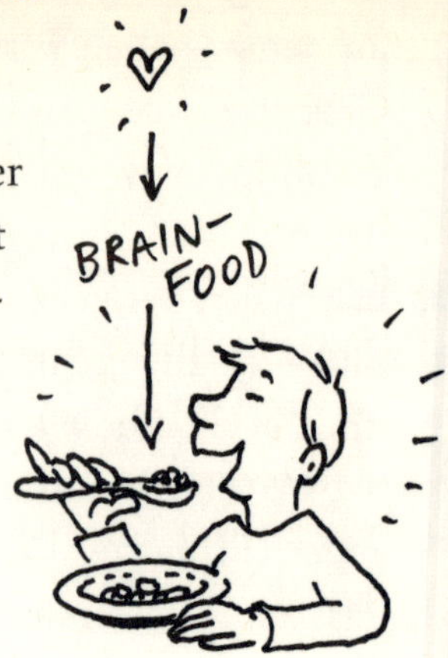

»Der Mensch ist, was er isst« – sagt der Volksmund. An dieser Stelle sollen jetzt aber nicht allgemeine Ernährungsrichtlinien vorgestellt werden. Vielmehr sollen Sie einen Überblick bekommen, welches Ernährungsverhalten Ihr Gehirn und damit Ihre geistige Fitness langfristig positiv unterstützt.

JETZT SIND SIE DRAN!

Beantworten Sie aber bitte zunächst den unten abgedruckten Fragebogen. Was für ein Ernährungstyp sind Sie?

Bitte kreuzen Sie an, wie häufig Sie folgende Nahrungsmittel zu sich nehmen …	nie	weniger als einmal pro Woche	einmal pro Woche	zwei- bis dreimal pro Woche	vier- bis sechsmal pro Woche	täglich
Rotes Fleisch	☐	☐	☐	☐	☐	☐
Helles Fleisch oder Geflügel	☐	☐	☐	☐	☐	☐
Fisch oder Meeresfrüchte	☐	☐	☐	☐	☐	☐
Eier	☐	☐	☐	☐	☐	☐
Olivenöl, Rapsöl, Leinöl, Walnussöl	☐	☐	☐	☐	☐	☐
Fettarme Milchprodukte (z. B. Milch, Joghurt)	☐	☐	☐	☐	☐	☐

Fetthaltige Milchprodukte (z. B. Käse, Sahne, Butter)	☐	☐	☐	☐	☐	☐
Getreideprodukte (z. B. Brot, Müsli, Nudeln)	☐	☐	☐	☐	☐	☐
Frisches Gemüse (roh oder gekocht)	☐	☐	☐	☐	☐	☐
Frische Früchte	☐	☐	☐	☐	☐	☐
Getrocknete Früchte	☐	☐	☐	☐	☐	☐
Hülsenfrüchte (z. B. Bohnen, Erbsen)	☐	☐	☐	☐	☐	☐
Nüsse	☐	☐	☐	☐	☐	☐

Tragen Sie mit Ihrem Ernährungsverhalten eigentlich zum Erhalt Ihrer geistigen Leistungsfähigkeit bei? Und geht das überhaupt? Auf der Seite 224 finden Sie unter der Überschrift »Was soll ich essen?« die Auflösung. Sie erhalten konkrete Hinweise, wie oft Sie welche Lebensmittel zur Förderung Ihrer geistigen Fitness zu sich nehmen sollten. So können Sie selbstständig überprüfen, ob Sie mit »Köpfchen« essen oder vielleicht doch das eine oder andere optimieren könnten.

Möglicherweise haben Sie schon einmal den Begriff »Brainfood« gehört. Oder Sie kennen die Aussage, dass Nüsse »Nervennahrung« und daher gut für das Gehirn seien. Es scheint also bestimmte Lebensmittel zu geben, die positive Auswirkungen auf die Hirnfunktionen haben und damit unsere geistigen Fähigkeiten unterstützen. »Brainfood« ist also im wörtlichen Sinne Futter für das Gehirn. Im Folgenden wird Ihnen ein kurzer Überblick über wichtige Ernährungsbestandteile gegeben. Sie erfahren, dass Fett nicht immer schlecht ist, dass Sie aber trotzdem Ihren Cholesterinspiegel im Auge behalten sollten. Es wird auch erklärt, warum Vitamine für eine gesunde Ernährung wichtig sind und es wird gefragt, ob Sie auf Kaffee und alkoholische Getränke verzichten sollten – immerhin handelt es sich ja um »Genussgifte«.

Fett, das dem Körper guttut

Früher galten manchem Zeitgenossen gerade die Walnüsse als Gehirnfutter, da ihre Form – aus der Schale befreit – an ein kleines Gehirn erinnert. Heute weiß man, dass der positive Nährwert der Walnüsse nichts mit ihrer Form zu tun hat, sondern mit den Inhaltsstoffen der Nuss. Walnüsse enthalten, wie auch die anderen Nussarten, hohe Konzentrationen mehrfach ungesättigter Fettsäuren. Diese spielen bereits bei der frühen Entwicklung des Gehirns eine Rolle. Aber auch für die Gesunderhaltung des Gehirns sind ungesättigte Fettsäuren äußerst wichtig.

Eine der »Medienstars« unter den mehrfach ungesättigten Fettsäuren ist die Omega-Fettsäure. Sie kommt in Leinsamen-, Soja-, Walnuss- und Rapsöl, aber auch im Fett von Makrelen, Lachs, Hering, Forelle und Thunfisch vor. Auch manches Gemüse – so etwa Spinat und Linsen – enthält Omega-3-Fettsäuren.

Ungesättigten Fettsäuren wird auch bei der Vorbeugung bzw. Behandlung von Alzheimer-Demenz im Frühstadium eine Wirkung zugeschrieben. Sie verbessern darüber hinaus die Fließeigenschaft des Blutes, halten Arterien elastisch, wirken entzündungshemmend und halten die Cholesterinwerte in Schach. Eine positive Wirkung dieser Fette auf die Hirngefäße kann damit als plausible Hypothese gelten. Schon 2–3 Fischmahlzeiten wöchentlich enthalten eine ausreichende Menge an ungesättigten Fettsäuren, um eine schützende Wirkung zu entfalten. Und tatsächlich: Verschiedene wissenschaftlich hochwertige Untersuchungen konnten inzwischen belegen, dass der geistige Abbau im Alter bei Personen mit regelmäßigem Fischkonsum geringer ist. Da der Omega-3-Fettsäure-haltige Fisch in der Regel eher fetter und damit auch kalorienhaltiger ist, sollte er im Idealfall durch fettärmere Beilagen wie Gemüse und Salat ergänzt werden. Durch die Verwendung von Oliven-, Raps-, Walnuss- oder Leinöl in Salat und Gemüse werden unserem Stoffwechsel zusätzlich weitere ungesättigte Fettsäuren geliefert, aus denen neue Omega-3-Fettsäuren gebildet werden können.

Schon der gesunde Menschenverstand sagt einem, dass eine Ernährung mit Fast-Food-Produkten allein nicht gesund sein kann. Als Fastfood werden solche Lebensmittel bezeichnet, die schnell zubereitet und verzehrfertig gekauft werden können. Fastfood weist meist einen hohen Anteil an ungesunden Fetten auf, ist stark gesalzen oder gesüßt (Vorsicht vor »verstecktem« Zucker!). Meistens sind diese Produkte auch mit zusätzlichen chemischen Geschmacksverstärkern versetzt. Diese sollen die Speisen besonders schmackhaft machen. Die Intensität des Geschmackes wird aber zumeist mit einem Verlust an geschmacklicher Finesse und Komplexität erkauft. Als klassische Fast-Food-Produkte gelten Burger und Pommes, Currywurst, Pizza oder Dönerkebab. Häufiger Verzehr wirkt sich negativ auf Gewicht und Nährstoffversorgung aus, aber auch das Gehirn scheint unter dieser Form der Ernährung zu leiden. Die schwedische Forscherin Susanne Akterin konnte bei transgenen Mäusen mit genetischer Veranlagung zur Alzheimer-Krankheit nachweisen, dass eine fett-, zucker- und cholesterinreiche Kost die abnormen Eiweißablagerungen im Gehirn der Mäuse förderte, die schließlich das Absterben von Nervenzellen nach sich zogen (vgl. Kapitel 2). Dieser Verlust von Nervenzellen äußerte sich dann bei den Mäusen unter anderem in deutlichen Lernschwierigkeiten, wie sie auch beim menschlichen Alzheimer-Patienten typisch sind.

UNTER DER LUPE!

Fischölkapseln: Gesundes Öl aus der Packung?

Die in Apotheken und Drogerien erhältlichen Fischölkapseln, die in hoher Konzentration die Omega-3-Fettsäuren enthalten, eignen sich vermutlich nicht als Ersatz für den realen Fisch auf dem Teller. Der Gerontopsychiater Professor Lutz Frölich aus Mannheim rät in der Ärztezeitung (Juli 2007) davon ab, aus demenzpräventiven Gesichtspunkten diese Pillen zu konsumieren. Die heute erhältlichen Präparate seien noch nicht hinsichtlich ihrer Wirkung auf Alzheimer-Demenz getestet und gäben häufig auch nicht klar darüber Auskunft, in welchen Mengen und in welcher Zusammensetzung Fettsäuren enthalten sind. Im schlimmsten Fall könnten die Kapseln eine negative Wirkung hervorrufen und sogar das Demenzrisiko erhöhen. Auch wenn Sie aus ökologischen Gesichtspunkten die Kapseln gegenüber dem echten Fisch bevorzugen, da Sie glauben, hierdurch die stark dezimierten Fischbestände der Weltmeere zu schonen, sind Sie leider auf dem Holzweg. Denn auch das Öl aus der Packung wird letztlich aus Naturfisch gewonnen.

Cholesterin: Niedrige Werte sind hier besser

Cholesterin gehört zu der Gruppe der Nahrungsfette und wird einerseits durch den Verzehr von tierischen Fetten mit der Nahrung aufgenommen, andererseits produziert es der Körper auch selbst. Selbst das Gehirn hat seine eigene Cholesterinproduktion. Cholesterin ist unter anderem ein wichtiger Bestandteil der Zellmembranen und damit unverzichtbar für die Funktion vieler Stoffwechselvorgänge, so auch im Gehirn. Es wird darüber hinaus gebraucht zur Bildung bestimmter Hormone und von Vitamin D sowie zur Produktion der für die Verdauung wichtigen Gallensäuren. Der im Blut gemessene Cholesterinwert setzt sich aus sogenannten Lipoproteinen mit hoher Dichte (engl.: High Density Lipoproteins, HDL), Lipoproteinen mit niedriger Dichte (engl.: Low Density Lipoproteins, LDL und VLDL) und weiteren Anteilen zusammen. Das HDL wird als »gutes« Cholesterin bezeichnet, da es dafür sorgt, dass festgesetztes Cholesterin in den Arterien wieder abtransportiert wird. Das LDL und VLDL lagert sich aufgrund seiner geringen Dichte in den Arterien ab und führt zu Gefäßschädigungen. Deswegen gilt es als »schlechtes« Cholesterin, sofern es in zu hoher Konzentration im Blut nachweisbar ist. Einige Forscher konnten in Tierversuchen feststellen, dass ein hoher Cholesterinspiegel die Ablagerung von alzheimertypischen Amyloid-Plaques bei Labormäusen begünstigt. Auch beim Menschen wird ein Zusammenhang zwischen dem Cholesterinstoffwechsel und der Entstehung der alzheimertypischen Veränderungen angenommen.

ZUM HINTERGRUND

Die finnische Forschergruppe um Frau Dr. Kivipelto, die den im Kapitel 3 vorgestellten CAIDE-Demenz-Risiko-Score entwickelt hat, untersuchte seit 1972 regelmäßig Studienteilnehmer u.a. auf erhöhten Cholesterinspiegel im Hinblick auf die Entwicklung von Alzheimer-Demenz. Als Ergebnis kamen die Wissenschaftler zu dem Schluss, dass auch beim Menschen ein erhöhter Cholesterinspiegel die Entstehung einer Alzheimer-Demenz begünstigt.

Zur Senkung eines überhöhten Cholesterinspiegels können sogenannte Statine eingenommen werden. Es handelt sich dabei um verschreibungspflichtige Medikamente, die den Cholesterinspiegel senken und möglicherweise auch eine direkte positive Wirkung auf die Blutgefäße haben. Die über fünf Jahre durchgeführte Studie von Dr. Mary Haan und ihren Kollegen aus Michigan erbrachte Hinweise darauf, dass die Einnahme von Statinen bei einem erhöhten Cholesterinspiegel das Risiko für Demenz senken kann.

Als nicht medikamentöse Maßnahmen zur Senkung des Cholesterinspiegels bzw. zur Erhöhung des HDL-Cholesterins bieten sich allerdings folgende – wesentlich nebenwirkungsärmere – Strategien an:

- eine Ernährungsweise mit vielen ungesättigten Fettsäuren und wenig gesättigten Fettsäuren (siehe oben);
- Gewichtsabnahme bei Übergewicht;
- körperliche Aktivität (siehe oben);
- allenfalls maßvoller Alkoholkonsum.

Gesättigte Fettsäuren, sogenannte Transfettsäuren, erhöhen den Cholesterinspiegel und sind in großen Mengen enthalten in vielen Fleischsorten, Schmalz, fettreicher Wurst, fettreichen Milchprodukten, panierten und frittierten Speisen, Innereien und Fastfood. Schon allein durch einen selteneren Verzehr oder Verzicht auf diese Speisen können Sie das Verhältnis der (ungesunden) gesättigten Fettsäuren zu den (gesunden) ungesättigten Fettsäuren in Ihrer Nahrung zugunsten Ihrer geistigen Fitness verschieben.

Der Cholesterinspiegel lässt sich auch durch die bereits beschriebenen Omega-3-Fettsäuren positiv beeinflussen. Bei Mäusen, die genetisch so verändert waren, dass sie an Alzheimer-Demenz erkrankten, reduzierte ein mit Omega-3-Fettsäuren angereichertes Futter den Cholesterinspiegel. Damit konnte auch auf den Mechanismus der Amyloid-Entstehung durch das Cholesterin eingewirkt werden. Die Alzheimer-Mäuse mit dem speziellen Futter entwickelten deutlich weniger Symptome der Demenz als ihre Artgenossen, deren Futter keine Fettsäuren enthielt. Als nächster Schritt soll untersucht werden, ob sich dieses Ergebnis auch auf den Menschen übertragen lässt.

Vitamine & Folsäure: Kleine Spurenelemente ganz groß

Als weiterer Risikofaktor für Demenz wird auch ein erhöhter Homocysteinspiegel diskutiert. Homocystein entsteht im Stoffwechsel beim Abbau der Aminosäure Methionin und wird unter normalen Abständen weiter abgebaut. Durch einen Mangel an Folsäure und B-Vitaminen (B6, B12) kann das entstehende Homocystein nicht korrekt abgebaut werden. Es reichert sich im Körper an und man spricht von einer Hyperhomocysteinämie. Bei der Behandlung von Hyperhomocysteinämie wird die Gabe von B-Vitaminen und Folsäure empfohlen. Folsäurehaltige Lebensmittel sind beispielsweise Spinat, Broccoli, Rosen-, Grün- und Blumenkohl, Eigelb, Spargel, Tomaten, Roggenvollkorn, Weizenkeime, Hefe, Erdnüsse und Leber. Vitamin B6 ist in Fleisch, Vollkornprodukten und Hülsenfrüchten reichlich enthalten. Vitamin B12 kommt nur in tierischen Nahrungsmitteln wie Leber, Muskelfleisch, Milch und Eiern vor.

Bei den Vitaminen C und E vermuten Wissenschaftler schon länger eine vorbeugende Wirkung gegen Alzheimer-Demenz. Es wird angenommen, dass sie als Antioxidantien das Gehirn vor den sogenannten freien Radikalen schützen – d. h., sie verhindern das »Rosten« der Zellen (vgl. Kapitel 3). Antioxidantien (auch Oxidationshemmer) entschärfen die bei der Oxidation entstehenden freien Radikale, die u. a. Zellkerne und -membranen schädigen. Freie Radikale werden u. a. dafür verantwortlich gemacht, dass die Haut altert und dass Falten entstehen. Der Prozess der Oxidation an sich lässt sich nicht verhindern, da sich in der uns umgebenden Umwelt immer Sauerstoff befindet und Oxidation einer der zentralen biochemischen Vorgänge in unserem Stoffwechsel ist. Die Vitamine C und E sorgen nur dafür, dass die Oxidation nicht so massiv voranschreitet. Streut man z. B. Vitamin C auf einen frisch aufgeschnitten Apfel, so bleibt er länger frisch und bekommt keine braunen Stellen. Die Vitamine sollen dem Alterungsprozess im Gehirn entgegenwirken und auch die entzündlichen Prozesse hemmen, die sich im Gehirn von Alzheimer-Patienten aufgrund der Ablagerungen von Amyloid entwickeln. Eine französische Studie kam zu dem Ergebnis, dass Personen mit einer niedrigen Vitamin-E-Konzentration im Körper ein höheres Risiko haben, später an Demenz zu erkranken. Die Rotterdam-Studie analysierte die Ernährungsweise von über 5.000 Personen und fand, dass eine Demenz häufiger bei solchen Personen aufgetrat, die sich vitaminarm ernährt hatten. Eine Vitamin-C- und -E-haltige

Ernährung reduzierte demnach das Demenzrisiko um bis zu 43 %. Vitamin C ist in Obst, besonders in Zitrusfrüchten, und Gemüse enthalten und Vitamin E findet sich besonders in pflanzlichen Ölen (Weizenkeim-, Sonnenblumen- und Olivenöl), Nüssen und Milch.

UNTER DER LUPE!

Vitamine: Auch in gepresster Form zu empfehlen?

Wenn Sie Vitamine lediglich in Form von Nahrungsergänzungsmitteln zu sich nehmen, schützt dies eher nicht vor Demenz. Forscher aus Seattle haben untersucht, ob die Einnahme von Vitamin C und E in Pillen- oder Kapselform das Risiko einer Demenzerkrankung reduziert. Sie befragten fast 3.000 Personen nach der regelmäßigen Einnahme von Vitaminpräparaten. Nach 5,5 Jahren waren 13 % der Studienteilnehmer an Demenz erkrankt. Dabei war die Häufigkeit einer Demenz bei Menschen mit Vitamin-C- oder Vitamin-E-Präparaten genauso hoch wie bei Menschen ohne Vitaminpillen. Und es war auch unerheblich, ob die Vitamine allein (nur Vitamin C *oder* nur Vitamin E) oder in Kombination (Vitamin C *und* E) eingenommen wurden. Der Widerspruch dieser Ergebnisse zur Rotterdam-Studie – die ja einen positiven Einfluss von Vitamin C und E nahelegte – könnte mit der Art und Weise der Zufuhr der Vitamine im Zusammenhang stehen. Es scheint unumgänglich zu sein, Vitamine in Form von Obst und Gemüse zu sich nehmen. Den Grund vermuten die Forscher u. a. in den sekundären Pflanzenstoffen. Nur durch den Genuss von Obst und Gemüse können auch zahlreiche andere wichtige Stoffe dem Körper zugeführt werden. Zu diesen Stoffen zählen z. B. die Flavonoide, deren positive Wirkung auf das Nervensystem und andere Stoffwechselvorgänge bereits in verschiedenen Tierversuchen untersucht wurden. Aufgrund der Flavonoide und anderer sekundärer Pflanzenstoffe ist es also nicht empfehlenswert, Vitamine allein über Nahrungsergänzungsmittel (d. h. Pillen und Kapseln) zu konsumieren. Essen Sie also immer die »Originalversion« – nicht die Wirkstoffe in Tabletten oder Pillen! Das schmeckt nicht nur besser, sondern ist letztlich auch gesünder: Auf die potenziell schädliche Wirkung der Einnahme von Vitamin E oberhalb einer Tagesdosis von 400 IE (Achtung, dies erhöht die Gesamtsterblichkeit!) wurde bereits im Kapitel 4 hingewiesen. Die Einnahme hoher Dosen von Vitamin E zum Schutz vor dem geistigen Abbau muss daher als sinnlos oder sogar gefährlich bewertet werden und kann unter gar keinen Umständen empfohlen werden. Die Zufuhr von Vitamin E und anderen Vitaminen über die Nahrung schützt daher bei insgesamt ausgewogener Ernährungsweise auch vor den Folgen einer unerwünschten Überdosierung!

Was soll ich essen? Mittelmeerkost!

Die vorherigen Ausführungen zu Ernährungsweisen und Nahrungsergänzungen münden letztendlich in einer Empfehlung: Versuchen Sie sich an einer Ernährungsweise zu orientieren, die in Fachkreisen als »Mittelmeerkost« (engl.: *mediterranean diet*) bezeichnet wird. Diese Form der Ernährung wird seit Langem in den südlichen Ländern praktiziert und scheint sich positiv auf das Demenzrisiko auszuwirken.

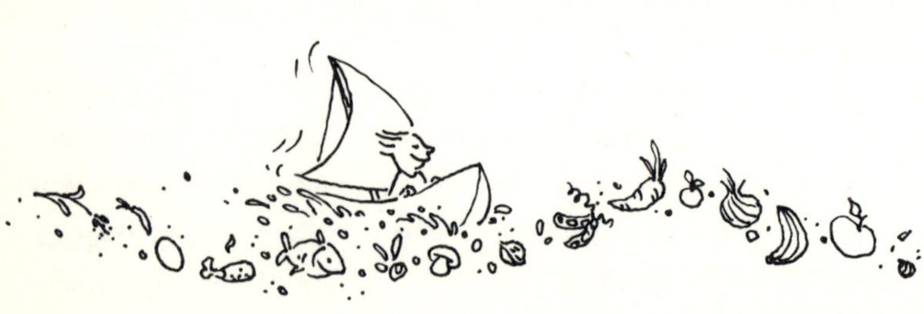

Die Mittelmeerkost ist eine gesunde, schmackhafte Mischkost und beinhaltet den Verzehr von:

- täglich oder fast täglich *frischem Obst;*
- täglich oder fast täglich *frischem Gemüse* (roh oder gekocht);
- *Hülsenfrüchten* (Bohnen, Erbsen, Linsen) und/oder *Nüssen,* die Sie täglich oder fast täglich essen;
- täglich hochwertigem kalt gepresstem *Olivenöl,* ggf. auch hochwertigem *Walnussöl, Rapsöl, Leinöl, Weizenkeim-* oder *Sonnenblumenöl* (z.B. auf den Salat geben);
- 2–3 *Fischmahlzeiten* pro Woche;
- täglich hochwertigen *Getreideprodukten* (z.B. Brot, Pasta), die am besten aus Vollkornmehl hergestellt wurden;
- *Fleisch* nur einmal pro Woche (falls Sie häufiger Fleisch essen möchten, bevorzugen Sie fettarmes helles Fleisch und Geflügel);
- täglich *fettarmen Milchprodukten* (Milch, Joghurt, Kefir etc.);
- nur *wenig fetthaltigen Milchprodukten* (fette Käse, Sahne, Butter) und Eiern;
- *wenig Alkohol* (maximal 20 g, d.h. 1 Flasche Bier oder 1 Glas Wein pro Tag!).

Dem Körper werden durch Orientierung an der Mittelmeerkost u.a. ausreichende Mengen ungesättigter Fettsäuren, Omega-3-Fettsäuren sowie A-, E- und B-Vitamine und Folsäure zugeführt. Durch einen geringen Anteil an gesättigten Fettsäuren aus tierischen Produkten bleibt gleichzeitig auch der Cholesterinspiegel auf einem gesunden Niveau. Die Mittelmeerkost wirkt sich aber auch indirekt auf das Demenzrisiko aus, weil sie potenzielle Demenz-Risikofaktoren wie Bluthochdruck, erhöhten Cholesterinspiegel und Diabetes reduziert. Wie Sie bereits im Kapitel 3 gelernt haben, ist die schützende Wirkung der Mittelmeerkost bereits in umfangreichen epidemiologischen Untersuchungen belegt worden.

JETZT SIND SIE DRAN!

SCHÄTZEN SIE IHREN MEDI-SCORE

Eine der Studien, die Sie im Kapitel 3 kennengelernt haben, verwendete den sogenannten MeDi-Score, um bei den Versuchsteilnehmern den Einfluss der Mittelmeerkost auf den Erhalt der geistigen Fitness im Alter zu erfassen. Der MeDi-Score ist ein Zahlenwert, der etwas darüber aussagt, wie nah sich Ihr eigenes Ernährungsverhalten an den Empfehlungen der Mittelmeerkost orientiert. Wenn Sie möchten, können Sie nun Ihren eigenen MeDi-Score schätzen. Der im Rahmen von wissenschaftlichen Studien ermittelte MeDi-Score ist zwar nur nach einem sehr aufwendigen und komplizierten Verfahren zu errechnen. Unter Zuhilfenahme der Tabelle, die Sie bereits auf den Seiten 214–215 ausgefüllt haben, können Sie jedoch eine orientierende Schätzung des MeDi-Scores, der Ihrem tatsächlichen MeDi-Score vermutlich recht nahe kommt, vornehmen.

Der MeDi-Score umfasst maximal 9 Punkte und beruht auf der Beurteilung einer Reihe von Ernährungssachverhalten. Bitte nehmen Sie sich nun die Tabelle auf den Seiten 214–215 vor und beantworten Sie folgende Aussagen mit »Ja« oder »Nein«:

Aussagen zu meinen Ernährungsgewohnheiten	Trifft zu	Trifft nicht zu
Ich esse täglich oder fast täglich frisches Obst	☐	☐
Ich esse tägliche oder fast täglich frisches Gemüse	☐	☐
Ich esse mindestens 4-mal pro Woche Hülsenfrüchte und/oder Nüsse	☐	☐
Ich nehme täglich oder fast täglich Olivenöl und/oder andere hochwertige Pflanzenöle zu mir	☐	☐
Ich esse an mindestens 2 Tagen in der Woche Fisch	☐	☐
Ich esse täglich oder fast täglich Getreideprodukte	☐	☐
Ich nehme höchstens einmal in der Woche Fleisch. Wenn ich mehr Fleisch esse, bevorzuge ich helles, mageres Fleisch oder Geflügel	☐	☐
Ich esse täglich oder fast täglich fettarme Milchprodukte (Joghurt, Kefir etc.) zu mir. Dagegen meide ich fetthaltige Milchprodukte (fette Käse, Sahne etc.) und Eier (maximal zwei-bis dreimal Mal in der Woche)	☐	☐
Ich konsumiere regelmäßig (mehrmals die Woche) maximal kleine Mengen Alkohol (nicht mehr als ein Glas Wein oder eine Flasche Bier pro Tag)	☐	☐
Summe		

Um Ihren MeDi-Score zu schätzen, zählen Sie nun bitte alle »Trifft zu«- und alle »Trifft nicht zu«-Antworten zusammen. Die Summe aller »Trifft zu«-Antworten ist Ihr geschätzter MeDi-Score. Bei der präzisen Bestimmung des MeDi-Score werden die tatsächlich konsumierten Mengen der jeweiligen Nahrungsmittel viel genauer erfasst und bei der Berechnung auch geschlechtsspezifische Normwerte berücksichtigt. Wie erwähnt, handelt es sich bei dem soeben von Ihnen ermittelten Wert also nur um eine orientierende Schätzung.

JETZT SIND SIE DRAN!

Wie können Sie nun Ihren geschätzten MeDi-Score interpretieren? Folgt man der Untersuchung von Dr. Nikolaus Scarmeas, die Sie bereits im Kapitel 4 kennengelernt haben, dann kann folgende Zuordnung vorgenommen werden:

MeDI-Score 0–3	Sie befinden sich in der unterdurchschnittlichen Gruppe und könnten durch eine Umstellung Ihrer Ernährungsgewohnheiten noch eine Menge für den Erhalt Ihrer geistigen Fitness tun!
Medi-Score 4–5	Sie befinden sich in der durchschnittlichen Gruppe. Einige Regeln der Mittelmeerkost befolgen Sie bereits. Prüfen Sie einmal, ob Sie die anderen dieser Empfehlungen nicht auch noch umsetzen möchten!
MeDi-Score 6–9	Herzlichen Glückwunsch! Sie befinden sich in der überdurchschnittlichen Gruppe und beherzigen damit schon sehr viele Empfehlungen der Mittelmeerkost!

Erinnern Sie sich noch an die Ergebnisse der Studie von Dr. Scarmeas? Bei den Teilnehmern mit überdurchschnittlichem MeDi-Score erkrankten nur etwa 12 % der Versuchsteilnehmer im Laufe von vier Jahren an einer Demenz. Die Gruppe mit dem durchschnittlichen MeDi-Score besaß gegenüber der unterdurchschnittlichen Gruppe ein 15 % geringeres Risiko, eine Demenz zu entwickeln. Diejenigen mit dem überdurchschnittlichen MeDi-Score waren sogar mit einer Risikoreduktion von 40 % belohnt worden. Jeder zusätzliche Punkt auf dem MeDi-Score verringerte das Risiko, in den nächsten Jahren an der Alzheimer-Demenz zu erkranken, um etwa 10 %!

Auf der Basis des geschätzten MeDi-Score können Sie nun beginnen, Ihre Ernährungsgewohnheiten systematisch abzuwandeln oder umzustellen. Die Angaben im Fragebogen und Ihr aktueller MeDi-Score könnten dann Ihr Ausgangspunkt für das »Bilanzziehen« am Ende dieses Kapitels (Abschnitt »Veränderungen leicht gemacht«) sein. Wenn Sie Ihren MeDi-Score erhöhen und sich damit mehr und mehr an die Empfehlungen der Mittelmeerkost halten, tragen Sie damit aktiv zu einem Erhalt Ihrer geistigen Fitness bei.

Das Ausfüllen des obigen Fragebogens kann natürlich auch lediglich einer ersten bewussten Orientierung über Ihre aktuellen Ernährungsgewohnheiten dienen. Insbesondere ersetzt es keine individuelle und professionelle Ernährungsberatung. Eine solche sollten Sie insbesondere dann in Anspruch nehmen, wenn Sie an einer Erkrankung leiden, die das Einhalten bestimmter Diät-Richtlinien erforderlich macht (z. B. Diabetes mellitus, schweres Übergewicht). Aber auch wenn Sie körperlich gesund sind, kann eine individuelle Ernährungsberatung Ihnen wertvolle Hinweise für eine gesundheitserhaltende Umstellung Ihrer Ernährungsgewohnheiten geben. Dies kann sich auch für den Erhalt Ihrer geistigen Fitness auszahlen!

MEIN PERSÖNLICHER TIPP!

Selber zu kochen macht Spaß und verhilft dazu, sich viel bewusster mit seiner Ernährung auseinanderzusetzen! Auch hier lohnt es sich noch im höheren Alter zu beginnen, denn die Lernerfolge stellen sich, häufig sehr schnell ein. Wenn Sie ein Anfänger-Koch sind, beginnen Sie mit einfacheren Gerichten, die Sie am besten nach Rezept vorbereiten. Viele Kochbücher warten mit komplizierten Rezepten unter Verwendung von zum Teil sehr exotischen Zutaten und Zubehör auf, die gerade den Beginner schnell überfordern. Achten Sie also schon beim Kauf eines Kochbuches auf diese »praktischen« Voraussetzungen. Wenn Sie mittels Kochrezept die ersten Erfolgserlebnisse und genussvollen Lobeshymnen Ihres Publikums geerntet haben, können Sie anfangen zu improvisieren und abzuwandeln – die kreative Phase des Kochens beginnt! Ach übrigens, Kochen ist gerade auch etwas für Männer. Es kann sehr entspannend sein und in der Küche ist man der »Chef«. Bitte räumen Sie aber hinterher auf, sonst kann die gute Laune schnell wieder verfliegen …

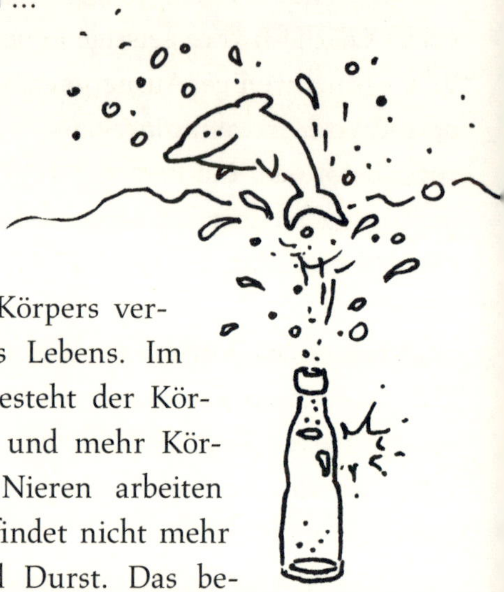

Viel Trinken ist wichtig

Der Wasserhaushalt des Körpers verändert sich im Lauf des Lebens. Im fortgeschrittenen Alter besteht der Körper aus weniger Wasser und mehr Körperfett als früher, die Nieren arbeiten schlechter und man empfindet nicht mehr so schnell und dringend Durst. Das beeinflusst nicht nur unseren Stoffwechsel, sondern auch die Aktivität und Leistungsfähigkeit der »grauen Zellen«. Gerät der Wasserhaushalt einmal aus dem Gleichgewicht, kann das zur Austrocknung des Körpers führen (medizinische Fachbegriffe: Dehydrierung, Exsikkose). Die Folge sind höchst unangenehm: Schwindel, niedriger Blutdruck, Thrombosen, Krämpfe, Verwirrtheitszustände und Unruhe stehen auf der »Horrorliste« und entwickeln sich manchmal nur schleichend. Zellen unseres Körpers können geschädigt werden und sterben ab. Auch im Gehirn führt der Wassermangel zu schweren Funktionsstörungen der Nervenzellen, und es kommt zu geistigen Leistungseinbußen, die zu Beginn noch voll rückbildungsfähig sind, aber auch zu überdauernden Beeinträchtigungen führen können. Besonders im Alter ist daher eine ausreichende Flüssigkeitszufuhr sehr wichtig – auch wenn man sich im Augenblick vielleicht gar nicht durstig fühlt.

Wenn Sie also genug Flüssigkeit zu sich nehmen, tun Sie etwas Gutes für Ihre geistige Fitness. Von dieser Empfehlung gibt es nur wenige Ausnahmen – etwa beim Vorliegen bestimmter Herzerkrankungen (Herzschwäche oder Herzinsuffizienz) oder bei bestimmten Nierenerkrankungen. Falls Sie sich diesbezüglich nicht sicher sind, fragen Sie Ihren Hausarzt um Rat.

»Kaffeeklatsch«: Koffein tut dem Gehirn gut

Kaffee, Tee und Kakao gelten auch als Antioxidantien, wobei der Kaffee die höchste Konzentration an Antioxidantien enthalten soll. Er beeinflusst darüber hinaus auch ganz unmittelbar die Informationsverarbeitung im Gehirn positiv und verringert möglicherweise auch den kognitiven Abbau im Alter.

ZUM HINTERGRUND

Letzteres behauptet zumindest die Forschergruppe um Dr. Miia Kivipelto aus Finnland. Über 1.400 Teilnehmer ihrer Untersuchung wurden über ihren Kaffee- und Teekonsum im mittleren Lebensalter befragt. Nach einem Zeitraum von durchschnittlich 21 Jahren waren 61 Personen an einer Demenz erkrankt, 48 davon an der Alzheimer-Krankheit. Personen, die angegeben hatten, regelmäßig drei bis fünf Tassen Kaffee zu trinken, hatten ein bis zu 65 % geringeres Krankheitsrisiko. Über das Risiko für die Teetrinker konnten keine Angaben gemacht werden, da an der Studie zu wenige Teetrinker teilgenommen haben. Auch Dr. Karin Ritchie aus Frankreich geht von einem schützenden Effekt des Kaffees aus – sie glaubt an die Wirkung des Koffeins. Bei ihrer Studie profitierten besonders ältere Frauen von der positiven Wirkung des Koffeins. Regelmäßiger Kaffeekonsum reduziert bei 65-jährigen Frauen das Risiko für einen Gedächtnisabbau um 30 %, bei über 80-Jährigen sogar um bis zu 70 %. Allerdings weist Dr. Ritchie darauf hin, dass es sich hierbei erst um vorläufige Ergebnisse handelt. Auch Dr. Miia Kivipelto kann nicht eindeutig sagen, welche Substanzen im Kaffee eine Demenz möglicherweise verzögern. Ob alleine das Koffein verantwortlich ist, müssen noch andere Studien nachweisen.

Sollten Sie zu den Genießern des schwarzen Gebräus gehören, so kann man Ihnen nach dem gegenwärtigen Wissensstand zumindest nicht abraten, weiterhin Kaffee zu trinken. Dies gilt auch für Kakao, der ebenfalls unter »Verdacht« steht, einen positiven Einfluss auf das Gehirn zu haben. Dies kann möglicherweise durch die antioxidativen Eigenschaften der Kakao-Inhaltsstoffe erklärt werden. Wenn Sie Kakao nicht mögen, sollten Sie allerdings Ihren Kaffeekonsum auf maximal vier Tassen pro Tag beschränken. So schützen Sie sich vor Schlafstörungen oder Herzklopfen durch zu viel Koffein. Denn auch ein erholsamer Schlaf steigert das Wohlbefinden!

It's tea-time ...

Den Teetrinkern unter Ihnen sei Folgendes gesagt: Inzwischen wird nicht mehr streng zwischen dem Koffein aus dem Kaffee und dem Tein aus schwarzem Tee unterschieden. Tein wird heute auch zu den Koffeinen gezählt und könnte also die gleichen positiven Wirkungen wie das Koffein aus dem Kaffee haben. Allerdings ist sich hier die Forschung nicht einig. Wenn Sie auf Nummer sicher gehen wollen, so probieren Sie doch grünen Tee. Er enthält auch die antioxidativen Flavonoide, die das Potenzial haben, das Gehirn zu schützen.

ZUM HINTERGRUND

Der japanische Wissenschaftler Shinichi Kuriyama befragte 1.003 Personen zu ihrem Tee- (grün und schwarz) und Kaffeekonsum und fand heraus, dass ein hoher Verbrauch von grünem Tee mit einem geringeren Nachlassen kognitiver Fähigkeiten einhergehe. Da der Genuss von grünem Tee insbesondere in Japan sehr verbreitet ist, könnte dies auch die geringe Anzahl von Alzheimer-Erkrankungen im Land der Sonne erklären, meint Herr Kuriyama. Professor Erich Wanker aus Berlin hat inzwischen weitere positive Wirkungen des grünen Tees enthüllt. Die Substanz EGCG (Epigallocatechin-3-gallate) im grünen Tee kann möglicherweise den Prozess der Amyloid-Bildung im Gehirn hemmen. Es bilden sich zwar immer noch Eiweißablagerungen, diese sind jetzt aber harmlos und führen weder zum Zelltod noch zu entzündlichen Reaktionen. Bisher konnten die Forscher um Prof. Wanker dieses Phänomen aber erst an kultivierten Nervenzellen (in der Petrischale) und in Nervenzellmodellen nachweisen. Ob diese Prozesse im menschlichen Gehirn genauso ablaufen, bleibt abzuwarten.

Rotwein: Ein Gläschen in Ehren ...

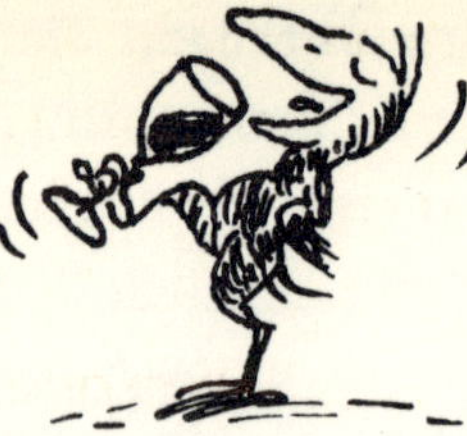

Wer sich gesund ernähren und sein Gehirn vor schädlichen Einflüssen schützen will, muss nicht vollständig auf alkoholische Genussmittel verzichten. Mäßiger Alkoholkonsum gilt sogar als Schutzfaktor vor Gefäßerkrankungen, welche einen Risikofaktor für demenzielle Erkrankungen darstellen (vgl. Kapitel 2 und 3). Aus diesem Grund untersuchte man in der Rotterdam-Studie den Zusammenhang von Alkoholkonsum und Demenz und stellte fest, dass ein geringer bis moderater Konsum von Wein, Bier, Sherry oder Likörwein das Demenzrisiko im Vergleich zur völligen Abstinenz senken kann. Allerdings werden von Fachleuten strenge Grenzwerte für den täglichen Konsum von Alkohol festgelegt, deren Überschreitung das Risiko für andere Organschäden signifikant erhöht. Diese Grenze wird für Männer mit 20 g Alkohol pro Tag (ca. eine Flasche Bier bzw. ein kleines Glas Wein) und für Frauen mit der Hälfte dieses Wertes (10 g pro Tag) angegeben.

MEIN PERSÖNLICHER TIPP!

Eine gute und vollwertige Küche fängt schon beim Einkauf an. Sparen Sie nicht bei den Zutaten und achten Sie von Anfang an auf Qualität! Das muss nicht immer teuer sein – auch bei hochwertigen Lebensmitteln gibt es »Schnäppchen«. Wenn Sie mit guten Zutaten kochen und diese Zutaten während der Zubereitung behutsam behandeln, dann können selbst die schnellsten und einfachsten Rezepte zu exquisiten und schmackhaften Gaumenfreuden werden.

Um Ihnen die Einhaltung eines gesunden Speiseplans zu erleichtern, möchten wir Ihnen im Folgenden noch ein paar Anregungen für Ihre Einkaufsliste geben:

UNBEDINGT IM HAUS HABEN SOLLTEN SIE:

✓ Vollkornnudeln

✓ Milch und Joghurt
(Tipp: Probieren Sie doch mal Buttermilch)

✓ frisches Obst und Gemüse
(saisonal, auch tiefgefroren möglich, z. B. Himbeeren, Erbsen, Karotten, Rosenkohl, Spinat)

✓ auch Trockenfrüchte können eine Alternative sein
(insbesondere aus dem Bio-Markt)

✓ kalt gepresstes natives Olivenöl (sparen Sie hier nicht!)

✓ Linsen (rot, gelb, schwarz oder braun)

✓ Weizenkeimöl

✓ Vollkornbrot

✓ fettarmen Käse

✓ Kartoffeln

✓ frischen oder hochwertigen tiefgefrorenen Fisch
(keine panierten Fischstäbchen!)

✓ Naturreis

✓ Vollkornhaferflocken, Früchtemüsli

✓ Nüsse (z. B. Walnüsse, Haselnüsse, »Studentenfutter«)

✓ Kaffee oder grünen Tee

✓ Pesto (z. B. Bärlauch oder Basilikum, rotes Pesto geht auch)

DAS WICHTIGSTE IN KÜRZE!

Über die richtige Ernährung können Sie viel zum Erhalt Ihrer geistigen Fitness beitragen. Dabei spielen bestimmte »gute« Nahrungsfette und manche Vitamine eine Schlüsselrolle beim Schutz des Gehirns. Andere Nährstoffe sollten Sie eher meiden oder nur in geringen Mengen zu sich nehmen. Die Empfehlungen der Mittelmeerkost entsprechen am ehesten einer ausgewogenen und auch das Gehirn schützenden Ernährungsweise. Dabei müssen Sie gar nicht unbedingt auf Lieblingsspeisen verzichten.

Die Möglichkeiten medizinischer Demenzvorbeugung: Was ist gesichertes Wissen?

Der wichtigste und am besten gesicherte Risikofaktor der Demenz ist die arterielle Hypertonie (d. h. der erhöhte Blutdruck). Zahlreiche Studien haben die Behandlung von Bluthochdruck im Hinblick auf eine Reduzierung des Demenzrisikos untersucht. So fanden Dr. Miia Kivipelto von der finnischen Universität Kuopio und ihr Team heraus, dass Bluthochdruck ein unabhängiger Risikofaktor für Alzheimer-Demenz ist. Die Forscher untersuchten 1449 Senioren zwischen 65–79 Jahren über einen Zeitraum von 21 Jahren und stellten fest, dass eine Behandlung von Bluthochdruck das Risiko für Demenzerkrankungen senken kann. Diese Risikominderung kann bei bis zu 55 % liegen. Das ergaben die Untersuchungen der französischen Wissenschaftlerin Françoise Forette und ihren Kollegen. In ihrer Studie wurde der Einfluss einer medikamentösen blutdrucksenkenden Therapie auf das Demenzrisiko beobachtet. Es ergab sich, dass Blutdrucksenker einen Einfluss auf die Neuerkrankungsrate und Verlaufsgeschwindigkeit von Demenzerkrankungen haben. Die frühzeitige Kontrolle und Senkung des Blutdrucks, gegebenenfalls durch Einnahme blutdrucksenkender Mittel, stellt somit eine für jeden Menschen umsetzbare Möglichkeit der Demenzvorbeugung dar. Weitere Informationen zur Bedeutung von körperlichen Krankheiten und ihrer Behandlung für den Erhalt der geistigen Fitness erhalten Sie im Kapitel 2.

Vitamine und andere Pillen – Hilft Schlucken vor dem geistigen Abbau?

UNTER DER LUPE!

Vitaminpillen

Die Wirksamkeit von Vitaminpillen zum Erhalt der geistigen Fitness wurde oben bereits ausführlich behandelt. Demnach scheint die Einnahme isolierter Vitamine in Pillenform nicht sehr effektiv zur Reduktion des Demenzrisikos zu sein. Vitamine sollten dem Stoffwechsel vorwiegend als Bestandteil von Nahrungsmitteln im Rahmen einer gesunden Ernährung zugeführt werden. Nur so können Sie nach gegenwärtigem Wissensstand das Demenzrisiko vermindern. Ausnahmen bestehen hier lediglich bei ärztlich nachgewiesenen Vitaminmangelzuständen. Diese können im Rahmen schwerer chronischer Erkrankungen oder bei bestimmten Magen-Darm-Erkrankungen auftreten. Nur in diesen Fällen ist eine zusätzliche Zufuhr künstlicher Vitamine (in Form von Tabletten aber ggf. auch durch Spritzen) sinnvoll und manchmal ein wichtiger Teil der Therapie.

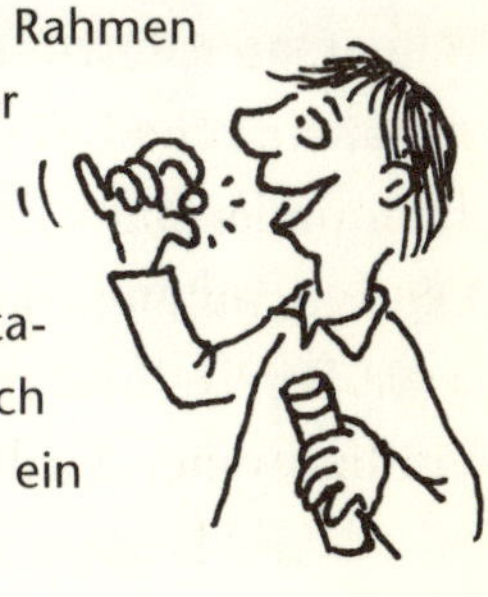

Ginkgo biloba

Ein weiteres Präparat, das seit langer Zeit als angebliche Wunderwaffe gegen Demenz gilt, ist Ginkgo biloba. Aus den Samen oder Blättern des Ginkgo-Baumes werden Substanzen gewonnen, die aufgrund ihrer durchblutungssteigernden Wirkung und ihrer antioxidativen Eigenschaften u. a. das Gehirn vor einem kognitiven Leistungsverlust bewahren sollen. Diese pflanzlichen Wirkstoffe werden hierzulande in Tabletten- und Pillenform, als Saft oder Tees angeboten und versprechen, dem geistigen Verfall entgegenzuwirken. Obwohl einige Untersuchungen den positiven Effekt des Naturpräparates auf Gedächtnisfunktionen nahegelegt haben, fehlen bis heute jedoch eindeutige Wirksamkeitsbelege für eine vorbeugende Wirkung. Weitere Studien sollten Aufschluss geben.

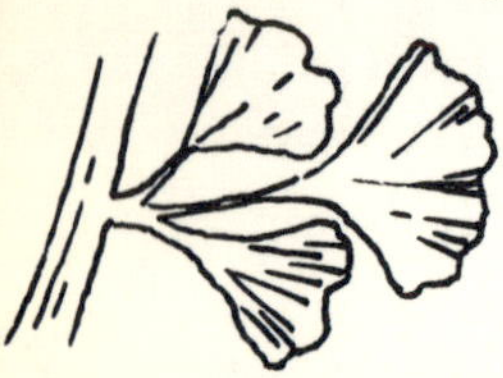

Rheumamedikamente

Sogenannte nicht steroidale Antirheumatika, das sind entzündungshemmende Medikamente u.a. mit den Wirkstoffen Diclofenac, Ibuprofen oder Naproxen, werden ebenfalls als Schutzmittel gegen Alzheimer-Demenz diskutiert. Schon 1995 stellten englische Forscher fest, dass z. B. Schmerz- und Rheumapatienten, die regelmäßig nicht steroidale Antirheumatika einnehmen, ein geringeres Alzheimer-Risiko haben. Um dieses Phänomen besser zu verstehen, werteten Dr. Steven C. Vlad und seine Kollegen aus Boston die Daten von rund 250.000 US-Veteranen aus. Viele der Veteranen nahmen aus medizinischen Gründen nicht steroidale Antirheumatika und wurden über einen Zeitraum von fünf Jahren regelmäßig untersucht. Das Ergebnis bestätigte die Befunde der früheren Studien: Die Einnahme von nicht steroidalen Antirheumatika über einen Zeitraum von fünf Jahren reduzierte das Risiko für Demenz. Allerdings war die Wirkung medikamentenabhängig. Ibuprofen wies den stärksten positiven Effekt auf, weniger wirksam war z. B. Celecoxib. Studien, in denen die Teilnehmer diese Medikamente gezielt zur Demenzvorbeugung schlucken, gibt es noch nicht. Allein aus diesem Grund muss von einer unkontrollierten Einnahme dieser Pillen – ohne medizinische Indikation – dringend abgeraten werden. Welche Nebenwirkungen bei einer langfristigen und prophylaktischen Einnahme zu erwarten sind, ist noch nicht geklärt. Außerdem sind die zur möglichen Prävention der Alzheimer-Demenz notwendigen Dosen erheblich höher als die in der Schmerzbehandlung üblichen Dosierungen. Eine prophylaktische Einnahme kann zum gegenwärtigen Zeitpunkt also nicht empfohlen werden.

Hormontherapie

Das Auftreten einer Demenz bei Frauen wurde lange Zeit mit dem verringerten Östrogenspiegel nach der Menopause in Verbindung gebracht und die Einnahme von Östrogenen nach der Menopause sogar zum Erhalt der geistigen Leistungsfähigkeit empfohlen. In vielen Untersuchungen kam es aber zu einer Häufung teilweise tödlicher Begleiterkrankungen – so z. B. einer Zunahme von Schlaganfällen und Brustkrebserkrankungen. In der bisher umfangreichsten Prophylaxe-Untersuchung – der US-amerikanischen *Women's Health Initiative Study* – wurde unter einer Östrogenbehandlung sogar ein signifikant höheres Demenzrisiko beobachtet. Dieses paradoxe Ergebnis führte zum vorzeitigen Abbruch der Studie. Vom Einsatz von Östrogenen zur Prävention von Demenz muss daher nach dem heutigen Kenntnisstand abgeraten werden.

DAS WICHTIGSTE IN KÜRZE!
Bislang gibt es keine wissenschaftlichen Beweise dafür, dass man sein Gehirn und seine geistige Fitness durch das Schlucken von Pillen oder Kapseln vor dem Abbau kognitiver Fähigkeiten schützen kann. Das gilt sowohl für Vitamine in Pillenform (und andere Nahrungsergänzungsmittel) als auch für Antirheumamittel, Fettsenker (Statine) oder Hormone.

Veränderungen leicht gemacht

In den vorhergehenden Abschnitten haben Sie ganz konkrete Ansätze für einen Schutz Ihrer geistigen Leistungsfähigkeit kennengelernt. Sie konnten sich selbst überprüfen und so – ganz individuell – eine Einschätzung Ihres aktuellen kognitiven Aktivitätsniveaus, Ihres Bewegungsverhaltens und Ihrer Ernährungsgewohnheiten vornehmen. Vielleicht sind Sie zu der Einschätzung gekommen, dass Sie schon genug für den Erhalt Ihrer geistigen Fitness tun? Dann darf ich Ihnen bereits an dieser Stelle gratulieren und Sie ermutigen, mit dem gleichen Elan weiterzumachen! Vielleicht haben Sie aber auch festgestellt, dass Sie das eine oder andere noch optimieren könnten? Möglicherweise wollen Sie ja tatsächlich etwas verändern und ganz konkret an der Verbesserung Ihres »kognitiven Aktivitätswerts«, Ihres Bewegungsverhaltens oder Ihres »MeDi-Scores« arbeiten. Der folgende Abschnitt soll Ihnen nun dabei helfen, aktiv zu werden, d. h. Wünsche zu formulieren und Veränderungen anzugehen, um ab heute einen Lebensstil zum Erhalt Ihrer geistigen Fitness umsetzen zu können. Sie sollen nützliche Strategien vermittelt bekommen, damit Sie der »innere Schweinehund« nicht zu leicht vom rechten Weg abbringt. Sie lernen die Methode der Selbstbeobachtung kennen, um die eigenen Fortschritte zu überprüfen, und erfahren, welche Rolle die Motivation bei der ganzen Sache spielt.

Die verschiedenen Übungen in diesem Abschnitt sollen Sie in erster Linie dabei unterstützen, aktiver zu werden und Ihre Alltags- und Freizeitgestaltung in Hinsicht auf eine Reduktion Ihres Demenzrisikos und auf den Erhalt Ihrer geistigen Fitness zu optimieren. Generell können Sie die hier vorgestellten Ideen und Strategien jedoch auch in einem ganz anderen Kontext anwenden. Diese Techniken nützen immer dann, wenn Sie etwas verändern wollen, wenn Sie sich über ein Ziel klar werden wollen oder wenn Sie sich für etwas motivieren wollen.

Wenn Sie bereit sind, steigen wir jetzt in die Thematik ein!

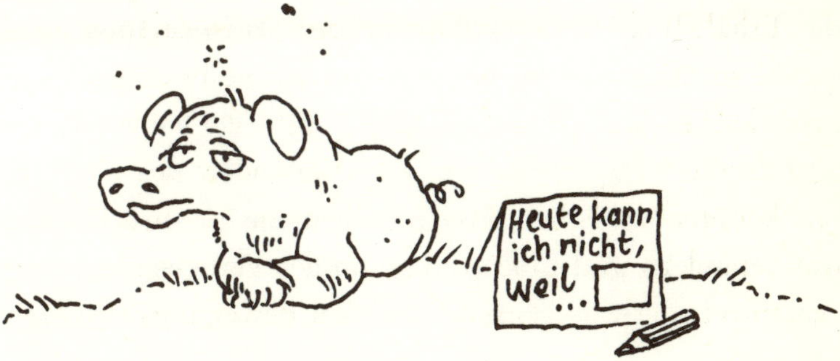

Voraussetzungen für Veränderungen

»Die meisten guten Vorsätze sind alte Bekannte aus den Vorjahren!« Dieses Bonmot charakterisiert eine frustrierende Erfahrung, die viele Menschen immer wieder machen: Der gute Wille und Vorsatz allein sind noch nicht ausreichend, um nachhaltige Veränderungen herbeizuführen. Warum viele Menschen an ihren guten Vorsätzen scheitern, hat oft etwas mit falschen Erwartungen zu tun. Wenn man etwas im Leben verändern möchte und sich bereits Gedanken über das Wie und Wann gemacht hat, möchte man nämlich zumeist eine sehr schnelle Veränderung herbeiführen. Doch Vorsicht! Obwohl dieser Wunsch gut zu verstehen ist, sollte man eine Veränderung langsam und in kleinen Schritten vollziehen. Denn die bisherigen Verhaltensweisen sind sehr stabil und können nicht von einem Tag zum nächsten 100%ig umgestellt oder aufgegeben werden. Bitte beachten Sie: Frust und Verdruss, die aufkommen, wenn nicht alles sofort klappt, müssen verhindert werden. Denn diese führen langfristig dazu, dass man sein Vorhaben gänzlich aufsteckt!

Sie sollten daher das geplante und angestrebte Endziel in kleine Einheiten und Teilziele aufteilen! Die Stufen zum Erfolg können dann schrittweise vergrößert werden. Das Geheimnis des großen Erfolges sind die vielen kleinen – aber möglichst konkreten und aktiven – Schritte, die einen näher an das Ziel bringen. Wichtig ist also nicht, wie schnell man vorankommt, sondern *dass* man vorankommt.

Stellen Sie sich Ihr Vorhaben in Form einer Treppe vor! Ganz oben steht das Ziel, das Sie letztendlich erreichen möchten. Die einzelnen Stufen bringen Sie Schritt für Schritt diesem

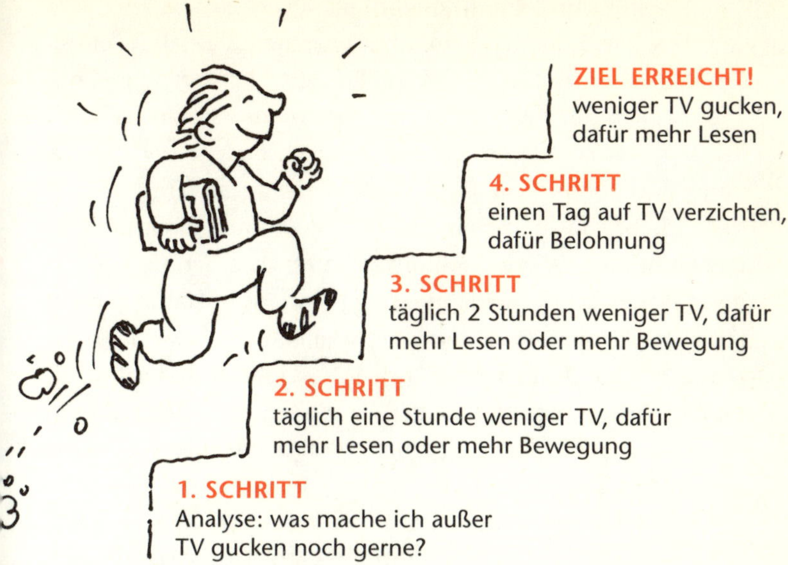

Ziel näher. Für das Treppensteigen ist jede Stufe wichtig, da jede einzelne einen wirklich und tatsächlich voranbringt – aber alle gleichzeitig sind sie nicht zu bewältigen. Teilen Sie also Ihre Ziele in einzelne Stufen bzw. Etappen, sodass Sie Schritt für Schritt erfolgreich sein können!

Wenn Sie Ihr Ziel aufgeteilt haben, werden Sie viel leichter mit sich und Ihren Leistungen zufrieden sein. Denn der Erfolg in den einzelnen Stufen ist leichter zu überprüfen und zu erreichen als das große Endziel. So erfahren Sie auf dem Weg zu Ihrem Ziel in jeden Schritt (ein bisschen) Erfolg und auch (ein bisschen) Zufriedenheit. Und aus der Lernpsychologie ist schon lange bekannt: Wer kleine Erfolge verzeichnen kann, ist zum Weitermachen viel motivierter.

EIN PERSÖNLICHER TIPP!

Machen Sie einen Plan, aber beachten Sie dabei Folgendes: Sie selbst bestimmen, wann Sie den nächsten Schritt machen wollen oder wie dieser aussehen sollte. Sie sind also Ihr »eigener Herr«. Lassen Sie sich möglichst nicht bei der Planung und Umsetzung Ihres Vorhabens von anderen »reinreden«. Selbst gut gemeinte Ratschläge könnten einem die Sache vermiesen. Wer zu hören bekommt, dass der Nachbar eines Kollegen schon viel schneller war und in der Hälfte der Zeit schon das Doppelte erreicht hat, der hat irgendwann keine Lust mehr und fühlt sich als mieser Versager. Das Vergleichen mit den Mitmenschen spornt zwar manche zu noch höheren Leistungen an, vielen Menschen verdirbt es aber die Laune und ist somit auch ein wahrer Motivationskiller. Leider tendieren wir Menschen nämlich dazu, uns immer mit den vermeintlich erfolgreicheren Mitmenschen zu vergleichen, sodass wir – psychologisch betrachtet – immer den Kürzeren ziehen. Sie allein planen daher Ihre Schritte und Sie allein gehen diese Schritte. Dabei ist es ganz egal, ob irgendjemand schon mal schneller war oder irgendjemand anderes einen Vorschlag hat, wie Sie Ihr Vorhaben doch angeblich besser machen könnten oder sollten.

Man muss auch wollen ...

Wer seine Gewohnheiten schon einmal genau betrachtet und herausgefunden hat, dass sich doch das eine oder andere daran verändern lässt, ist schon einen großen Schritt weiter. Sie kennen sich und Ihre Eigenarten am besten, und es wird Ihnen nun leichter fallen, etwas in Ihrem Alltag zu verändern oder einmal etwas Neues auszuprobieren. Zusätzlich muss nun aber oft noch die Willensstärke aufgebaut werden, um Veränderungen auch langfristig durchzusetzen. Denn auch wenn man sich eine Veränderung fest vornimmt, kann es doch immer wieder vorkommen – um nicht zu sagen: dies ist geradezu ganz normal –, dass man zwischendurch »schwächelt« und sein Ziel wieder aus den Augen verliert.

Folgende drei Strategien können Sie anwenden, um Ihre Willensstärke zu trainieren:

1. Das Zielbild

Machen Sie ein Gedankenexperiment! Stellen Sie sich möglichst anschaulich und lebhaft vor, wie Sie die Veränderungen bzw. Ihr Ziel erreichen wollen und welche positiven Erfahrungen Sie auf dem Weg dorthin machen werden. Spielen Sie in Gedanken durch, wie Sie Ihrem Ziel näher kommen können. Fangen Sie dabei mit dem ersten Schritt an, den Sie unternehmen müssen, um das Vorhaben umzusetzen. Überlegen Sie sich, ob andere Sie dabei unterstützen könnten. Sie können Ihr Ziel auch zeichnen und es sich als Motivationsstütze z. B. in den Flur oder an den Kühlschrank hängen. Für Ihr Zielbild brauchen Sie nur ein Blatt Papier (am besten DIN A4) und ein paar Stifte. Falten Sie das Blatt einmal quer in der Mitte. Auf der linken Seite können Sie den jetzigen Zustand zu Papier bringen und auf die rechte Seite zeichnen Sie das Ziel, das Sie erreichen möchten. Es muss kein naturgetreues Abbild Ihres Zieles sein, ein bildliches Symbol oder ein witziges Cartoon tut es auf alle Fälle auch. Wenn es darum geht, Ziele zu suchen, zu finden und zu beschreiben, kann es nämlich hilfreich sein, beide Hirnhälften »mit ins Boot zu holen«. Während die hierbei meist genutzte linke Hirnhälfte das Thema eher sprachlich-analytisch zu bearbeiten sucht, würde die rechte Hirnhälfte das Thema ganzheitlich und in Bildern lösen wollen. Mithilfe des gezeichneten Zielbildes werden Sie beide Hirnhälften aktivieren, um Ihr Ziel zu beschreiben und festzulegen.

2. Denken Sie positiv!

Streben Sie einen Gefühlszustand an, in dem Sie Ihre Absichten leichter verwirklichen können. Wenn Sie ärgerlich, zornig oder voller Sorgen sind, können Sie auch schwerer Veränderungen durchführen. Bringen Sie sich möglichst vorher in einen ausgeglichenen Gefühlszustand. Freuen Sie sich über die vor Ihnen liegende Aufgabe und sehen Sie diese als eine neue Herausforderung. Grübeln Sie zum Beispiel nicht einsam vor sich hin, sondern besprechen Sie Ihre Probleme mit anderen oder lenken Sie sich ab. Achten Sie aber auch darauf, dass Ihre Fantasien nicht zu fantastisch und unrealistisch werden, sodass Sie der Gefahr unterliegen, diese nicht verwirklichen zu können. Achten Sie z. B. immer auf einen angemessenen Zeitrahmen, innerhalb dessen Sie etwas umsetzen wollen. Eine neue Fremdsprache lernt sich nicht in vier Wochen, aber nach sechs Monaten können Sie bestimmt schon eine kleine Unterhaltung führen. Ebenso ist es für eine leicht übergewichtige »Couch-Kartoffel« unrealistisch, innerhalb von drei Monaten einen Marathon zu laufen. Bei konsequenter Vorbereitung könnten aber zwölf Monate schon reichen.

3. Seien Sie aufmerksam!

Konzentrieren Sie sich auf die Dinge, die Sie verändern wollen, und gehen Sie jeden Schritt ganz bewusst. So merken Sie schnell, wo es noch Probleme gibt, aber auch, was schon sehr gut funktioniert. Wenn Sie aufmerksam an die Sache herangehen, können Sie auch kleine Fortschritte leichter entdecken und sich darüber freuen!

In drei Schritten zur Veränderung

Um Ihnen die Zielfindung oder die Umsetzung eines gesteckten Zieles zu erleichtern, hat es sich als hilfreich erwiesen, die folgenden drei Schritte durchzuführen:

1. Bilanz ziehen
2. Ziele überprüfen
3. Einstellung kontrollieren

1. Bilanz ziehen

Als Erstes sollten Sie eine Situationsanalyse durchführen. In diesem Analyseschritt wird die Frage geklärt, wo Sie gerade – im Hinblick auf ein definiertes Ziel – im Leben stehen. Sie sollen sich bewusst machen, was Sie schon alles tun und was Ihnen noch fehlt, um das Ziel zu erreichen. Um eine Bilanz bezüglich des Ziels »Erhalt und Förderung der geistigen Fitness« zu ziehen, könnten z. B. diese Fragen helfen:

- Was läuft gut in meinem Leben, welche Schutzfaktoren zum Erhalt meiner geistigen Fitness kann ich heute schon aufführen? Was mache ich schon alles, um gesund zu bleiben und meine geistige Fitness zu erhalten?
- Welche Risikofaktoren, die meine geistige Fitness auf die Dauer einschränken könnten, bestehen bei mir? Was könnte ich wie ändern bzw. was fehlt, um mich besser vor einer Abnahme meiner geistigen Fitness zu schützen?

Als Ausgangspunkt für das Bilanzziehen können Sie ganz konkret auch die von Ihnen weiter oben ausgefüllten Fragebögen zu Ihrer kognitiven und körperlichen Aktivität sowie zu Ihren Ernährungsgewohnheiten benutzen. Ihren Kognitiven Aktivitätswert (KAW), den Wert für Ihre wöchentlichen Bewegungsaktivitäten oder Ihren geschätzten MeDi-Score können Sie als konkrete Zustandbeschreibung für Ihre Situationsanalyse nutzen.

Um Anregungen für mögliche Änderungen bzw. Verbesserungen Ihrer Situation zu bekommen, können Sie gerne noch mal die eine oder andere diesbezügliche Information in diesem Kapitel oder im Kapitel 4 nachlesen. Hier sind viele Strategien und Maßnahmen beschrieben, mit denen Sie Ihre geistige Leistungsfähigkeit erhalten bzw. das Risiko für eine Demenzerkrankung senken können.

Im Folgenden finden Sie ein Beispiel für eine solche Bilanzierung. Die konkreten Leitfragen für diese Bilanzierung könnten jeweils sein:

Anschauungsbeispiel: »Mir fehlt der Kontakt zu anderen.«

TEIL I: Wo stehe ich?

1. BILANZ ZIEHEN

Was läuft gut in meinem Leben, welche Schutzfaktoren zum Erhalt meiner geistigen Fitness kann ich heute schon aufführen? Was mache ich schon alles, um gesund zu bleiben und meine geistige Fitness zu erhalten?

Kreuzworträtsel machen, viel spazieren gehen,

viel lesen, gesunde Ernährung

Welche Risikofaktoren, die meine geistige Fitness auf die Dauer einschränken könnten, bestehen bei mir? Was könnte ich wie ändern bzw. was fehlt, um mich besser vor einer Abnahme meiner geistigen Fitness zu schützen?

Kontakt mit anderen, geselliges Beisammensein,

Schachclub mal wieder besuchen

JETZT SIND SIE DRAN!

Bitte füllen Sie jetzt das Kärtchen aus! Sie können das Kärtchen bei Bedarf auch kopieren und mehrere Kärtchen ausfüllen.

TEIL I: Wo stehe ich?

1. BILANZ ZIEHEN

Was läuft gut in meinem Leben, welche Schutzfaktoren zum Erhalt meiner geistigen Fitness kann ich heute schon aufführen? Was mache ich schon alles, um gesund zu bleiben und meine geistige Fitness zu erhalten?

Welche Risikofaktoren, die meine geistige Fitness auf die Dauer einschränken könnten, bestehen bei mir? Was könnte ich wie ändern bzw. was fehlt, um mich besser vor einer Abnahme meiner geistigen Fitness zu schützen?

2. ZIELE ÜBERPRÜFEN

Wenn Sie bei dem Punkt »Was fehlt? Was könnte ich noch tun? Was möchte ich ändern?« etwas eingetragen haben, so könnten Sie daraus ein konkretes Vorhaben formulieren. Sie könnten sich vornehmen, diese Tätigkeit oder Maßnahme ganz bewusst in Ihre Alltags- oder Freizeitgestaltung aufzunehmen. Wählen Sie ein neues, konkretes Ziel aus, das Sie erreichen möchten. Bei der Beurteilung, ob ein Ziel gut gewählt wurde, helfen die folgenden Fragen des sogenannten SMART-Prinzips. SMART steht für »Spezifisch«, »Messbar«, »Attraktiv«, »Realistisch« und »Terminiert«:

Spezifisch:	Ist mein Ziel konkret, kann ich es beschreiben? ✓
Messbar:	Ist mein Ziel überprüfbar? ✓ Statt *»Ich will abnehmen«* sollte es besser heißen: *»Ich will 5 kg abnehmen!«* Statt *»Ich will mehr unternehmen«* sollten Sie formulieren: *»Ich will einmal in der Woche ins Museum oder ins Theater gehen.«*
Attraktiv:	Ist mein Ziel interessant und anziehend für mich? ✓ Leitfrage: *»Wo liegt mein persönlicher Nutzen?«*
Realistisch:	Ist mein Ziel umsetzbar, d. h., ist es realistisch und nicht zu schwer? ✓ Bedenken Sie: Zu hohe Erwartungen lassen einen schnell scheitern und aufgeben!
Terminiert:	Ist mein Ziel absehbar? ✓ Setzen Sie sich ruhig Termine, das übt Druck aus!

Anschauungsbeispiel: »Ich will ab heute Nordic Walking machen!«

Spezifisch:	Ich will mich körperlich bewegen, fitter und aktiver werden und dafür erscheint mir Nordic Walking am geeignetsten.
Messbar:	Ich möchte zweimal pro Woche 30 Minuten trainieren.
Attraktiv:	Wenn ich mein Trainingsprogramm durchhalte, werde ich etwas abnehmen und meine Hosen passen wieder und ich werde fitter, sodass ich beim Treppensteigen keine Probleme mehr haben werde.
Realistisch:	Insgesamt 60 Minuten Aktivität pro Woche passen gut in meinen Zeitplan, und mein Arzt hat auch gesagt, dass ich mir damit nicht zu viel zumute.
Terminiert:	Ich werde morgen um 10.00 Uhr das erste Mal laufen gehen und hoffe, dass ich nach sechs Wochen schon erste Erfolge sehe und mein Pensum erhöhen kann.

Dies war ein Beispiel für die Anwendung des SMART-Prinzips anhand einer einzelnen ganz konkreten körperlichen Betätigung. Als messbaren Verlaufsparameter können Sie aber auch Ihren Kognitiven Aktivitätswert (KAW), den Wert für Ihre wöchentlichen Bewegungsaktivitäten oder Ihren geschätzten MeDi-Score nutzen. Wenn Sie die entsprechenden

Bögen kopieren und – mit Datum versehen – regelmäßig in bestimmten Abständen ausfüllen, können Sie das Erreichen Ihrer Teilziele und Ihres Endzieles auf eine konkrete, nachprüfbare und messbare Weise verfolgen. An der Veränderung dieser Werte lesen Sie Ihren Erfolg ab.

3. Einstellung kontrollieren

Dieser Schritt ist dann erforderlich (und oft sehr hilfreich), wenn Sie ein bestimmtes Ziel – trotz Vorsatz oder besseren Wissens – nicht umsetzen konnten oder auf die lange Bank geschoben haben. Im dritten Schritt wird also überprüft, woran es liegen könnte, dass Sie bisher Ihre Ziele nicht erfolgreich umgesetzt haben. Denn bestimmt haben Sie sich auch schon öfters etwas vorgenommen und es blieb allein beim Vorsatz. Dann hilft die Beantwortung der folgenden Fragen weiter:

- Warum hat es bisher nicht geklappt?
- Wie kann ich meinen »inneren Schweinehund« überwinden?
- Wer oder was kann mich bei meinem Vorhaben unterstützen?

Anschauungsbeispiel: »Eigentlich hapert es nur an der Badehose.«

TEIL II: Welche Ziele habe ich?
Warum hat es nicht geklappt?

2. ZIELE ÜBERPRÜFEN

Folgendes habe ich mir schon oft vorgenommen (Ziel vorher SMART machen):

Schwimmen gehen, um gelenkschonenden Sport zu treiben, 2x pro Woche für 30 Minuten

3. EINSTELLUNG KONTROLLIEREN

Meine bisherige »Ausrede« war (Warum hat es bisher nicht geklappt?):

Ich habe keine Badehose, und ich gehe nicht gerne in die Stadt zum Einkaufen, da ist es immer so voll.

Jetzt sage ich aber (Wer oder was kann mich bei meinem Vorhaben unterstützen)?:

Neue Bademode kann ich ja auch im Internet bestellen – und dann geht's los!

JETZT SIND SIE DRAN!

Füllen Sie nun das folgende Kärtchen aus! Sie können das Kärtchen bei Bedarf auch kopieren und mehrere Kärtchen ausfüllen.

TEIL II: Welche Ziele habe ich?
Warum hat es nicht geklappt?

2. ZIELE ÜBERPRÜFEN

Folgendes habe ich mir schon oft vorgenommen (Ziel vorher SMART machen):

3. EINSTELLUNG KONTROLLIEREN

Meine bisherige »Ausrede« war (Warum hat es bisher nicht geklappt?):

Jetzt sage ich aber (Wer oder was kann mich bei meinem Vorhaben unterstützen?):

Und jetzt?

Jetzt haben Sie schon enorme Vorarbeit geleistet:

- Sie wissen, dass Veränderungen am besten schrittweise umzusetzen sind
- Sie haben Ihre Gewohnheiten systematisch unter die Lupe genommen
- Sie können Ihre Ziele nach dem SMART-Prinzip analysieren.

Und wofür das Ganze? Sie sollen sich nun im letzten Schritt konkret für eine Tätigkeit oder Strategie entscheiden, um Ihren Alltag noch aktiver zu gestalten. Dabei können Sie individuell das auswählen, was am besten in Ihr Leben passt. Gehen Sie ruhig von einer Ihrer Änderungsideen aus, die Sie auf dem Bilanz-Kärtchen notiert haben. Suchen Sie sich z. B. eine neue Freizeitbeschäftigung aus, die Sie schon immer mal ausprobieren wollten oder beleben Sie ein Hobby wieder, das Sie früher einmal mit Freude ausgeübt haben. Vielleicht sind Sie aber schon komplett ausgelastet und wollen lieber auf Ihre Ernährung achten. Was Sie jetzt auswählen und umsetzen, liegt ganz bei Ihnen!

Ihre ganz persönliche Aktivität oder Strategie, um geistig fit zu bleiben

Suchen Sie sich nun bitte eine geistig stimulierende Tätigkeit bzw. eine Präventionsstrategie aus und behalten Sie dabei immer die drei Schritte zur erfolgreichen Veränderung im Hinterkopf (Bilanz ziehen – Ziel überprüfen – Einstellung kontrollieren).

Anschauungsbeispiel: »Früher war ich eine ganz gute Malerin.«

TEIL III: Meine Aktivität / Strategie:

Folgende Tätigkeit werde ich ab heute ausführen oder »wiederbeleben«, um noch aktiver zu werden, bzw. folgende Strategie werde ich verfolgen, um Demenz vorzubeugen:

Früher habe ich gerne Aquarelle gemalt – das möchte ich jetzt wieder tun, weil es mir viel Spaß macht und die grauen Zellen anregt.

Folgende »Hindernisse« oder Schwierigkeiten könnten auftreten, sodass ich meine Tätigkeit nicht ausführen kann:

Da ich nicht gerne alleine bin, sondern mich lieber mit Freundinnen im Café treffe, habe ich gar nicht so viel Zeit zum Malen – und dann lasse ich es lieber gleich sein.

Wenn es zu »Hindernissen« oder Schwierigkeiten kommt, werde ich Folgendes machen:

Ich glaube, ein Malkurs wäre das Richtige – da bin ich mit anderen zusammen und lerne auch noch was Neues. Vielleicht kommt ja auch eine Freundin mit. So kann ich beides miteinander kombinieren.

JETZT SIND SIE DRAN!

TEIL III: Meine Aktivität / Strategie:

Folgende Tätigkeit werde ich ab heute ausführen oder »wiederbeleben«, um noch aktiver zu werden, bzw. folgende Strategie werde ich verfolgen, um Demenz vorzubeugen:

Folgende »Hindernisse« oder Schwierigkeiten könnten auftreten, sodass ich meine Tätigkeit nicht ausführen kann:

Wenn es zu »Hindernissen« oder Schwierigkeiten kommt, werde ich Folgendes machen:

Wenn Sie für sich nun etwas gefunden haben, was Sie verändern möchten, so kann Ihnen das Prinzip der Selbstregulation mit den Elementen Selbstbeobachtung, Selbstbewertung und Selbstreaktion dabei helfen, Ihr Ziel nicht aus den Augen zu verlieren. Der kanadische Psychologe Albert Bandura hat dieses Modell der Handlungsregulation entworfen.

Was genau versteht man unter Selbstregulation?

Selbstregulation setzt sich aus drei Elementen zusammen:

1. Selbstbeobachtung: Wer sich selbst beobachtet, registriert die eigenen – momentan ausgeübten – Handlungen (»Was mache ich gerade?«).
2. Selbstbewertung: Durch die Selbstbeobachtung werden Handlungen bewusst wahrgenommen und können bewertet werden (»Ist das, was ich momentan mache, förderlich für das Ziel, was ich mir vorgenommen habe?«).
3. Selbstreaktion: Nach der Bewertung können die Handlungen entweder weiter ausgeführt werden, wenn sie einem dem Ziel näher bringen, oder sie müssen verändert werden.

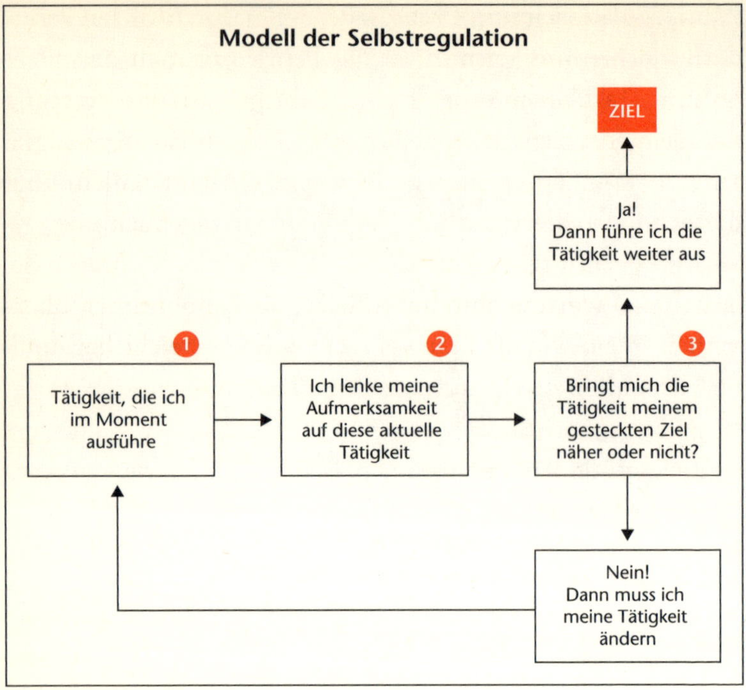

Abbildung 6: Modell der Selbstregulation

1. *Selbstbeobachtung: Durch Selbstbeobachtung wird erreicht, dass die Aufmerksamkeit auch tatsächlich auf die aktuelle Tätigkeit gelenkt wird.*

2. *Selbstbewertung: Die Bewertung führt dazu, dass Sie sich überlegen, ob Sie die aktuelle Tätigkeit Ihrem Ziel entgegenbringt.*

3. *Selbstreaktion: Entweder führen Sie die Tätigkeit weiter aus, weil Sie so Ihrem Ziel näher kommen, oder Sie müssen sie ändern und diese dann erneut beobachten und bewerten.*

Selbstregulation ist ein Prozess, den jeder durchführen kann. Um es sich etwas leichter zu machen, kann man ein sogenanntes »Tagebuch« führen. In diesem kann man eine regelmäßige und zeitnahe Aufzeichnung der beobachteten Verhaltensweisen durchführen. Wer sein Verhalten nicht nur beobachtet, sondern auch gleich in einem Tagebuch oder einem Beobachtungsbogen festhält, dem fällt es leichter, eine Verhaltensänderung durchzuführen. So kann immer überprüft werden, wie oft man sein Ziel schon erreicht hat, und wird dadurch motiviert, es weiter zu tun.

Frau Ruth S. hat sich vorgenommen, jeden Tag eine Stunde spazieren zu gehen. Sie will dies aus gesundheitlichen Gründen tun und nicht »einrosten«. Ruth S. war schon lange nicht mehr als Spaziergängerin unterwegs, selbst zum Bäcker um die Ecke fährt sie mit dem Auto. Sie weiß am Anfang gar nicht, wie fit sie überhaupt ist. Frau S. ist aber fest entschlossen und will nun jeden Tag etwas laufen. Sie führt ein Bewegungsprotokoll, in dem sie notiert, wie lange sie tatsächlich unterwegs gewesen ist und woran es gelegen hat, wenn sie weniger als eine Stunde unterwegs war.

Anschauungsbeispiel für ein Aktivitätsprotokoll im Rahmen einer Selbstbeobachtung: Der tägliche Spaziergang von Frau Ruth S. und was so dazwischenkommen kann (Bewegungsprotokoll).

MEIN VORHABEN:

Ich will täglich eine Stunde spazieren gehen

	Wie lange war ich unterwegs?	Wie viele Minuten fehlen bis zum gesetzten Ziel?	Woran hat es gelegen, dass ich früher aufgehört habe?
Mo	20min	40min	Schuhe sind unbequem, morgen Turnschuhe anziehen
Di	25min	35min	es hat angefangen zu regnen, Schirm vergessen
Mi	30min	30min	ich hatte keine Lust mehr, morgen wird es bestimmt besser
Do	45min	15min	Muskelkater von gestern
Fr	45min	15min	habe einen Bekannten getroffen und zu viel geschwätzt, dann wurde es dunkel
Sa	55min	5min	Keine Ahnung, aber ich hätte es fast geschafft
So	60min	0min	–

JETZT SIND SIE DRAN!

Das folgende unbeschriebene Aktivitätsprotokoll können Sie jetzt nutzen. Wenn Sie etwas Neues beginnen wollen, so können Sie Ihre schon erzielten Erfolge protokollieren und sich so selbst »beobachten«.

MEIN VORHABEN:

	Wie lange war ich aktiv?	Wie viele Minuten fehlen bis zum gesetzten Ziel?	Woran hat es gelegen, dass ich früher aufgehört habe?
Mo			
Di			
Mi			
Do			
Fr			
Sa			
So			

Die Motivationsfrage

Abschließend folgen noch einige hilfreiche Tipps zur Erreichung Ihres Ziels. Einen wichtigen Motor zur Herbeiführung einer Veränderung stellt die Motivation dar. Es lassen sich dabei zwei Arten von Motivation unterscheiden.

- Die extrinsische Motivation: Man tut etwas aufgrund äußerer Anreize – wie Anerkennung oder Geld –, um das Ziel zu erreichen. In diesem Fall ist die Tätigkeit nur Mittel zum Zweck.
- Die intrinsische Motivation: Man tut etwas aufgrund innerer Anreize, die sich aus der Sache ableiten. Dazu zählen Dinge wie z. B. Neugier, Freude erfahren, persönliche Befriedigung oder moralische Überzeugung. Diese Art der Motivation bietet einige entscheidende Vorteile: Wer intrinsisch motiviert ist, bleibt eher bei der Sache, lässt sich nicht so leicht entmutigen und ist langfristig erfolgreicher als der, der eine Sache nur wegen der äußeren Anerkennung oder des Geldes tut.

Es ist also von großem Vorteil, Dinge zu tun, für die man intrinsisch motiviert ist. Dabei ist es wichtig, sich klarzumachen, dass man etwas für sich, für das eigene Wohlbefinden, für eine »gute Sache« oder die eigene Lebensqualität tut, und nicht ausschließlich für die Ziele dritter Personen (für den Partner, die Kinder, den Chef …) oder aufgrund sozial vorgegebener Normen.

Strategien zur Selbstmotivation

Im Folgenden finden Sie noch einige allgemeine Hinweise zu Selbstmotivation:

- Um auf Dauer motiviert zu bleiben, ist es wichtig, sich immer wieder selbst zu aktivieren. Finden Sie daher heraus, woran es liegt, dass Sie momentan vielleicht nicht so motiviert sind! Dies ist hilfreich, um Maßnahmen entwickeln zu können, wie Sie diese Demotivatoren (Faktoren, die schuld daran sind, dass es Ihnen an der Lust fehlt) abbauen können.
- Ebenso wichtig ist es, sich möglichst bewusst darüber klar zu werden, was Sie persönlich motiviert. Erstellen Sie sich eine Liste mit diesen Motivationsanreizen (z. B. soziale Anerkennung, gutes Körpergefühl, neue Kleider, gutes Essen, mehr Freude am Leben, tolle Freunde ...). Besteht Klarheit darüber, was Sie motiviert, können Sie die entsprechenden Bedingungen besser und bewusster gestalten. Das kann zum Beispiel das Treffen mit Bekannten oder das Sprechen über Erfolge und dafür gelobt zu werden sein.
- Eine weitere Strategie besteht darin, sich regelmäßig und ganz bewusst zu belohnen, wenn etwas gut gelungen ist. Man sollte sich beschenken oder sich etwas für einen Erfolg gönnen. Sie dürfen es genießen, die eigenen Ziele erreicht zu haben! Dabei ist die Art der Belohnung individuell. Denn jeder freut sich über etwas ganz anderes.
- Attraktive Ziele zu setzen und sich im Geiste auszumalen, wie das Leben aussehen wird, wenn Sie diese Ziele erreicht haben, kann auch motivieren. Das können Sie z. B. mit dem Zielbild machen (vgl. S. 245). Es ist daher auch

wichtig, immer einen Termin festzulegen, zu dem ein Ziel erreicht werden sollte. Denn auch Zeitdruck kann als Motivator dienen (siehe SMART-Prinzip).

- Man sollte den Vergleich mit und die Orientierung an anderen vermeiden. Wer sich immer mit anderen vergleicht, ist schnell mit der eigenen Leistung unzufrieden und dadurch demotiviert. Konzentrieren Sie sich nur auf sich selbst und denken Sie an Erfolge in der Vergangenheit. Es ist dabei ganz egal, ob jemand anderer schneller war oder mehr geleistet hat. Es kommt nur auf Ihren individuellen Fortschritt an.
- Wer sich über den Sinn einer Handlung klar ist, gewinnt daraus Energie und Motivation. Darum sollte man sich stets den Sinn der eigenen Tätigkeit vor Augen halten. Immer dann, wenn Sie mal keine Lust haben oder sich schwertun, denken Sie an den positiven Nutzen, den Sie aus der Tätigkeit ziehen, und was Ihnen dieser für die Zukunft bringt.

Das Wichtigste ist jedoch, dass die ausgeübte Tätigkeit Spaß und Freude macht – dann ist man intrinsisch motiviert, und die Selbstmotivation wird überflüssig!

Was tun bei »Leichter kognitiver Beeinträchtigung«?

Das Syndrom der Leichten kognitiven Beeinträchtigung haben Sie bereits im Kapitel 5 kennengelernt. Die in diesem Kapitel vorgestellten und im Rahmen des AKTIVA-Programms entwickelten Maßnahmen zum Erhalt der geistigen Fitness und zur Demenzvorbeugung wurden in erster Linie für Gesunde entwickelt. Man spricht in diesem Zusammenhang auch von einer sogenannten »Primärprävention«. Diese zielt darauf, das Auftreten kognitiver Störungen zu verhindern oder möglichst lange hinauszuzögern. Wurde bei Ihnen jedoch eine Leichte kognitive Beeinträchtigung festgestellt (vgl. Kapitel 5), so können sich die Ziele verschieben. Nun ist es das Wichtigste, das Fortschreiten dieser Beeinträchtigungen und damit den drohenden Übergang in eine Demenzerkrankung zu verhindern. Dieser Ansatz wird als »Sekundärprävention« der Demenz bezeichnet. Wenn bei Ihnen also ärztlicherseits eine Leichte kognitive Beeinträchtigung diagnostiziert wurde, empfehle ich Ihnen folgendes Vorgehen:

1. Zunächst einmal sollten Sie Ruhe bewahren! Denn die Diagnose *Leichte kognitive Beeinträchtigung* ist keineswegs gleichbedeutend mit der Diagnose einer beginnenden *Alzheimer-Krankheit.* Wie Sie in Kapitel 5 lesen konnten, kann sich bei einigen Betroffenen dieser Zustand sogar wieder verbessern. Teilen Sie Ihre diesbezüglichen Sorgen und Befürchtungen mit Ihren nahen Angehörigen oder mit Ihrem behandelnden Arzt. Vielleicht können Sie sich auch mit anderen betroffenen Personen austauschen? An manchen Orten werden Gruppen angeboten, in denen Betroffene unter psychologischer Betreuung über ihre diesbezüglichen Sorgen ins Gespräch kommen können.
2. Führen Sie auf jeden Fall Ihr Leben so normal wie möglich weiter. Eine Unsicherheit darüber, wie sich der Zu-

stand in den nächsten Jahren entwickelt, wird bleiben und verständlicherweise als Belastung empfunden. Sie sollten daher in regelmäßigen Abständen (ca. alle sechs Monate) Nachuntersuchungstermine bei Ihrem Arzt wahrnehmen. Falls Sie dies wünschen, können Sie Vorkehrungen treffen, für den Fall, dass sich Ihre geistige Leistungsfähigkeit tatsächlich weiter verschlechtern sollte (z. B. Vollmachten, Vorverfügungen).

3. Eine medikamentöse Behandlung der Leichten kognitiven Beeinträchtigung ist in den meisten Fällen nicht möglich. Dies gilt auch für die Einnahme von Antidementiva und Nootropika (also Medikamente, die für die Behandlung der Alzheimer-Krankheit eingesetzt werden). Bislang haben alle diesbezüglich durchgeführten klinischen Studien negative Ergebnisse erbracht. Insofern haben die in Kapitel 4 und 6 gemachten Angaben über die mangelnde Wirkung von Medikamenten, Vitaminpillen und anderen Tabletten zur Demenzvorbeugung auch beim Vorliegen einer Leichten kognitiven Beeinträchtigung Gültigkeit.
4. Darüber hinaus sollten Sie gerade auch beim Vorliegen einer Leichten kognitiven Beeinträchtigung alle Anregungen, die Sie im Kapitel 4 und 6 zum Erhalt Ihrer geistigen Fitness bekommen haben, unbedingt beherzigen. Schließlich haben Sie noch viel zu verlieren! Aktivieren Sie daher so viele Schutzmöglichkeiten wie möglich und schalten Sie möglichst alle beeinflussbaren Risikofaktoren aus. Denn viele der gemachten Empfehlungen haben nicht nur für kognitiv unbeeinträchtigte Menschen, sondern wahrscheinlich auch für Personen mit Leichter kognitiver Beeinträchtigung Gültigkeit.

5. In der medizinischen Forschung und in der pharmazeutischen Industrie wird zurzeit sehr intensiv an der Entwicklung neuerer Medikamente zur Alzheimer-Therapie gearbeitet, deren Wirkung über die symptomatischen Effekte der bereits verfügbaren Antidementiva hinausgeht. Hierbei handelt es sich um sogenannte krankheitsmodifizierende Substanzen (*disease modifying therapies*). Diese können in die Entstehung und Ablagerung der krank machenden amyloiden Eiweißstoffe im Gehirn von Alzheimer-Kranken eingreifen und damit möglicherweise die resultierenden Nervenzellschädigungen verhindern oder abschwächen. Bislang liegen jedoch noch keine sicheren Ergebnisse vor, und mit einer Zulassung dieser Medikamente kann frühestens im Jahr 2015 gerechnet werden. Im ungünstigsten Fall scheitern die laufenden Studien aber auch. Gleichwohl begründen die aktuellen Forschungen zumindest eine geringe Hoffnung, dass die Alzheimer-Krankheit in Zukunft wesentlich besser, d. h. ursachenorientiert und nicht nur symptombezogen, behandelt werden kann.
6. Leichtere Alltagsschwierigkeiten, die sich aus den kognitiven Beeinträchtigungen ergeben, können durch gezielte Überbrückungsnahmen abgemildert werden. Bei Gedächtnisstörungen kann z. B. der Einsatz sogenannter externer Merkhilfen sehr hilfreich sein. Hinweise und praktische Anleitungen hierfür werden unter anderem in mancher gerontopsychiatrischen Fachabteilung oder auch in Gedächtnisambulanzen vermittelt. Sie sollten daher gezielt danach fragen. Eine Liste der Gedächtnisambulanzen finden Sie auf der Internetseite des Beltz-Verlages (www.beltz.de).

7. Bleiben Sie aktiv und ziehen Sie sich unter gar keinen Umständen in ein »Schneckenhaus« zurück. Für eine Leichte kognitive Beeinträchtigungen im Alter muss man sich nicht schämen! Sie ist sehr häufig und betrifft viele Menschen. Nutzen Sie intensiv alle Möglichkeiten für geistige Anregungen, werden Sie auch körperlich aktiv und achten Sie auf eine angemessene Ernährung – so wie in diesem Kapitel dargestellt. Scheuen Sie sich nicht, professionelle psychologische oder psychotherapeutische Hilfe in Anspruch zu nehmen, wenn Sie glauben, mit Ihren Ängsten und Sorgen nicht mehr alleine fertig zu werden. Auch hier können Gedächtnisambulanzen bei der Beratung und Vermittlung Hilfestellung geben.

• 7 •

EIN WORT ZUM SCHLUSS

AUF den vorhergehenden Seiten haben Sie mit der AKTIVA-Methode einen Weg kennengelernt, sich fundiert und umfassend über das Thema »geistige Fitness« und ihre Förderung zu informieren, Ihre persönlichen Risiko- und Schutzfaktoren gezielt zu analysieren und einen individuellen Aktionsplan zum Erhalt Ihrer geistigen Leistungsfähigkeit aufzustellen. Hoffentlich wurden Sie ermutigt, sich aktiv mit dem Thema auseinanderzusetzen und die gegebenen Anregungen ganz real in Ihrem Alltag und Ihrer Freizeit umzusetzen. Und wenn Ihnen durch die Lektüre dieses Buches ein wenig die Angst vor dem Thema und einem befürchteten Verlust Ihrer geistigen Leistungsfähigkeit genommen werden konnte, ist ein wichtiges Ziel erreicht worden.

Gleichwohl bleiben »Alter und Altern« und das hiermit häufig einhergehende Nachlassen körperlicher und auch geistiger Leistungsfähigkeit für die allermeisten Menschen ein wichtiges, letztlich unausweichliches Thema. Dies gilt trotz aller möglichen Vorbeugemaßnahmen. Die ewige Jugend und der in Kunst und Literatur oft beschworene »Jungbrunnen« *(Abbildung 7)* sind eine Illusion und werden dies wohl auch gegen manche Verheißung der modernen Medizin oder gar

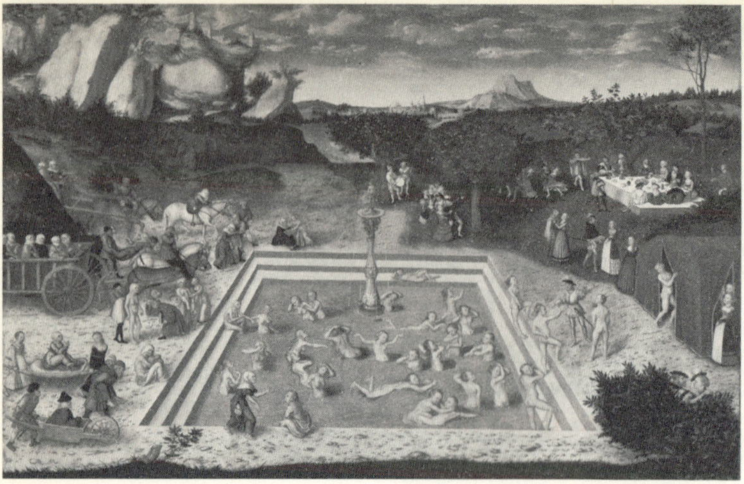

Abbildung 7: *»Der Jungbrunnen«, Lukas Cranach d. Ä. 1546*

(© bpk/Gemäldegalerie, Staatliche Museen zu Berlin. Foto: Jörg P. Anders).

der Gentechnik für immer bleiben! Ein gesundes und aktives Leben bis ins hohe Alter zu gestalten und damit möglichen Krankheiten und Funktionseinschränkungen vorzubeugen steht nicht im Widerspruch dazu, das Altern und letztlich die Begrenztheit unserer Existenz und unserer Kapazitäten als Teil unseres Lebens anzunehmen. Vielmehr sollte Sie dieses Buch in die Lage versetzen, sich ganz bewusst mit den persönlichen Ressourcen und deren möglichen Gefährdungen auseinanderzusetzen, um die dadurch eröffneten Chancen zur Schonung und zum Erhalt einer unserer wertvollsten Gaben gezielter zu nutzen: der Fähigkeit, bewusst und selbstbestimmt denken und handeln zu können.

Die Realität unseres individuellen Alterns und auch des demografischen Wandels, d.h. des Älterwerdens der modernen Gesellschaften, werden wir gewiss nicht grundsätzlich ändern können. Ändern sollten und könnten sich jedoch die Bilder und Klischees, die wir über diese Alternsrealitäten in unseren Köpfen pflegen. Diese sind nämlich zumeist negativ und die Darstellungen in vielen Medien unterstützen diese Bewertung häufig noch. Dass dies manchmal ganz ohne schlechte Absichten geschehen kann, verdeutlicht eine Meldung der Presseagentur AP, die im März 2009 in der Frankfurter Rundschau nachzulesen war:

DENKVERMÖGEN FÄNGT FRÜH ZU SCHWINDEN AN!

Frankfurt/Main (AP) Die geistige Leistungsfähigkeit fängt schon mit Ende 20 zu schwinden an. Gerade das abstrakte Denkvermögen und die Verarbeitungsgeschwindigkeit sind bei jüngeren Erwachsenen am besten ausgeprägt, wie eine amerikanische Untersuchung zeigt. Dagegen nehmen andere Hirnleistungen bis ins hohe Alter zu. In der Studie prüften Psychologen der Universität von Virginia die kognitiven Leistungen von 2000 gesunden Menschen im Alter von 18 und 60 Jahren. Viele von ihnen nahmen während der siebenjährigen Untersuchung mehrmals an Tests teil.

Gewiss ist an dem Inhalt dieser Pressemeldung zunächst einmal gar nichts auszusetzen. Im Kapitel 5 dieses Buches konnten Sie sich umfassend über »normale« Veränderungen der geistigen Leistungsfähigkeit informieren und haben dort zum Teil ganz Ähnliches gelesen. Das eigentliche Problem ist die Überschrift des Artikels! Berücksichtigt man die Ergebnisse der zitierten Studie, so hätte die Meldung ebenso gut mit *»Bestimmte Hirnleistungen nehmen bis ins hohe Alter zu!«* übertitelt sein können. Aber jeder erfahrene Zeitungsredakteur weiß, dass sich schlechte Nachrichten häufig besser verkaufen als gute. Achten Sie einmal selbst ganz bewusst darauf, wie in der Öffentlichkeit mit dem Thema Altern umgegangen und wie es medial vermittelt wird.

Überwiegend negativ wird in vielen öffentlichen Verlautbarungen auch auf das Thema »Demenz« eingegangen. Demenzkranke Menschen werden als »vollständig ihrer Persönlichkeit beraubt«, »erloschen«, »vor sich hindämmernd« oder gar als annähernd hirntot beschrieben. Dabei ist bei guter Betreuung und Pflege trotz Demenz oft noch eine beachtliche Lebensqualität möglich!

EIN PERSÖNLICHER TIPP!

Sehr wenig erfährt man in den Medien darüber, dass Demenzkranke sehr wohl noch gute und auch erfüllende Beziehungen zu ihren Mitmenschen eingehen und aufrechterhalten können, dass sie nicht nur Schwächen, sondern auch Stärken haben. Gewiss, hier werden eher die bekannten Ängste der »noch Gesunden« bedient und Schreckensszenarios heraufbeschworen, statt durch angemessene Darstellung und Aufklärung Verständnis für die Betroffenen und ihre Familien zu wecken. Falls Sie einen demenzkranken Menschen in der Nachbarschaft oder gar in der Familie haben, rate ich Ihnen zu einem möglichst unvoreingenommenen Umgang. Versuchen Sie immer, den Menschen hinter der Krankheit nicht aus dem Auge zu verlieren!

Wenn man die noch vorhandenen Entwicklungsmöglichkeiten und Ressourcen von demenzkranken Menschen betont, bedeutet dies nicht, dass man das Leid und die schweren Belastungen durch diese Krankheiten verharmlost oder gar leugnet. Ein ebenso großes Missverständnis wäre es darüber hinaus, aus den in diesem Buch beschriebenen Möglichkeiten der Vorbeugung eine Verantwortlichkeit der Demenzkranken für ihr Schicksal abzuleiten. Wenn Sie alle in diesem Buch beschriebenen Möglichkeiten über Jahre und Jahrzehnte nutzen, werden Sie wahrscheinlich mit einer Verringerung Ihres persönlichen Demenzrisikos belohnt. Eine Garantie ist damit aber leider nicht verbunden. Allein aufgrund des demografischen Wandels und der weiter steigenden Lebenserwartungen werden wir in unserer Gesellschaft – auch bei optimaler Nutzung aller Präventionsmaßnahmen – beinahe unausweichlich mit einer zunehmenden Zahl von Demenzkranken konfrontiert werden. Und so sollten Sie auch die folgenden Einsichten in Ihr persönliches Denken mit einbeziehen: Geistig beeinträchtigte ältere Menschen und ihre Familien brauchen unsere Unterstützung und unser Verständnis, denn an dem Umgang mit ihren Kranken und Hilfsbedürftigen misst sich die Humanität unserer Gesellschaft! Wenn Sie selbst einmal zu den Betroffenen gehören sollten, werden Sie hoffentlich auf viele Menschen treffen, die das genauso sehen. Falls Sie von einer solchen Krankheit verschont bleiben – und dies ist natürlich Ihr Ziel –, seien Sie dankbar.

Der schlechteste Ratgeber ist aber immer noch die Angst. Und sollten Sie zu den Ängstlichen gehören, so hat Ihnen die Lektüre dieses Buches hoffentlich etwas davon genommen. Durch Vorbeugung lassen sich Krankheiten nicht immer hundertprozentig verhindern, aber häufig hinauszögern. Jedenfalls haben Sie einen Weg kennengelernt, aktiv Einfluss zu nehmen. Ob Ihr persönliches Aktionsprogramm zum Erhalt Ihrer geistigen Fitness ein Erfolgsprogramm werden wird, wird sich vielleicht erst in vielen Jahren herausstellen.

Falls Ihnen das jedoch zu wenig ist, habe ich am Schluss noch einen Trost für Sie: Viele der in diesem Buch beschriebenen Maßnahmen – sei dies nun ein Mehr an geistiger Anregung, ein Mehr an körperlicher Aktivität oder eine bessere Ernährung – werden auch ganz unmittelbare Auswirkungen auf Ihre Lebensqualität haben und können eine Reihe von positiven »Nebenwirkungen« auf Ihren allgemeinen Gesundheitszustand zeitigen.

Sie können also nur gewinnen und ich wünsche Ihnen – ganz zuversichtlich – viel Erfolg!

Danksagung

Dieses Buch wäre nicht entstanden ohne das Engagement und den Fleiß vieler Menschen. Hierzu gehören vor allem das AKTIVA-Forschungsteam um Dipl.-Psych. Valentina Tesky, die begeisterten Teilnehmer des AKTIVA-Forschungsprojekts an der Universität Frankfurt und die BHF-Bank-Stiftung, die mit ihrer Forschungsförderung eine wichtige Grundlage für das Gelingen des AKTIVA-Projektes geschaffen hat. Frau Anna-Maria Musella hat mit beispielhafter Professionalität an der Erstellung des Manuskriptes mitgewirkt.

DIE AKTIVA-METHODE IM ÜBERBLICK

DIE AKTIVA-Methode soll Sie dabei unterstützen, realistische und wissenschaftlich belegte Maßnahmen zum Erhalt Ihrer geistigen Fitness und zur Vorbeugung gegen das Nachlassen kognitiver Fähigkeiten im Alter zu ergreifen. Für dieses Vorhaben hält das Buch eine Fülle von Informationen, Anregungen, Tipps und Selbsttests bereit und lädt Sie ein, diese alle auszuprobieren. Wenn Sie die Einladung annehmen, haben Sie schon den ersten Schritt in Richtung einer gesundheitsdienlichen Vorbeugung gemacht. Damit Sie sich im »Dschungel« der Botschaften und Ermunterungen dieses Buches nicht verirren, wird Ihnen an dieser Stelle ein kurzer Überblick zur AKTIVA-Methode gegeben.

Die AKTIVA-Methode setzt sich aus drei Bausteinen zusammen: Wissensvermittlung, Bestandsaufnahme (z. B. Selbsttestung) und Umsetzung.

- Wissen: Der Baustein Wissen gliedert sich in die drei wichtigsten Gebiete der Demenzprävention: geistige und körperliche Aktivität sowie Ernährung. Diese drei Themenbereiche werden ausführlich und auch anhand von verschiedenen Studienergebnissen aus der wissenschaftlichen Forschung erläutert.

- Bestandsaufnahme: Im Rahmen verschiedener Selbsttests und Fragebögen können Sie individuell überprüfen, wie viel Sie jetzt schon für Ihre geistige Fitness tun und wo Sie noch besser werden können.
- Umsetzung: Sehen Sie Veränderungs- und Handlungsbedarf, so können Sie sich von den verschiedenen Anregungen zur Umsetzung aus dem Motivations-Kapitel inspirieren lassen. Hier erhalten Sie neben Informationen zu Motivation und Selbstbeobachtung auch konkrete Vorschläge, die das Umsetzen Ihrer Vorsätze erleichtern können.

Das folgende Diagramm zeigt Ihnen grafisch auf, wie die verschiedenen Bausteine ineinandergreifen und in welchem Kapitel Sie welche Elemente finden können.

Wissen

Wissenschaftlich fundierte Informationen klären Sie über medizinische und psychologische Tatsachen auf, beantworten Ihre Fragen und gehen dem ein oder anderem Vorurteil auf den Grund. Bei dieser Informationsvermittlung können Sie sicher ein, dass sie objektiv und wissenschaftlich abgesichert ist. Insbesondere lernen Sie an dieser Stelle auch die drei wichtigsten Bereiche der Demenzprävention kennen:
Geistige und körperliche Aktivität sowie Ernährung.

→ Kapitel 1, 2, 4, 5 und 6

Je nachdem wie aktiv Sie schon sind, wird Ihr persönliches Profil beeinflusst!

Bestandaufnahme

Jetzt sind Sie dran!

An dieser Stelle können Sie mit Hilfe von Kurztests persönliche Profile erstellen. Wie fit sind Sie? Wie gesund ernähren Sie sich? Die Lektüre der dazugehörigen Wissensvermittlung hilft Ihnen dann dabei, Ihr persönliches Ergebnis richtig zu interpretieren.

→ Kapitel 3, 5, 6 und Anhang

Wenn Sie mit dem Ergebnis nicht zufrieden sind, können Sie gerne etwas ändern. Hilfreiche Motivations-Tipps gibt es auch!

Kapitel 6

Wissen: Geistige Aktivität

Sie ist der Schlüssel für eine aktive Lebensführung im Alter. Sie erfahren, was man unter kognitiver Stimulation versteht, ob man im Alter noch etwas lernen kann und Sie erhalten Anregungen, wie Sie Ihre grauen Zellen trainieren können.

→ Kapitel 4 und 6

Wissen: Bewegung

Bewegung tut Körper und Geist gut. Welche Art von Bewegung dafür nötig ist und welche Erkenntnisse sich aus Bewegungs-Studien von Mäusen & Ratten ziehen lassen, erfahren Sie hier.

→ Kapitel 4 und 6

Wissen: Ernährung

Sie erfahren, ob Vitamine auch als Tabletten Ihre Ernährung bereichern. Geklärt werden auch die Fragen: Was versteht man unter „Brainfood"? Und zählt das tägliche Glas Rotwein zu der sog. „mediterranen Diät"?

→ Kapitel 4 und 6

Umsetzung

Motivation ist wichtig, um Ziele zu erreichen, Vorhaben umzusetzen oder bei einer Sache dabei zu bleiben. Sie erfahren, wie Sie sich selber motivieren können und welche Rolle die Selbstbeobachtung bei der Zielerreichung spielt.

→ Kapitel 6

Umsetzung

Motivations-Tipps helfen Ihnen, Veränderungen im Aktivitäts- und Ernährungsbereich umzusetzen!

ANHANG

Weiterführende Literatur und Internetadressen

Allgemeine Informationen zum Leben im Alter

Literatur (englisch): Aging with Grace: What the Nun Study Teaches Us About Leading Longer, Healthier, and More Meaningful Lives, von David Snowdon (2002). Bantam.

Links: Homepage der Bundesarbeitsgemeinschaft der Seniorenorganisationen (BAGSO) mit vielen Informationen (u. a. Gesundheit, Bildung) für Ältere: www.bagso.de/start.html

Informationen zur Nonnenstudie: www.mc.uky.edu/nunnet

Informationen zu Gedächtnis- und Gedächtnisproblemen

Literatur: Der Dingsda aus Dingenskirchen, von Cathryn J. Ramin (2009). Kreuz Verlag.

Aussetzer. Wie wir vergessen und uns erinnern, von Daniel L. Schacter (2005). Lübbe.

Warum wir immer das Falsche vergessen. Gebrauchsanweisung für das Gedächtnis, von Barbara Knab (2006). Herder.

Informationen zu Gehirnjogging

Literatur: Verflixt, das darf ich nicht vergessen! Band 2: Gutes Gedächtnis bis ins hohe Alter. Mit speziellem Trainingsprogramm für 50 Tage, von Ursula Oppolzer (2004). Humboldt.

Denksport für Ältere: Geistig fit bleiben, von Karl Josef Klauer (2007). Huber.

Kognitives Training. Ein sechswöchiges Übungsprogramm für Senioren zur Verbesserung der Hirnleistung, von Gisela Baller (2003). Hippocampus.

Wo sind meine Schlüssel? Großdruck: Gedächtnistraining in der zweiten Lebenshälfte, von Kathleen Gose und Gloria Levi (2004). Rowohlt.

Links: Akademie für Kognitives Training nach Dr. med. Franziska Stengel: www.memoverlag.de

Informationen über Gehirnjogging, geistige Aktivität, Prävention: www.gesundheitpro.de

Homepage des Bundesverbands für Gedächtnistraining: mit Literaturempfehlungen und Beispielaufgaben: www.bv-gedaechtnistraining.de

Gesellschaft für Gehirntraining: www.gfg-online.de

Informationen zu Musik und Gehirn

Literatur: Macht Musik schlau? Neue Erkenntnisse aus den Neurowissenschaften und der kognitiven Psychologie, von Lutz Jäncke (2008).

Informationen zum Studium im Alter

Literatur: Studienführer für Senioren, von Winfried Saup (2001). Herausgegeben vom Bundesministerium für Bildung und Forschung. erhältlich unter: www.bmbf.de/pub/studienfuehrer_fuer_senioren.pdf

Links: www.studentenpilot.de/studium/studierenimalter/
www.geroweb.de/seniorenakademie/seniorenstudium.html

Informationen zur ersten deutschen Uni nur für Senioren:

Links: www.wie-ich-will.de/index.php?id=153
www.zig-owl.de/ccms/content.php?content=74&nav=6

Informationen zu Sport und Bewegung ab 50

Links: www.richtigfit-ab50.de
www.sportprogesundheit.de
www.deutsches-sportabzeichen.de

Informationen zu SimA

Literatur: SimA®-basic: Gedächtnistraining und Psychomotorik. Geistig und körperlich fit zwischen 50 und 100, von Wolf Oswald (auch als PC-Programm) (2005). Hogrefe.

Links: www.sima-akademie.de

Informationen zu Ernährung im Alter

Links: www.gesundheit.de/familie/alter/gesunde-ernaehrung-senioren/index.html

Homepage der Deutschen Gesellschaft für Ernährung: www.dge.de mit dem Projekt www.fitimalter-dge.de

Informationen zu A. Alzheimer

Literatur: Alzheimer. Das Leben eines Arztes und die Karriere einer Krankheit, von Konrad Maurer und Ulrike Maurer (1999). Serie Piper.

Erfahrungsberichte von Angehörigen

Literatur: »Ich habe Alzheimer«: Wie die Krankheit sich anfühlt, von Stella Braam (2008). Beltz.

Diagnose Alzheimer: Helmut Zacharias. Ein Bericht, von Sylvia Zacharias (2000). Hirnliga e.V.

Sind Sie meine Tochter? Leben mit meiner alzheimerkranken Mutter, von Gabriela Zander-Schneider (2006). Rowohlt.

Allgemeine Informationen zur Demenz

Literatur: Demenz und Alzheimer verstehen: Erleben – Hilfe – Pflege: ein praktischer Ratgeber, von Huub Buijssen (2008). Beltz.

Links: Homepage der Dt. Alzheimergesellschaft. Sie finden hier Informationen rund um das Thema Demenz (insbesondere zur Alzheimer-Krankheit), hilfreiche Tipps und Adressen: www.deutsche-alzheimer.de

Biografie in Passform für z. B. Angehörige und Pflegende, die Aufschluss gibt über Menschen und Dinge etc., die dem Patienten einmal wichtig waren: www.ich-pass.de

Alzheimer Forschung Initiative e.V. (AFI) ist ein gemeinnütziger Verein, der mit Spendengeldern die Alzheimer-Forschung unterstützt und Betroffene sowie die Öffentlichkeit über die Alzheimer-Krankheit aufklärt: www.alzheimer-forschung.de/web/start/index.htm

Liste mit Adressen für Gedächtnisambulanzen und Selbsthilfegruppen unter »Früherkennung« bzw. »Hilfe für Angehörige«: www.hirnliga.de

www.alzheimerforum.de

Der DemTect

Um diesen Test durchzuführen brauchen Sie noch eine Person, die Ihnen die Aufgaben stellt und Ihre Antworten notiert. Bitte beachten Sie auch die diesbezüglichen Angaben auf der Seite 72. Normalerweise wird so ein Test in sogenannten Gedächtnisambulanzen angewandt, um eine Einschätzung der kognitiven Leistungsfähigkeit vorzunehmen. Da er sehr weit verbreitet und relativ leicht anzuwenden ist, haben wir hierfür den DemTect ausgewählt. Allein aus diesem Testergebnis des DemTect[4] kann aber keinesfalls eine Diagnose abgeleitet werden. Schon gar nicht kann das Ergebnis mit Sicherheit sagen, ob eine Demenz vorliegt. Bitte beachten Sie auch, dass dieser Test normalerweise unter standardisierten Bedingungen, d.h. immer gleichbleibende Untersuchungssituation für jede Person (spezielles klinisches Untersuchungsambiente) und unter der Leitung einer dafür geschulten Fachperson (Dipl.-Psych., medizinisches Personal, ...) durchgeführt wird.
Die Durchführung dieses Testes gibt Ihnen lediglich einen Einblick in ein psychometrisches Testverfahren und kann nicht für diagnostische Zwecke herangezogen werden bzw. als Grundlage für weitere angestrebte Untersuchungen o. Ä. herangezogen werden.

Der Test gliedert sich in drei Teile:

- Teil 1 enthält die Instruktionen, die dem Testdurchführenden (Proband) erteilt werden. Er dient als Protokollblatt für den Testleiter für die Aufgaben 1, 3, 4 und 5.
- Teil 2 enthält die Aufgabe, die der Proband selbst ausfüllen muss (Aufgabe 2).
- Teil 3 enthält das Auswertungsschema.

---

4 Nach: Kalbe et. al., Int. J. Geriatric Psychiatry (2004): S. 136–143.

Teil 1: Instruktionen

1. AUFGABE: WORTLISTE

Der Testleiter liest folgende Instruktion vor:

»Ich werde dir jetzt langsam eine Liste mit 10 Wörtern vorlesen. Danach wiederholst du bitte möglichst viele dieser Wörter. Auf die Reihenfolge kommt es nicht an.«

Teller	Hund	Lampe	Brief	Apfel	Hose	Tisch	Wiese	Glas	Baum
☐	☐	☐	☐	☐	☐	☐	☐	☐	☐

Der Testleiter markiert die Wörter, die genannt wurden, und liest die nächste Instruktion vor:

»Vielen Dank. Nun lese ich dir die Wörter noch mal vor und danach sollst du wieder möglichst viele Wörter wiederholen.«

Teller	Hund	Lampe	Brief	Apfel	Hose	Tisch	Wiese	Glas	Baum
☐	☐	☐	☐	☐	☐	☐	☐	☐	☐

Der Testleiter markiert die Wörter, die genannt wurden.

AUSWERTUNG: Es wird die Summe (aus beiden Durchgängen) aller korrekt genannten begriffe gewertet (max. 20).

2. AUFGABE: ZAHLENUMWANDELN

Der Testleiter liest folgende Instruktion vor:

> *»Man kann die Ziffer ›5‹ auch als Wort ›fünf‹ schreiben und das Wort ›drei‹ auch als Ziffer ›3‹ schreiben. Ein Teil der Aufgaben ist so, wie wenn du einen Scheck ausfüllen würdest. Ich bitte dich nun, die Ziffern in Worte und die Worte in Ziffern zu schreiben.«*

AUSWERTUNG: Jede korrekte Umwandlung wird gewertet. Einzelne Rechtschreibfehler und leichte Wortentstellungen (z. B. hunert, fünzig) werden trotzdem als richtig gewertet. Bei allen anderen Fehlern wird die Umwandlung nicht gewertet, wie z. B. Verwendung des falschen Zahlensystems (z. B. 209 ➜ 2hundert9), schrittweise Verarbeitung (z. B. sechshunderteinundachtzig ➜ 60081) oder Auslassungen (z. B. 209 ➜ zweihundert) (max. 4).

Aufgabe für den Probanden findet sich in Teil 2 auf Seite 289!

3. AUFGABE: SUPERMARKTAUFGABE

Der Testleiter liest folgende Instruktion vor:

> *»Nenn mir bitte so viele Dinge wie möglich, die man in einem Supermarkt kaufen kann. Du hast dafür eine Minute Zeit.«*

AUSWERTUNG: Kreuzen Sie für jeden genannten Begriff ein Kästchen an. Wiederholungen werden nicht gezählt. Stoppt der Befragte, so kann darauf hingewiesen werden, dass er noch Zeit hat, weitere Begriffe zu nennen. Bitte zeitgenau stoppen (Armbanduhr mit Sekundenzeiger genügt) (max. 30).

☐ ☐ ☐ ☐ ☐ ☐ ☐ ☐ ☐ ☐

☐ ☐ ☐ ☐ ☐ ☐ ☐ ☐ ☐ ☐

☐ ☐ ☐ ☐ ☐ ☐ ☐ ☐ ☐ ☐

4. AUFGABE: ZAHLENFOLGEN RÜCKWÄRTS

Der Testleiter liest folgende Instruktion vor:

»Ich werde dir jetzt eine Zahlenreihe nennen, die du mir dann bitte in umgekehrter Reihenfolge wiederholen sollst. Wenn ich beispielsweise ›vier-fünf‹ sage, dann sagst du bitte ›fünf-vier‹.«

AUSWERTUNG: Wird die erste (links stehende) Folge richtig rückwärts wiederholt, wird mit der nächsten längeren Folge (eine Zeile tiefer) fortgefahren. Wird ein Fehler gemacht, erhält der Patient einen zweiten Versuch (rechts stehende Folge). Wird auch diese Folge nicht richtig rückwärts wiedergegeben, wird die Aufgabe beendet. Gewertet wird die Anzahl der Zahlen in der längsten, richtig rückwärts wiederholten Folge (max. 6).

1. Versuch	2. Versuch	
7-2	8-6	☐ 2
4-7-9	3-1-5	☐ 3
5-4-9-6	1-9-7-4	☐ 4
2-7-5-3-6	1-3-5-4-8	☐ 5
8-1-3-5-4-2	4-1-2-7-9-5	☐ 6

5. AUFGABE: ERNEUTE ABFRAGE DER WORTLISTE

Der Testleiter liest folgende Instruktion vor:

»Ganz am Anfang dieses Tests habe ich dir 10 Wörter genannt. Kannst du dich noch an diese Wörter erinnern?«

Teller	Hund	Lampe	Brief	Apfel	Hose	Tisch	Wiese	Glas	Baum
☐	☐	☐	☐	☐	☐	☐	☐	☐	☐

AUSWERTUNG: Die Anzahl der richtigen Wörter wird gewertet.

JETZT SIND SIE DRAN!

Teil 2: Arbeitsblatt für den Probanden für Aufgabe 2

209 =

____

4054 =

____

Sechshunderteinundachtzig =

____

Zweitausendsiebenundzwanzig =

____

Teil 3: Auswertung und Interpretation

Die Ergebnisse aus den einzelnen Aufgaben werden – unter Berücksichtigung des Alters – in Punkte umgerechnet. Tragen Sie dazu in der »Umrechnungstabelle« erst die erzielten Einzelergebnisse (z. B. Anzahl der Wörter) ein und dann die Punkte für diese Aufgabe. Zählen Sie dann alle Punkte aus den fünf Einzelaufgaben zusammen. Die Beurteilung der Gesamtpunktzahl entnehmen Sie bitte der Tabelle »Testergebnis«.

UMRECHNUNGSTABELLEN

Umrechnung der Einzelergebnisse in Punkte

1. WORTLISTE		
Anzahl genannter Begriffe		Punkte
<60 Jahre	≥60 Jahre	
≤7	≤6	0
8–10	7–8	1
11–12	9–10	2
≥13	≥11	3

2. ZAHLENUMWANDELN		
Anzahl richtiger Umwandlungen		Punkte
<60 Jahre	≥60 Jahre	
0	0	0
1–2	1–2	1
3	3	2
4	4	3

3. SUPERMARKTAUFGABE		
Anzahl genannter Begriffe		Punkte
<60 Jahre	≥60 Jahre	
0–12	0–5	0
13–15	6–9	1
16–19	10–15	2
≥20	≥16	4

4. ZAHLENFOLGE RÜCKWÄRTS		
Länge der Zahlenfolge		Punkte
<60 Jahre	≥60 Jahre	
0	0	0
2–3	2	1
4	3	2
≥5	≥4	3